◆改訂 第2版◆

入門 呼吸療法

監修 沼田 克雄

編集 大村 昭人・安本 和正

克誠堂出版

執筆者一覧 (執筆順)

沼田　克雄	自治医科大学名誉教授	
大村　昭人	帝京大学教授（医学部附属溝口病院麻酔科）	
齊藤　　修	日本大学（医学部内科学講座内科一）	
赤柴　恒人	日本大学助教授（医学部内科学講座内科一）	
河野　昌史	帝京大学講師（医学部附属溝口病院麻酔科）	
福山　達也	埼玉医科大学（総合医療センター麻酔科）	
宮尾　秀樹	埼玉医科大学教授（総合医療センター麻酔科）	
野口　隆之	大分大学教授（医学部脳・神経機能統御講座麻酔科学）	
松本　重清	大分大学（医学部脳・神経機能統御講座麻酔科学）	
安本　和正	昭和大学教授（医学部麻酔学）	
廣瀬　　稔	北里大学講師（医療衛生学部臨床工学専攻）	
千住　秀明	長崎大学教授（医学部保健学科）	
相馬　一亥	北里大学教授（医学部救命救急医学）	
謝　　宗安	前帝京大学教授（医学部附属溝口病院麻酔科）	
横田喜美夫	財団法人　倉敷中央病院麻酔科	
左利　厚生	川崎医科大学教授（麻酔・集中治療医学）	
一和多俊男	獨協医科大学（越谷病院呼吸器内科）	
長尾　光修	獨協医科大学教授（越谷病院呼吸器内科）	
崎尾　秀彰	獨協医科大学教授（救急医学）	
盛　　直久	岩手県立大船渡病院麻酔科	
田村　正徳	埼玉医科大学（総合医療センター小児科）	

改訂第2版序

　本書第一版を刊行してから早くも10年が過ぎた。この歳月の間にも呼吸療法の発展は滞ることなく、おびただしい知見の集積のみならずその普及の度には目を見張るものがある。たとえば在宅医療や訪問看護のシステムの拡充において、呼吸療法の重要性はますます広く認識されてきている。また日本胸部外科学会・日本呼吸器学会・日本麻酔科学会の3学会による呼吸療法認定士の認定制度も、発足してから8年を経て認定希望者の数は年々増加の一途を辿り、認定士数は一万余名を超えるまでになった。

　本書の初版本は良き執筆者を得て、10年を経た現在もその価値を失っていないものと信じている。しかし、上記の現状を踏まえてなお一層の充実を望む声も強く、今回面目一新、改訂の運びとした。入門書としての本書の目的を踏襲しつつ、さらに経験豊かな多くの先生方に執筆を願って内容を充実させ、広く江湖に問うことにした次第である。ご多忙の中を執筆してくださった諸先生に厚く御礼申し上げ、また刊行に多くの努力を惜しまなかった克誠堂出版社の今井良社長、栖原イズミ氏に衷心より感謝する。

　2004年3月

沼田克雄

初版序

　近年、呼吸療法の進歩とともに、これに対する認識と関心はとみに高まってきている。
　また、呼吸療法がさらに発展して多くの患者を救うには、医師・看護婦（士）の活動のみでは十分とは言い難いことも認識されてきた。そのひとつの現れが、臨床工学技士の誕生である。さらに、日本胸部外科学会・日本胸部疾患学会・日本麻酔学会の3学会では、コ・メディカルの立場から積極的に呼吸療法に取り組む人達を育成し、熟達の士には呼吸療法認定士として学会認定をしようとする制度が検討されつつある。この3学会の編集になる『呼吸療法テキスト』（克誠堂、1992）は、各学会から推薦された優秀な執筆者による、学際的な標準テキストである。この本の内容は濃く、レベルも高い良書であるが、初心者にとっては難解な部分も少なくない。
　「この本を理解するために、もう少しやさしく読める入門書のようなものはないでしょうか」という声も聞かれる。
　今回発刊の本書は、この要望に応えることを目的として編纂された。本書がその目的にかない、呼吸療法の一層の進歩と普及に役立つことを願って止まない次第である。

　　1993年　初秋

　　　　　　　　　　　　　　　　　　　　　　　　　　　沼田克雄

目　次

改訂第2版 序
初版 序

1　呼吸療法とは何か ─────────── 沼田 克雄 ── 1

2　呼吸療法の基礎知識 ─────────── 沼田 克雄 ── 2
　　（1）呼吸器系の構造と生理 ………… 2
　　（2）血液の酸素化と酸素の輸送 ………… 15

3　呼吸不全の病態生理 ─────────── 大村 昭人 ── 33
　　　　はじめに ………… 33
　　（1）呼吸不全の定義 ………… 33
　　（2）呼吸不全の病態生理と血液ガスの異常 ………… 34
　　（3）Pa_{O_2}が低下する機序 ………… 36
　　（4）血液ガスの異常と酸塩基平衡 ………… 43
　　（5）Pa_{CO_2}の変化と酸塩基平衡異常 ………… 44
　　（6）呼吸不全と代謝性の異常 ………… 46
　　（7）呼吸不全の徴候 ………… 47
　　（8）呼吸不全の診断：状態の把握と治療方針の決定 ………… 48
　　（9）代表的な呼吸不全 ………… 51

4　呼吸療法

■ 4-1　薬物療法 ─────────── 齊藤　修／赤柴 恒人 ── 55
　　（1）気管支拡張薬 ………… 55
　　（2）去痰薬 ………… 59
　　（3）鎮咳薬 ………… 60
　　（4）抗菌薬 ………… 61
　　（5）ステロイド薬 ………… 64

■ 4-2　酸素療法 ─────────── 河野 昌史 ── 67
　　（1）酸素についての基礎知識 ………… 67
　　（2）低酸素症とは ………… 67
　　（3）低酸素症の原因 ………… 68
　　（4）術後低酸素血症について ………… 69

（5）酸素療法の目的 ………… 69
   （6）酸素療法の適応 ………… 69
   （7）治療目標の評価 ………… 70
   （8）酸素の供給源 ………… 70
   （9）酸素投与装置 ………… 71
   （10）酸素投与の実際 ………… 74
   （11）酸素療法の合併症 ………… 75

■ **4-3　加湿**　　　　　　　　　　　　　　　　　　福山 達也／宮尾 秀樹 ── 76
   （1）呼吸療法における加湿の必要性 ………… 76
   （2）湿度の定義 ………… 77
   （3）正常呼吸中の気道内湿度 ………… 77
   （4）加湿器 ………… 78

■ **4-4　気道確保**　　　　　　　　　　　　　　　　野口 隆之／松本 重清 ── 86
   （1）気道確保とは ………… 86
   （2）上気道用手確保：トリプルマニューバ ………… 86
   （3）人工気道の適応 ………… 87
   （4）人工気道の種類 ………… 87
   （5）経喉頭気管挿管 ………… 88
   （6）非経喉頭気道確保 ………… 91
   （7）人工気道の管理上の合併症予防 ………… 94
   （8）人工気道の抜去 ………… 95

■ **4-5　人工呼吸**　　　　　　　　　　　　　　　　　　　　　　安本 和正 ── 97
   （1）人工呼吸とは ………… 97
   （2）人工呼吸器とは ………… 110
   （3）人工呼吸管理法 ………… 113

■ **4-6　機器の管理とトラブルシューティング**　　　　　　　　　廣瀬　稔 ── 116
   （1）保守管理の必要性 ………… 116
   （2）保守管理の体制 ………… 116
   （3）人工呼吸器使用中に起こり得る危険性 ………… 116
   （4）保守点検方法 ………… 117
   （5）トラブルシューティング ………… 124

■ **4-7　呼吸理学療法**　　　　　　　　　　　　　　　　　　　千住 秀明 ── 126
   （1）呼吸リハビリテーション ………… 126
   （2）呼吸理学療法 ………… 126
   （3）運動療法 ………… 127
   （4）コンディショニングのための呼吸理学療法手技 ………… 131

5 感染の防止 — 相馬 一亥 — 137
  はじめに ……… 137
  （1）予防対策 ……… 137
  おわりに ……… 147

6 呼吸療法のためのモニター — 謝 宗安 — 148
  （1）呼吸系モニター ……… 148
  （2）循環系モニター ……… 158
  （3）体温モニター ……… 162

7 各病態における呼吸管理のポイント

■ 7-1 ARDS — 横田 喜美夫／左利 厚生 — 164
  はじめに ……… 164
  （1）ARDSとは ……… 164
  （2）肺保護戦略に基づいた人工呼吸器の設定とは ……… 165
  （3）なぜARDS患者では1回換気量を標準体重に基づいて6〜8ml/kgに制限しなければならないのか ……… 165
  （4）なぜARDS患者では8〜14cmH$_2$Oという比較的高いPEEPを付加しなければならないのか ……… 166
  （5）ARDS患者のbest pHaはいくらか ……… 168
  （6）実際にARDS患者で調節換気をどのように始めるか ……… 168
  （7）なぜARDS患者に非脱分極性筋弛緩薬や大量のステロイド薬を安易に投与してはいけないのか ……… 171
  （8）人工呼吸の中止とは ……… 171
  おわりに ……… 172

■ 7-2 COPD — 一和多 俊男／長尾 光修 — 174
  はじめに ……… 174
  （1）安定期COPDの管理 ……… 174
  （2）増悪期COPDの管理 ……… 178

■ 7-3 気管支喘息 — 崎尾 秀彰 — 183
  はじめに ……… 183
  （1）重症喘息発作 ……… 183
  （2）薬物療法 ……… 185
  （3）人工呼吸管理 ……… 186
  おわりに ……… 189

■ **7-4 神経筋疾患** ─────────────────── 盛 直久 ── 190
 （1）換気のメカニズム ………… 190
 （2）神経筋疾患 ………… 190
 （3）神経筋疾患の呼吸障害 ………… 193
 （4）呼吸管理 ………… 193
 （5）呼吸管理における注意点 ………… 194
 （6）ウィーニング ………… 196
 （7）在宅人工呼吸療法 ………… 196

■ **7-5 新生児・乳幼児・小児の呼吸管理のポイント** ─── 田村 正徳 ── 198
 （1）新生児・乳幼児・小児の解剖学的・呼吸生理学的特徴 ………… 198
 （2）乳幼児の呼吸障害の徴候 ………… 198
 （3）新生児期に呼吸不全を来す疾患の分類と診断 ………… 199
 （4）新生児・小児の呼吸管理のポイント ………… 200
 （5）新生児・乳幼児での人工呼吸管理の実際 ………… 201
 （6）特殊な呼吸管理法 ………… 204

索引 ───────────────────────────── 209

1 呼吸療法とは何か

われわれが生命を維持していくためのエネルギーの大半は、酸素を利用する代謝によってまかなわれている。酸素を利用する代謝は、細胞内のミトコンドリアで行われる。肺は、その酸素を体外から体内に取り入れる重要な器官である。

一方、細胞内の代謝が円滑に行われるには、その代謝の場として環境（生体の内部環境）が十分に良い条件で一定に維持されていなければならない。このような条件を維持していく機構をホメオスタシスという。二酸化炭素はこのホメオスタシスの維持に重要な役割を担っている。二酸化炭素は生体にとって不要な老廃物ではなく、必要なものである。ただし、多すぎても少なすぎてもいけない。

普通、代謝において酸素が消費される時には、二酸化炭素が産生される。この二酸化炭素が体内に蓄積しないように、体内で一定のレベルを保たせるには、常に二酸化炭素を適切量、体外に排泄し続けなければならない。肺はこの排泄を行う重要な器官である。

つまり、肺は体の内と外とのガス交換（外呼吸）の場として重要な器官である。

さらに、体内での代謝（酸素消費と二酸化炭素産生、すなわち内呼吸）の場は、ミトコンドリアを含む細胞である。この細胞と肺の間のガス運搬には循環系が大きな役割を担っている。この意味で、呼吸と循環は、時々刻々の生命の維持に直接関わるものであり、これらの障害の治療に当たっては、呼吸と循環は切り離して考える事の出来ないものである。

呼吸療法とは、"呼吸循環機能を適性に維持管理する事を目的とし、心肺機能に障害のある人に対して、質的、量的な診断、治療、症状経過の追跡、さらには社会的生活への適応訓練（リハビリテーション）を行い、生活機能の増進に重要な役割を果たすために進歩発達をとげてきている医療の一分野[1]"をいう。具体的には、救急蘇生・酸素療法・気道管理・機械的人工換気・吸入療法・胸部理学療法・感染対策・看護等が重要項目となろう。

しかしながら、現実に患者をみる場合は、呼吸と循環にさえ注目していれば十分だというものではない。栄養の事や、心肺機能障害が二次的なものであれば、その原因疾患の治療や、その他全身管理としてのあらゆる多面的なケアが必要である事はいうまでもない。

2 呼吸療法の基礎知識

（1）呼吸器系の構造と生理

a．解　剖

1）胸　郭

脊椎・胸骨・肋骨によって枠組みされた篭のようなものであり、横隔膜がその底面をなしている。この篭の内腔が胸腔であり、気密になっていて外界からは閉ざされている（図1）。

2）気　道

鼻孔・口腔から肺胞までのガスが出入りする通路をいう。口鼻腔・咽頭・喉頭から輪状軟骨で気管に連なる所までを上気道という。吸気中の塵挨・細菌等を除去し、吸気に湿度を与えて体温に温める等、エアコンディショニングの役割を担っている。

気管は第5胸椎の高さで左右の主気管支に分岐する。これを第1代の分岐とすると、主気管支はさらに肺葉気管支、区域気管支と次々に樹枝状に分岐の代を重ね、最後の肺胞は24代目に当たる。気道は分岐を重ねて末梢にいくほど、個々の内径は当然細くなるわけであるが、その数は増える。そこで、断面積の総和としてみると、図2のように第3分岐部が最も小さく、それ以下はだんだん大きくなる。つまり、正常の気道では、末梢にいくほどガスはゆっくり流れる事になる。

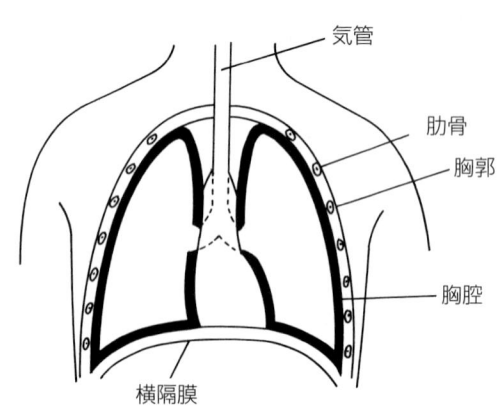

図1　胸部と肺の解剖学的模式図

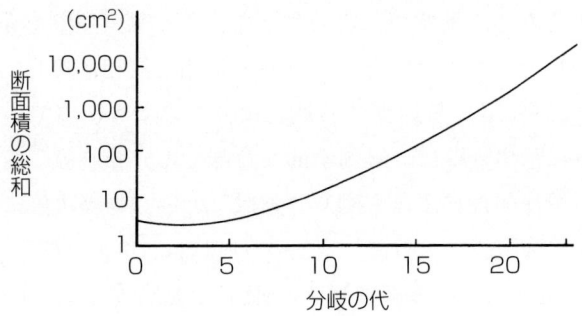

図2　気道断面積の総和
気道は分岐を重ねるにつれてその総断面積は大きくなる。

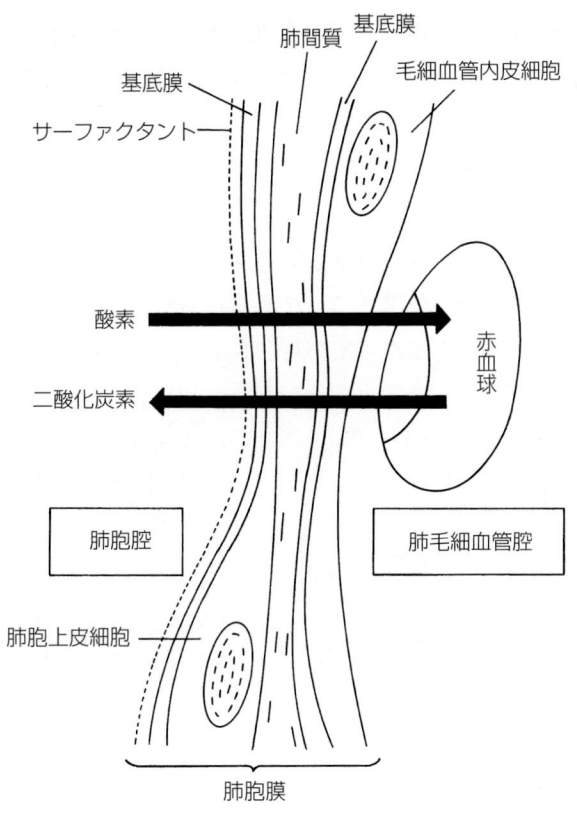

図3　肺胞気と肺毛細血管血の間でのガス交換

3）肺　胞

　肺胞は径が約0.2 mm、数は成人で約3億個もある。ここはガス交換の行われる場であるが、肺胞気（気相）と肺毛細血管血（血液相）を隔てる隔壁は模式的に示すと図3のようになっている。
　すなわち、1層の肺胞上皮細胞と基底膜、毛細血管内皮細胞と基底膜、弾性線維、膠

原線維、間質液等からなる。肺胞ではこのような、ごく薄い隔壁を介して気相と液相が相接し、ガス交換をいとなむわけである。しかも気相と液相が接している総面積は、70 m^2 もの広大な広さを持っている。ガスの移動は、このような場で、効率良く行われているのである。図3に示す隔壁は、解剖学的な意味での"肺胞膜"であり、ここを通過するガスの移動は、分圧勾配によって動く"拡散"という物理現象に従う。

生理学的な意味で"肺胞膜の拡散能"等という時には、例えば酸素についていうなら、肺胞気中の酸素が赤血球内のヘモグロビン（Hb）と結合するまでの過程で、その移動速度を規定するすべての因子（酸素とHbの化学的結合速度等も含めて）を包含する概念となっている。

b. 換 気

アコーディオンの蛇腹を引き伸ばせば、内部に空気が吸い込まれ、圧縮すれば内部の空気は外に出る。肺における換気もこれに似ている。異なる点は、図1のように肺は胸郭という気密な篭に入っている事である。肺の表面は胸郭内面に癒着しているわけではなく、両者の間には胸膜で囲まれた間隙（図1で黒く塗りつぶしてある所）がある。ここが胸腔である。

肺はそれ自身、みずからの弾性と表面張力によってしぼもうとする性質がある。しかし胸郭の方は、ある容積以下につぶれてしまう事はない（図4）。

安静呼吸での呼気の終わりの時点（安静呼気位）を考えてみる。肺自身はもっとしぼ

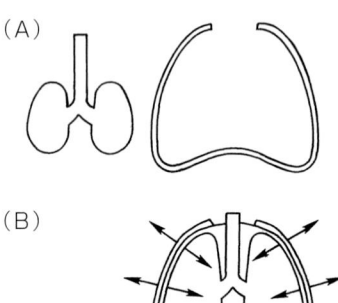
(A) 肺を胸郭の外へ出せば、それ自身の弾性で虚脱する。胸郭はある容積を保っている。

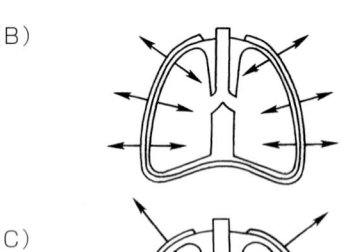
(B) 安静呼気位、肺は弾性で縮まろうとし、胸郭はそれをとどめようとし、両者の力がつり合っている。

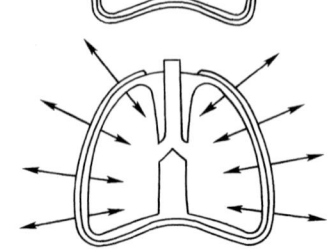
(C) 吸気時、胸郭の拡張しようとする力が肺の弾性によるしぼもうとする力よりも大きいため、肺はふくらむ。

図4　肺の拡張・収縮

もうとするが、胸郭はそれを押しとどめるようにはたらき、胸腔は内外両面から引かれるために陰圧となっている。つまり肺がしぼもうとして内側に引く力と、胸郭がそれに対抗して外側に引く力が釣り合っているわけで、肺は静止している。この時の肺容量を機能的残気量（FRC）という。

吸気時は肋間筋の収縮によって胸郭の前後径、左右径が増し、かつ横隔膜は収縮して腹側に下降する。つまり胸郭容量が増して、胸腔内圧はより陰圧の度を強めるために肺はそれに引かれて拡張し、大気が気道を通して肺内に流入する。この筋の収縮が解かれれば、逆の運動が受動的に起こって呼気が行われる。

呼吸筋としての横隔膜のはたらきは重要で、安静呼吸時には、肋間筋の役割は全体の20～25％しかなく、あとの75～80％は横隔膜によってまかなわれているといわれる。

換気量増大時、努力性呼吸には、肋間筋や横隔膜のほかに、腹筋、胸鎖乳突筋、斜角筋その他の呼吸補助筋もはたらく。特に、努力性呼気、咳等の時は腹部諸筋、肋間筋の一部が重要な位置を占める。

胸腔内は陰圧であるから、もし外傷等で胸壁が破損し、外界と通じれば（開胸）、胸腔内に空気が入り（気胸）、肺はしぼんでしまう。気胸は、開胸時にのみ起こるものではない。肺に孔があいて、そこから胸腔内に肺内のガスが漏れても起こる。

1）肺気量分画

肺の換気状態、あるいはその予備能力を知る検査の一つにスパイロメトリがある。肺気量分画は図5のように示され、1回換気量（V_T）や肺活量（VC）はスパイロメータで直接描記出来る。スパイロメータは、古典的なものではBenedict-Roth型（図6）があ

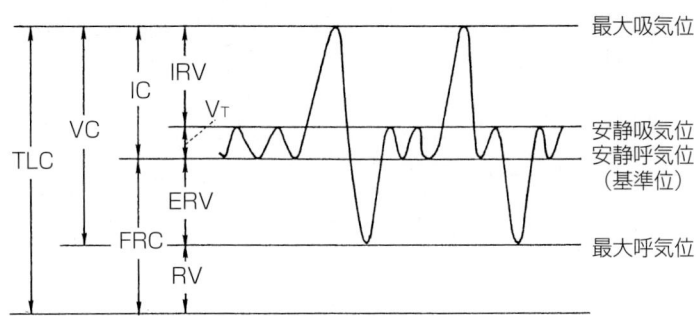

図5　肺気量分画
TLC（全肺気量）：最大吸気位の肺に含まれているガス量
RV（残気量）：最大呼出の終わりに、なお肺内に残っているガス量
VC：（肺活量）：TLCとRVの差
IC（最大吸気量）：安静呼気位から最大吸気位まで吸われるガス量
FRV（機能的残気量）：安静呼気位の肺に含まれているガス量
IRV（予備吸気量）：安静吸気位からさらに最大吸気位まで吸われるガス量
V_T（1回換気量）：安静呼吸時の1回の換気量
ERV（予備呼気量）：安静呼気位から最大呼気位まで呼出されるガス量

る。現在多く用いられているものにニューモタコグラフ（気流速度計、図7）がある。これは、筒の中の気流速度（流量）を電気的な出力に変換するトランスデューサである。これを口元につなげば、吸気・呼気の時々刻々の流量を描記出来る。また、この出力を積分すれば量を得る事が出来るので、V_TやVCが求められる。FRCは臨床的に重要な意味を持っているが、上記のような方法ですぐに測るわけにはいかない。これを測定するには他の手法を要する。例えばガス希釈法であるが、その測定原理を図8に示す。

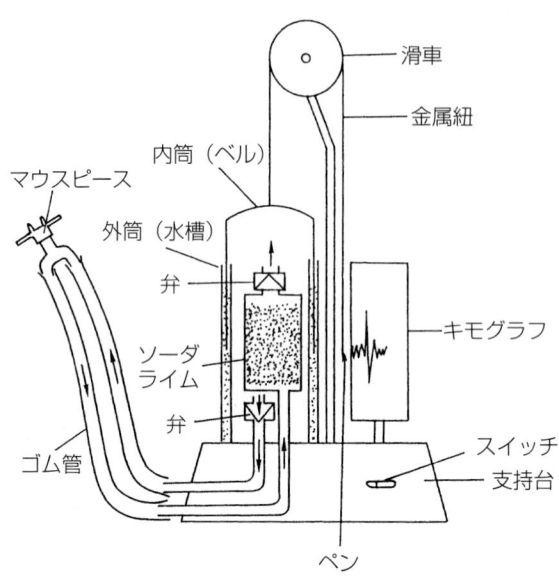

図6 Benedict-Roth型スパイロメータ

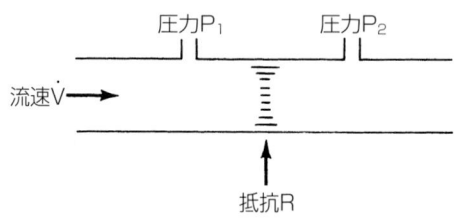

図7 ニューモタコグラフ

　図のような管にガスを流す。既知の抵抗Rの前後の圧力差P_1-P_2を圧トランスデューサで検出する。流速が大きいほど、圧差は大きくなるから、逆に圧差を知って流速を知る事が出来る。流速を時間で積分すれば換気量が得られる。

　流速を電気的出力として取り出すものとしては別に、熱線式スパイロメータがある。これは電流を流して加熱した抵抗線が気流により冷却されると、その抵抗値が変化する事を利用したものである。

　いずれも、信頼できる測定範囲があってこれをはずれると誤差を生む恐れがある事、ガスの組成、種類によって値が多少変わり得る事等を知っていて、厳密な測定を期する場合には注意しなければならない。

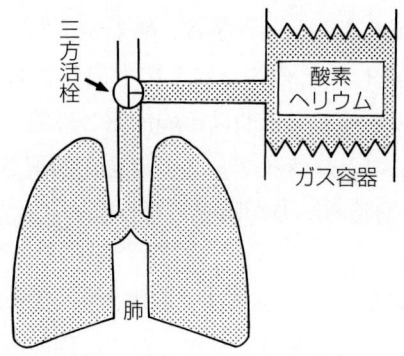

図8　FRC 測定法の原理の一例
　図の右側の容器に酸素とヘリウムを入れておく。肺が安静呼気位の時（肺内ガス量は FRC）に三方活栓を回して被検者が容器内のガスを吸入・呼出出来るようにする。こうして呼吸を繰り返し、ヘリウムが容器内と肺内に均等に分布するまで続ける。その時の容器内のヘリウム濃度を測れば、
　　　（最初に容器内に入れたヘリウム量）＝（FRC ＋容器内ガス量）×（ヘリウム濃度）
として FRC を算出出来る。

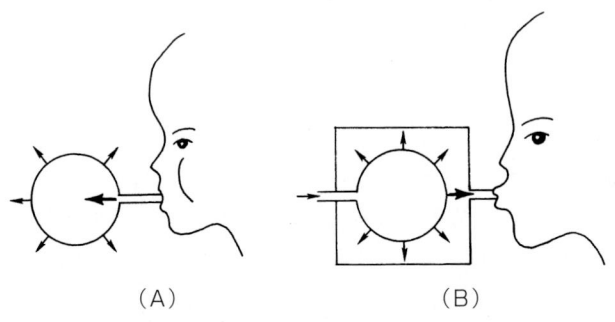

図9　ゴム風船をふくらます

2）肺の換気に対する抵抗

　肺の拡張・収縮に伴う抵抗には、大きく分けて二つある。一つは肺の弾性に対する抵抗であり、他は気流や肺・胸郭の動きそのものに対する抵抗で、これを粘性抵抗という。粘性抵抗のうち主要なものは気道抵抗である。

3）コンプライアンス

　ゴム風船をふくらませる事を考えよう。風船を図9（A）のようにふくらませると、吹き込む圧力に対して、これに抵抗する風船の弾性抵抗がはたらく。弾性抵抗が大きければ、同じ圧力で吹いてもふくらみは少ない。弾性抵抗の逆数をコンプライアンスという。すなわち、

　　　コンプライアンス＝（風船の容積変化）／（風船の内外の圧力変化）

である。コンプライアンスが大きいという事は、風船が少ない圧力でもふくらみやすいという事である。この事は図9（B）のようにしても同じである。風船を固いボックスの中に入れて、ボックス内を吸っても風船はその内側と外側（ボックス内）の圧力差に応じてふくらみ、同じようにコンプライアンスの概念が適用される。ヒトの肺は図4のように胸郭に囲まれていて、胸腔内圧力が陰圧になる事によってふくらむのであるから、図9（B）に似ている。

肺コンプライアンスを実測しようとすれば、胸腔内圧（肺の外側で胸郭の内側の圧）の測定が必要になる。臨床上、胸腔内の圧を知るために胸腔内にカテーテルを挿入する事は実際的ではないから、このような時はしばしば食道内にカテーテルを入れて食道内圧を胸腔内圧の代用とする事が多い。

換気運動時は胸郭自身も拡張・収縮をするわけで、胸郭もまた一つの弾性体である。このコンプライアンスを胸郭コンプライアンスという。

さらに、胸郭と肺をひとまとめにして、肺胸郭コンプライアンスというものを考える事も出来る。全身麻酔下・筋弛緩薬使用中の患者について、気道に10cmH$_2$Oの圧力をかけた時に、肺が0.5 l だけふくらんだとすれば、この患者の肺胸郭コンプライアンスは、0.5/10 = 0.05（l/cmH$_2$O）としてあらわされる。

（肺胸郭の弾性）＝（肺の弾性）＋（胸郭の弾性）

したがって、

（1/肺胸郭コンプライアンス）＝（1/肺コンプライアンス）＋（1/胸郭コンプライアンス）

の関係がある。

ヒトが安静呼気位から、ある程度息を吸い込んだ所で、口元を閉じてリラックスしている時の、胸腔内圧変化に対する肺容量変化を考えると、これは肺の静的状態のものであるから、静的コンプライアンスとでもいうべきものである。これに対して、動的コンプライアンスという言葉がある。これはいわば、動いている状態におけるものといえよう。

被検者の口元に気流速度計を連結して、気流速度・胸腔内圧（食道内圧）・気流速度の積分すなわち肺の容量変化（換気量）を同時に記録する。これらは、呼吸運動によって時々刻々に変化するものであり、図10のような曲線として描ける。この図から、気流速度0の点での肺容量と肺内外の圧力差を求め、この量を圧力差で割れば、肺の動的コンプライアンス（dynamic lung compliance）の値が得られる。

図10最下段の、肺内外の圧力差（食道内圧と口元の圧力の差で、つまり肺内外の圧力差）は、吸気の終わりの気流速度が0になった時点でピークを作らずに、少しずれて先にピークを作っている。これは、口元の気流が0であっても、肺自身や肺内のガスがまだ動きつつある事を示すものである。この点、動的コンプライアンスは静的コンプライアンスとは少し意味が異なり、換気の粘性抵抗や肺内ガス分布等も関与するものであ

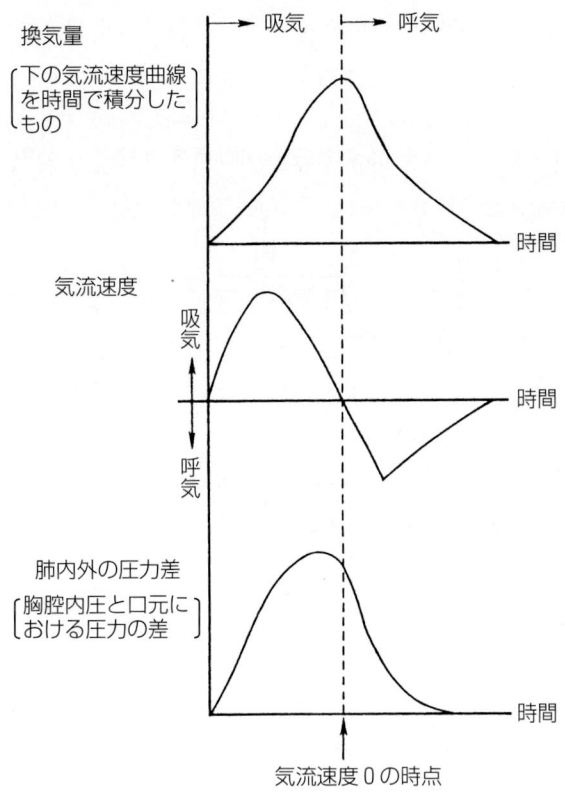

図10 肺の動的コンプライアンスを求めるための曲線

る事を示している。

　さて、肺コンプライアンスを支配するのは、肺組織の弾性であると共に表面張力もこれに加わる。

　肺胞内面は体液で濡れていて、そこには気体と液体の界面が存在する。したがってここには表面張力がはたらく。表面張力は、界面の表面積を最小にしようという方向にはたらく力であり、つまり肺をしぼませる方向にはたらく。もしも肺胞内面が単なる水で覆われているなら、表面張力のために肺コンプライアンスは著しく低くなるであろう。

　図11のような実験をしてみよう。1)→2)→3) の手順を踏んだ時、4) その結果は①、②、③のうちいずれが正しいだろうか。

　今、例えばシャボン玉のような球体を考える。図12の左のように、中心を通る平面を想定し、これと球面との交線を考える。交線は円になるが、この円周の単位長さにかかる球体内面の表面張力をtとする。全円周にかかる張力をTとすれば、

$$T = 2\pi r \cdot t$$

　界面はシャボン玉の外側と内側の両方にあるから、Tは上記の2倍になるのだが、実は今、このシャボン玉を肺胞のモデルと考えようとしているので（肺胞における界面は内側だけだから）、このままにしておこう。

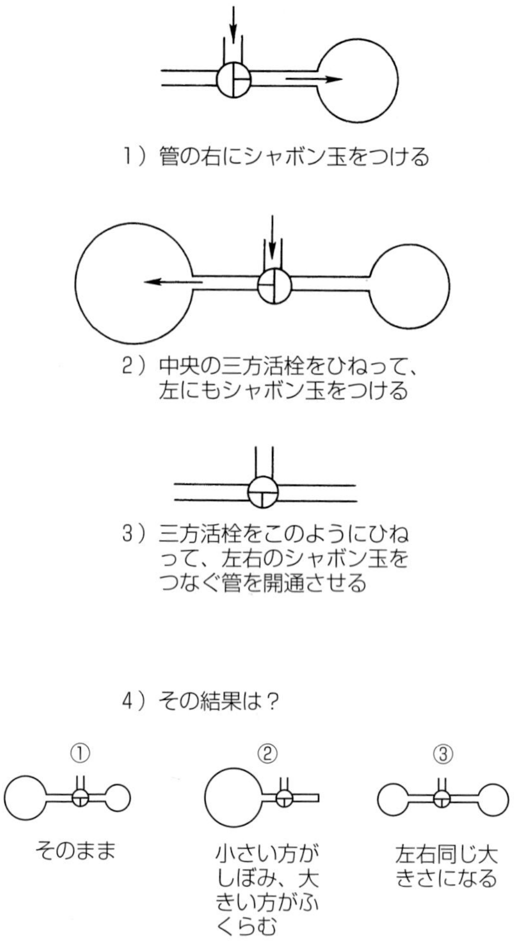

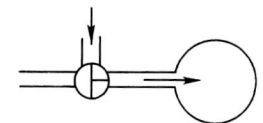

1）管の右にシャボン玉をつける

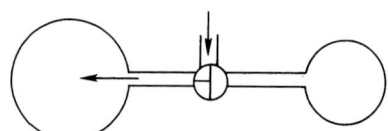

2）中央の三方活栓をひねって、左にもシャボン玉をつける

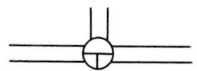

3）三方活栓をこのようにひねって、左右のシャボン玉をつなぐ管を開通させる

4）その結果は？

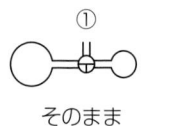 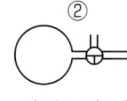 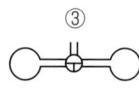

① そのまま　② 小さい方がしぼみ、大きい方がふくらむ　③ 左右同じ大きさになる

図11　シャボン玉の実験

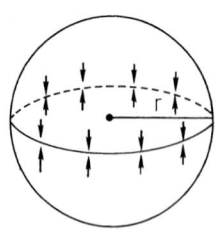   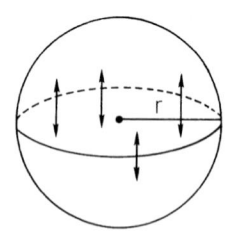

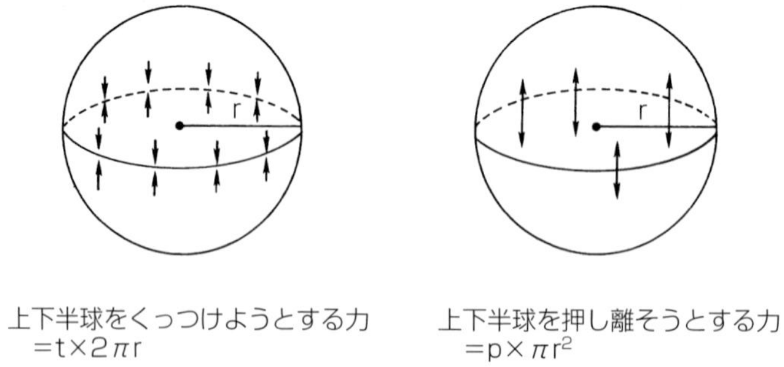

上下半球をくっつけようとする力
＝t×2πr

上下半球を押し離そうとする力
＝p×πr²

図12　シャボン玉の内圧と表面張力

次に、同じく想定した円の面積について、考えよう。図12の右のように、この円の単位面積当たりにかかる圧力をpとする。この円の全面積にかかる圧力Pは、

$$P = \pi r^2 \cdot p$$

シャボン玉が壊れないで、今の形状を保っているのは、PとTすなわち想定した円を境に、シャボン玉を上下二つに分けようとする力とくっつけようとする力が釣り合っているからと考えてもよかろう。すなわち、

$$T = P$$
$$2\pi rt = \pi r^2 p$$
$$p = 2t/r$$

これをLaplaceの法則という。

シャボン玉だと、tは一定だから、pとrは反比例する事になる。つまり図11では、小さなシャボン玉内のpの方が大きいシャボン玉内のpよりも大きいはずで、答えは②という事になる。

成人の肺では3億個もの肺胞が並列につながっている。これにLaplaceの法則を適用して考えると、小さな肺胞はたちまちしぼんでしまい、個々の肺胞がそれぞれの形と大きさを保つのがはなはだ難しくなるであろう。健常人の肺でそういう事が起こらないのは、肺胞内面を覆う表面活性物質のはたらきによる。この物質は単に表面張力を下げるだけでなく、rが大きくなればtも大きくなり、rが小さくなればtも小さくなるような性質を持っているのである。

4）気道抵抗

一般に流体が管の中を流れる時、層流であるならその流量（流速）は管の両端の圧力差に比例し、抵抗に反比例する（Poiseuilleの法則）。これは、電流と電位差、電気抵抗の関係を示すオームの法則と同様で、

　　　（抵抗）＝（圧力差）／（流量）

気道抵抗については一応、

　　　（気道抵抗）＝（上気道入り口の圧力－肺胞内圧）／（気流速度）

のように示される。ただし、肺胞内圧の実測は困難であり、Poiseuilleの法則が常に成り立つという保証もないので、測定には難しい面がある。

臨床的な便法としては、人工呼吸器をつけている患者の場合であれば、図13のような目安が考えられる。吸気の終わりで呼気弁をすぐには開かずに、気流を停止させる、いわゆるend-inspiratory pauseをおくと、いったんピークに達した気道内圧がやや低下してプラトーとなる。このピーク圧とプラトー圧との差は、気道抵抗が大きくなるほど増大するはずであり、つまり気道抵抗の大きさを示す目安になり得る。

5）死　腔

息を吸い込んでも、その吸気のすべてが肺胞に達して、ガス交換にあずかるわけではない。吸気においては、最初に肺胞に入っていくガスは、その前の呼気時に肺胞から出

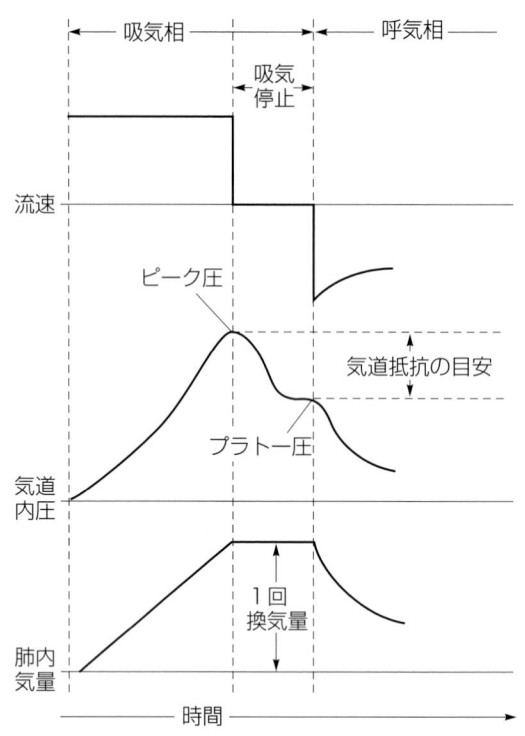

図13　気道抵抗の目安

てきて気管や気管支等の気道を満たしていた、いわば使い古しのガスである。これに引き続いてやっと新しい外気が肺胞に入っていく。呼気時は、その初めには、吸い込まれ、気道を満たしただけで、ガス交換には関わらない新鮮な外気がそのまま呼出される。健常人でもV_Tの25％ほどは、ただ気道を満たすだけで有効なガス交換にはあずからない。これを解剖学的死腔という。肺胞に達しても、その肺胞にもし血流がなければ、やはりガス交換は行われない。このようなものを肺胞死腔という。解剖学的死腔と肺胞死腔の和を、生理学的死腔という。分時換気量（$\dot{V}_E$）から生理学的死腔部分を差し引いた、ガス交換に有効な部分を肺胞換気量（$\dot{V}_A$）という。

　　　（肺胞換気量）＝（分時換気量）－（呼吸数×生理学的死腔）

　図14のように管を口にくわえ、この管を通して息をするとしたら、この管の容積も死腔となる。このような死腔を器械的死腔という。

　死腔のV_Tに対する割合を、死腔換気率（V_D/V_T）という。これは次のようにして求められる。呼気（最初呼出された部分は気道から出てきたものであり、その後から呼出された部分は肺胞から出てきたもので、その組成は違う。これを全部混合したもの）の中の二酸化炭素の分圧（$P\bar{E}_{CO_2}$）を測り、動脈血二酸化炭素分圧（Pa_{CO_2}）を測る。死腔換気率は次の計算で求められる。

　　　$V_D/V_T = (Pa_{CO_2} - P\bar{E}_{CO_2})/Pa_{CO_2}$

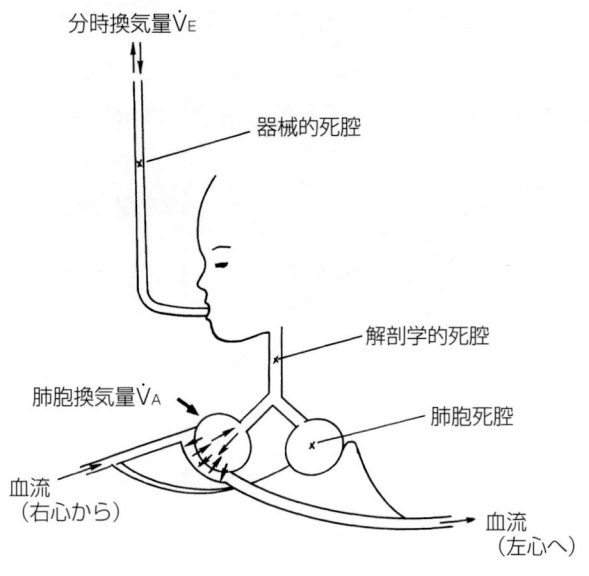

図14 死腔

6）呼吸の調節

　この項でいう呼吸とは換気の事であるが、呼吸中枢は脳幹（延髄、橋）にあり、自動能を持っていて、その指令が横隔神経を介して横隔膜を、ほかの神経を介して他の呼吸筋を収縮させる。中枢はまた、肺や気道にある種々の受容体からの刺激を受けて、呼吸の大きさ、速さ、リズム等を反射的に変化させる。さらには、大脳皮質からの意識的な制御も受けている。

　呼吸の調節について、特に大切なのは化学的調節である。中枢性化学受容体は延髄にあって、脳脊髄液の二酸化炭素分圧上昇・pH低下があると、すぐに換気量を増加させるようにはたらく。末梢性化学受容体は主に頸動脈体と大動脈体にあって、主に動脈血の酸素分圧（Pa_{O_2}）低下があると換気を促進するようにはたらく。また動脈血の二酸化炭素分圧（Pa_{CO_2}）上昇・pH低下にも反応して換気を促進させる。

　動脈血の酸素や二酸化炭素のレベルを恒常的に保つように、このような機構がはたらいているのである。

7）換気の仕事量

　仕事量は通常、［力×距離］で求められるが、換気仕事量は、［圧力×体積］として求められる。前者のディメンションは、g・cmであり、後者のそれは、g・cm^{-2}・cm^3 ＝ g・cmで両者同じ事になる。

　換気の仕事は呼吸筋によってなされるが、その仕事量Wは、圧力差pとそれによって生じた肺気量の変化dVから、

$$W = \int p \cdot dV$$

として求められる（図15、16）。

もっとも、生体にとってのエネルギー消費は、外界に対してなした物理的仕事量に見合うだけのものとは限らないようである。例えば両腕に重さを負荷すれば（等尺性運動負荷）、それに対して何も仕事をしなくても酸素消費量は増加する。

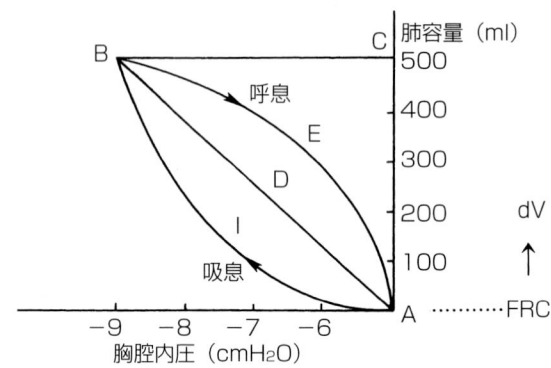

図15　肺の圧量図
　横軸を胸腔内圧、縦軸を機能的残気量 FRC からの肺容量変化とすると、普通の換気をいとなんでいる時、このようなループが描ける。直線 AB の傾きが肺の動的コンプライアンス（dynamic lung compliance）を示す。AIBC で囲まれた面積が、吸息の時に肺気道系に対してなされた仕事である。このうち ADBC は弾性抵抗に対する仕事である。呼息の時は ADBE の仕事がなされる。

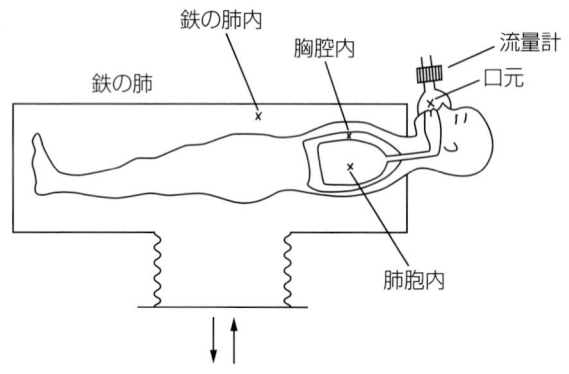

図16　呼吸器の仕事量
　呼吸筋の麻痺している患者に鉄の肺で換気を行わせるとすると、患者に換気を行わせるために、鉄の肺がしなければならない仕事 W は
　　$W = \int p\,dv$
　この時の p を口元の圧（transairway pressure）と肺胞内の圧としてとらえるなら、それは気道抵抗に対してなす仕事となる。口元の圧と胸腔内圧の差（transpulmonary pressure）をとれば、気道抵抗と肺の抵抗の両方に対してなす仕事、口元の圧と鉄の肺内部の圧の差（transthoracic pressure）をとれば、それは胸郭を動かす仕事を含めた全仕事量となる。刻々の肺気量の変化 dv は、流量計で得られた気流速度を積分して得られる。

（2）血液の酸素化と酸素の輸送

a．酸素カスケード（酸素の滝）

　空気中の酸素濃度は20.93％であって、この値は地球上どこにいっても極めて一定であるといわれている。この値は実は、湿度0％、つまり乾いた空気についての値なのである。したがって、事実上水分を含む大気では、酸素濃度は湿度のいかんによって相対的に当然左右されるはずのものである。一方、外界の湿度や温度がどうであれ、その空気が吸い込まれて気管下部の辺まで行く間には体温37℃、湿度100％となる。そこで、呼吸生理学では、地球上のどこでも通用するように、吸気といえばこのような条件下にあるものとして論ずる。体温37℃における飽和水蒸気圧は47 mmHgである。よって、空気を吸っている時の吸入酸素分圧は、

$$（大気圧 - 47）× 0.2093（mmHg）$$

として求められる。大気圧が760 mmHgなら吸入酸素分圧（P_{IO_2}）は約150 mmHgになる。

　健常人が通常の環境（1気圧下、空気吸入）にいる時を想定すると、体内外の諸部位の酸素分圧はおよそ次のようである。

　吸気……………………150 mmHg
　肺胞気…………………100 mmHg
　動脈血…………………90 mmHg
　混合静脈血……………40 mmHg

　図17はこの値を模式化したものである。組織におけるP_{O_2}は、その組織や器官、細胞内外等で一定ではない。それらの諸器官を潅流して帰ってきた血液が均等に混ざり合ったものを想定してこれを混合静脈血という。現実には、肺動脈血をこれとみなす。

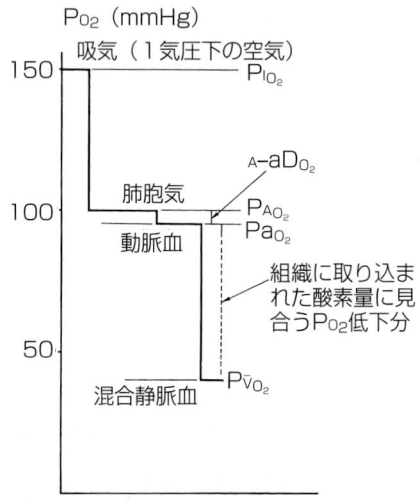

図17　酸素カスケード

ガス-血液-組織の酸素の間の移動は拡散による。つまり、分圧勾配の高い所から低い所に移動するわけで、あたかも水が高い所から低い所に流れる滝に似ている。酸素カスケード（oxygen cascade）といわれる所以である。これをさらに模式化して書いたのが、図18である。肺胞気がメスシリンダーのように円筒として描かれているのは、このガス相ではDaltonの分圧の法則が成り立って、圧力（液面の高さ）と含量が比例する事を意味している。血液相では胴の太い壺のように描かれているのは後述の酸素解離曲線がS字状である事に由来している。この図で、例えば肺胞気から動脈血に酸素が流れるのに、途中で換気血流比の不均等、シャント、拡散障害等があると、ここで流れが阻害されて肺胞気動脈血酸素分圧較差（A-aD$_{O_2}$）が大きくなり、動脈血の酸素レベルが低下する事が読み取られる。

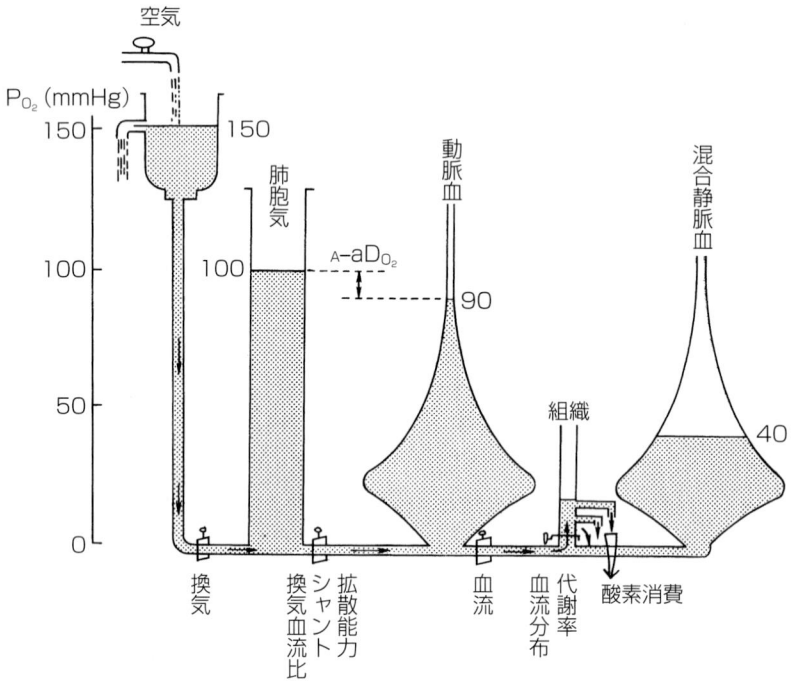

図18 酸素カスケード

b．肺胞気

室内の空気が汚れないように、われわれは窓を開けて換気をはかる。肺は換気をいとなむ事によって、肺胞気中の酸素と二酸化炭素のレベルを正常に保っている。肺胞気の酸素分圧（P$_{AO_2}$）の正常値は100 mmHg、二酸化炭素分圧（P$_{ACO_2}$）の正常値は40 mmHgである。

吸気中に二酸化炭素がないとすれば、1分間に呼出する二酸化炭素の量は、

　　　＝（呼気二酸化炭素濃度）×（分時換気量）

　　　＝（肺胞気二酸化炭素濃度）×（肺胞換気量）

この事から、次の式が導かれる。

$$P_{A_{CO_2}} = 0.863 \times (1分間に呼出する二酸化炭素量) / (肺胞換気量)$$
$$= 0.863 \times (二酸化炭素産生量) / (肺胞換気量) \cdots\cdots (1)$$

これを肺胞換気式という。

ここで、0.863という数字は、濃度を分圧になおし、単位を整えるための定数であるとして記憶されたい。肺胞換気量とは分時換気量から死腔部分を差し引いたものである。

一般に分時換気量を増加させれば肺胞換気量も増加する。分時換気量を減少させれば肺胞換気量も減少する。

恒常状態にある時は、1分間に体内で産生される二酸化炭素量は1分間に口から呼出する二酸化炭素量に等しいといえるであろう。1分間に産生する二酸化炭素量は個人によって異なるが、同一人で恒常状態であれば不変と考えてよいであろう。すなわち1分間に呼出する二酸化炭素量は不変である。そうすると、式（1）の肺胞換気式から、"$P_{A_{CO_2}}$は肺胞換気量に逆比例する"事になる。これをグラフで示せば、図19のような双曲線が描ける。

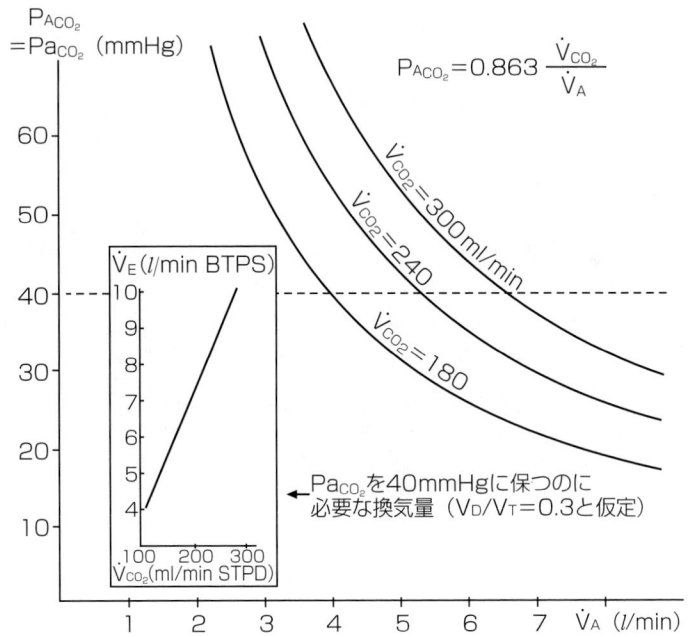

図19 肺胞換気量（$\dot{V}_A$）と肺胞気二酸化炭素分圧（$P_{A_{CO_2}}$）との関係

例えば、二酸化炭素産生量（$\dot{V}_{CO_2}$）が180 ml/minの人は$P_{A_{CO_2}}$を正常値40 mmHgに保つには、$\dot{V}_A$を4 l/min必要とする。$\dot{V}_A$がこれより減少すれば$P_{A_{CO_2}}$は上昇し、$\dot{V}_A$が増加すれば$P_{A_{CO_2}}$は低下する。この双曲線は、$\dot{V}_{CO_2}$が多い人ほど右方に移動する。つまり、$P_{A_{CO_2}}$を正常に保つためには$\dot{V}_A$をそれだけ多くしなければならない。

左下方の小さなグラフは、横軸に$\dot{V}_{CO_2}$を、縦軸に分時換気量をとったものである。例えば、$\dot{V}_{CO_2}$が180 ml/minの人が$P_{A_{CO_2}}$を正常に維持するために必要な分時換気量は約6 l/minである事が読みとれる。

なお$P_{A_{CO_2}} = P_{a_{CO_2}}$だから$P_{a_{CO_2}}$は$\dot{V}_{CO_2}$がその人のその状態に固有であるなら、もっぱら$\dot{V}_A$によって定まるといえる。酸素吸入等をしようがしまいが、$P_{a_{CO_2}}$は$\dot{V}_A$で決まってしまうのである。

二酸化炭素は酸素に比べると拡散しやすい事、解離曲線（分圧と含量の関係）が直線に近い事等から、

$$P_{A{CO_2}} = Pa_{CO_2}$$

そこで図19の縦軸はPa_{CO_2}に置き換えてもよい。以上から、次の事がいえる。"Pa_{CO_2}は、換気量を大きくすれば低下し、換気量を少なくすれば上昇する"。Pa_{CO_2}の正常値は40 mmHgである。これより値が大きければ換気量は少なすぎるという事であり、小さければ換気量は多すぎるという事である。

肺胞気の酸素分圧（$P_{A{O_2}}$）についても同様に考えると、

$$P_{A{O_2}} = （吸入酸素分圧）- 0.863 × （酸素消費量/肺胞換気量） \cdots\cdots (2)$$

という式が成り立って、これをグラフで示すと、図20、21のようになる。

(2) 式とよく似た、肺胞気式というものがある。

$$P_{A{O_2}} = P_{I{O_2}} - Pa_{CO_2}/R$$

これは、空気を吸入している時に、吸入した窒素量と呼出した窒素量が等しいと仮定する事から必然的に導かれる式なのである。ここで、$P_{A{O_2}}$は肺胞気酸素分圧、$P_{I{O_2}}$は吸入酸素分圧、Pa_{CO_2}は動脈血二酸化炭素分圧である。Rは酸素摂取量に対する二酸化炭素呼出量の比で、細胞を代謝の場とした呼吸商に相当し、通常0.8というような値をとる。

$P_{A{O_2}}$の正常値は100 mmHgである。ただ、酸素の場合は二酸化炭素の場合と違って、$P_{A{O_2}} = Pa_{O_2}$とはみなせない事に注意されたい。

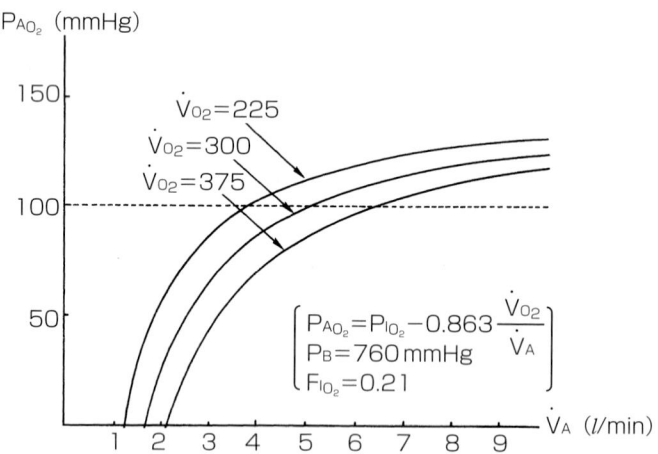

図20 肺胞換気量と肺胞気酸素分圧との関係（1気圧下、空気吸入時）
　例えば、最左方の曲線は、1気圧下、空気吸入時（吸入酸素分圧＝150 mmHg）で、酸素摂取量（$\dot{V}_{O_2}$）が225 ml/min の人についてのものである。肺胞気酸素分圧（$P_{A{O_2}}$）を正常値100 mmHg維持するための肺胞換気量（$\dot{V}_A$）は約4 l/minであり、$\dot{V}_A$が減少すると$P_{A{O_2}}$は著明に低下する。$\dot{V}_A$が過剰だと$P_{A{O_2}}$はやや上昇するが、無限に増加すれば無限に吸入気酸素分圧に近づくという程度である。恒常状態なら、肺からの酸素摂取量＝体での酸素消費量（$\dot{V}_{O_2}$）で、これの多い人は$P_{A{O_2}}$を正常に維持するにはそれだけ$\dot{V}_A$を増加させなければならない。

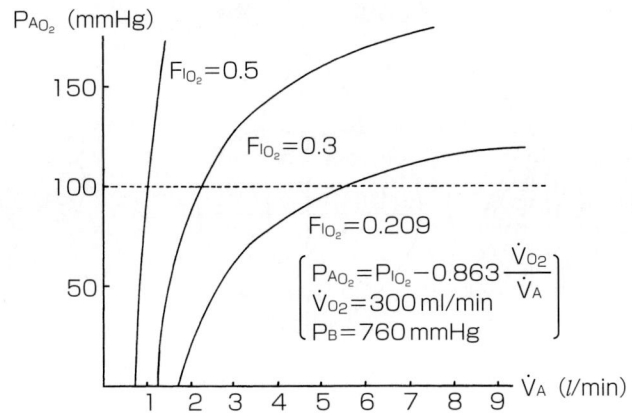

図21 肺胞換気量と肺胞気酸素分圧との関係（1気圧下で被検者の酸素消費量を300 ml/minと仮定）

　酸素消費量が300 ml/minの人について、吸入酸素濃度が20.9％、30％、50％の時、肺胞換気量（$\dot{V}_A$）と肺胞気酸素分圧（P_{AO_2}）の関係を示す。ここでは、たとえ$\dot{V}_A$がかなり減少しても、酸素吸入によって肺胞気の低酸素はまぬがれ得る事を示している。ただし、低換気時の酸素吸入は酸素についてはこのグラフの示す通り有効であるが、二酸化炭素過剰（＝呼吸性アシドーシス）については、酸素吸入は図19で述べた通り無効である。

c．肺胞膜

　図3ですでに述べたが、拡散を障害する因子（肺胞膜の肥厚やその面積の減少等）があれば、ガス交換能率は悪くなる。肺全体として、ガス交換機能が障害なく維持されるためには、肺胞膜の拡散面積が十分に広い事、肺胞膜のガス通過性が良い事、が必要である。すなわち、肺間質に水が貯留（肺水腫）したり、変性肥厚したりすると、ガス通過性は悪くなると考えられる。拡散障害がある時は、二酸化炭素は酸素より遥かに拡散しやすいガスであるために、問題とされるのはもっぱら酸素である。

d．動脈血

　循環系を模式的に示すと、図22の通りである。

　さて、肺動脈を流れる混合静脈血は、肺で酸素の供給を受けて左心に入り、動脈血として身体各部に送り出される。この動脈血の酸素分圧（Pa_{O_2}）は、肺胞気の酸素分圧（P_{AO_2}）と等しくない（二酸化炭素の分圧の場合は、肺胞気と動脈血の間に差がない事は前述した）。両者の差を、肺胞気動脈血酸素分圧較差（A-aD$_{O_2}$）という。A-aD$_{O_2}$は正常の場合、空気吸入時、約数mmHgにすぎないが、次のような因子があると大きく開大する。

　①換気血流比の不均等分布
　②シャント（短絡）血流
　③拡散障害

　以上のほかにも小さな因子はいくつかあげられるが、主なものは①、②であると記憶されたい。

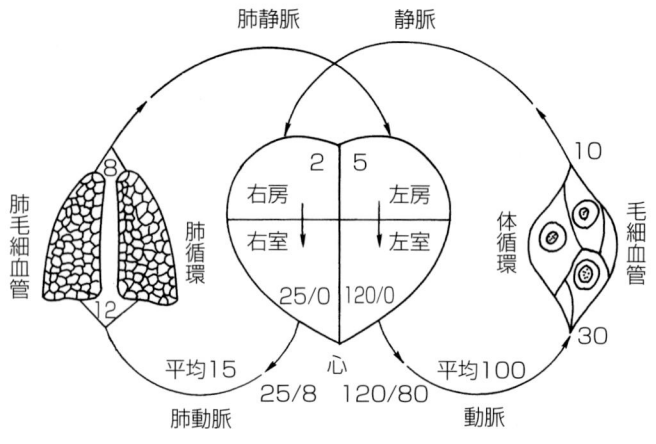

図22 循環系各部の血圧（mmHg）

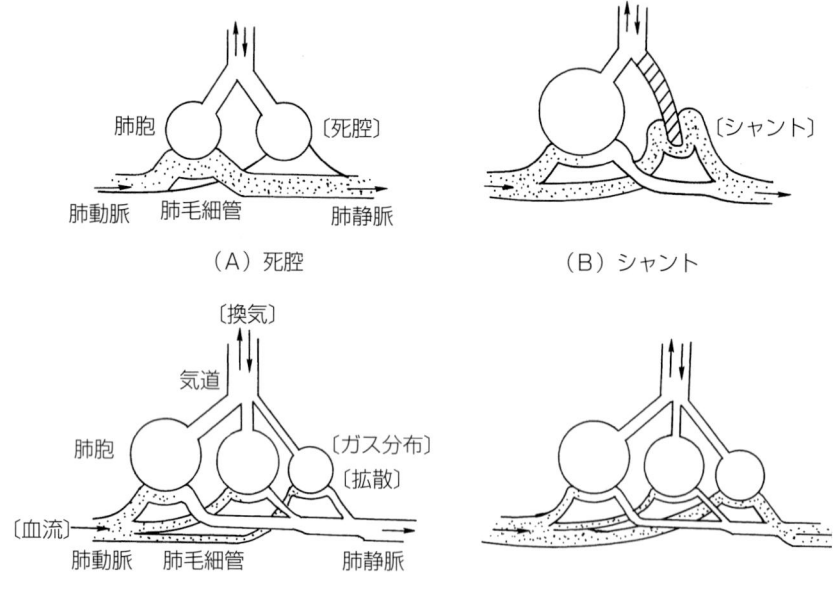

（C）換気と血流にはそれぞれ不均等分布があるが、両者の比はバランスがとれている。

（D）換気血流のミスマッチング

図23 換気血流関係

1) 換気血流関係

　肺におけるガス交換が、効率良く行われるためには、肺胞膜を隔てて相対するガス相と血液相が、量的に釣り合いがとれていなければならない。図23をみよう。

　（A）の右側の肺部分は、換気があっても血流がない事を示している。この部分では、せっかくの換気もガス交換にはまったく役に立たない。すなわち死腔である。（B）の右側の肺部分は血流があるのに換気がない。ここでもガス交換はいとなまれず、ここで

の血流はシャントとなる。(C) では、換気量も血流量も肺の部分部分で均一ではないが、換気と血流の量的バランス（換気血流比）がそれぞれの部分でよくとれている。これならば、ガス交換率はよく保たれる。(D) は、換気と血流の量的比率は肺の部分部分で著しく不均等である。この場合は、たとえ総体的にみて分時換気量、心拍出量が正常値を示していても、ガス交換効率は低下する。肺を総体的にみた時、正常成人では心拍出量は5 l/min、肺胞換気量は4 l/min 位であり、両者の比すなわち換気血流比の値は0.8である。肺のすべての部分がこの比を保っていればガス交換効率は理想的であろう。しかし実際は、健常人でも肺の上の方は換気血流比の値は大きく、下の方の部分は小さい。

2）換気血流比が不均等だとなぜ Pa_{O_2} が低下するのか

血液中の酸素量と二酸化炭素量をそれぞれ縦軸に、これらのガスの分圧を横軸にとると、図24の左にみられるような関係になる。

二酸化炭素では直線に近く、酸素ではＳ字状である。換気血流比が不均等だという事は、肺のある部分は換気血流比が大きく、ある部分は小さいという事である。換気血流比が大きい部分は、過換気をいとなんでいるという事であり、換気血流比の小さい部分

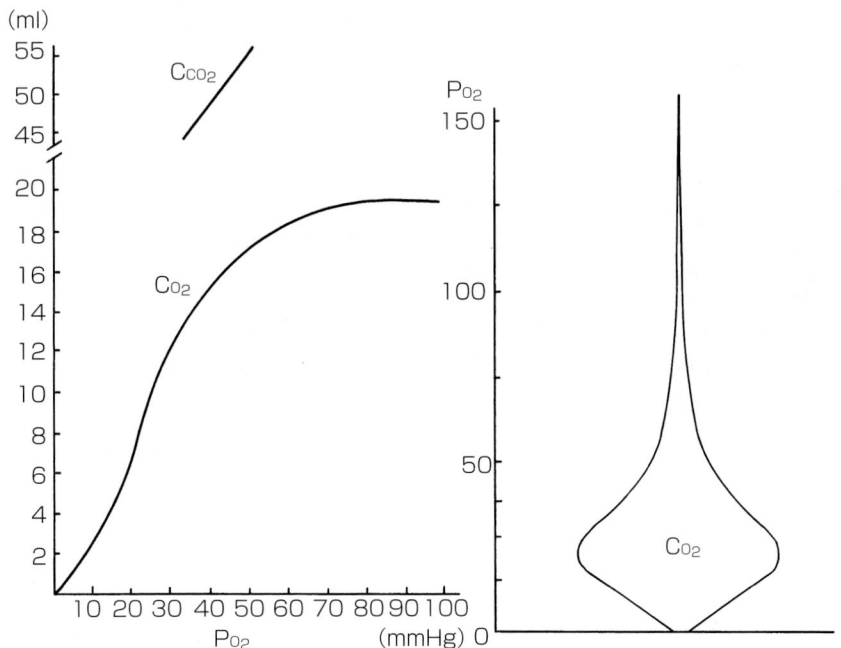

図24 酸素解離曲線と二酸化炭素解離曲線（図の左）
C_{CO_2}：二酸化炭素含量、C_{O_2}：酸素含量、P_{O_2}：酸素分圧
血液中の酸素の量を水の量に見立て、酸素分圧を水位の高さに見立てると、この水の容器はメスシリンダーのような円筒形ではなく、胴のふくらんだ1輪差しに見立てる事が出来る（図の右）。これは、酸素解離曲線がＳ字状をなしている事による。

は低換気になっているという事である。過換気の部分を通過した血液の二酸化炭素含量は少なく、低換気部分を通過した血液の二酸化炭素含量は多い。この両方の血液が混ざると二酸化炭素解離曲線が直線的なために両者は相殺しあって結果的には換気血流比の不均等の影響はそれほど大きく響いてこない。一方、過換気部分を通過した血液の酸素含量はたとえ酸素分圧が上がったところで頭打ちである。これが低換気部分を通過して酸素含量の少ない血液と混ざっても相殺し得ず、全体として酸素含量は減ってしまう。つまり換気血流比の不均等分布があると低酸素血症の原因となる。この事は図25でも説明出来る。

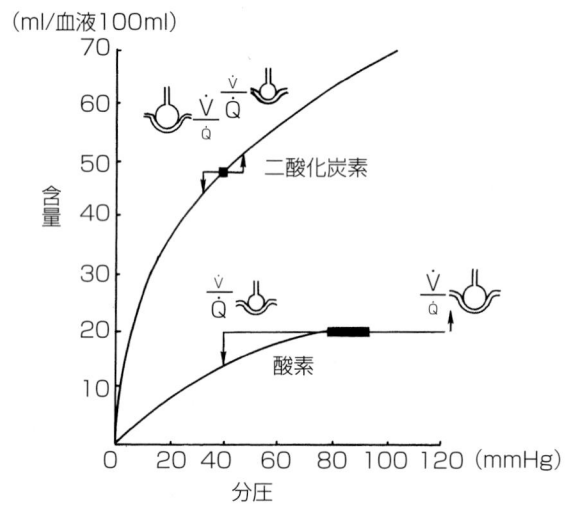

図25　酸素解離曲線と二酸化炭素解離曲線
■は正常範囲、換気血流比が不均等だと個々の肺胞は矢印の間に分布する。換気血流比（V̇/Q̇）の大きなものと小さなものは、二酸化炭素については相殺して全体としては正常範囲に落ち着くが、酸素については全体として酸素分圧が低下してしまう。

（Filley GF：Pulmonary Insufficiency and Respiratory Failure. Lea & Febiger, 1967より引用, 一部改変）

e．肺循環

　肺循環系における血管は、右心室から肺へ血液（混合静脈血）を輸送する肺動脈系、ガス交換の場としての肺毛細血管系、ガス交換後の血液を集めて左心房に送り込む肺静脈系の部分からなっている。

　肺毛細血管床全体の総容量は約170 mlとされている。ただし、通常の安静な状態下では、ガス交換にあずかっている肺毛細血管血液量はおよそ70 mlと計算されている。

　肺循環系を体循環系と比較すると、次のような特徴がある。

> ①肺循環系は低圧系である。図22に示すように平均肺動脈圧は平均大動脈圧の約1/6しかない。
> ②肺循環へいく右心拍出量と、体循環へいく左心拍出量はほぼ等しいから、肺循環系の特徴の第二は低抵抗系であるといえる。
> ③血管壁が薄く、血管径は血管内外の壁圧差の影響を大きく受ける。運動等で心拍出量が増えても、それほど肺動脈圧は上昇しない。それは血管が拡張するためと、それまで血流のなかった血管（安静時には肺血管のすべてに血流があるわけではなく一部は閉じている）に血流が再開通するために肺血管抵抗が低下するためと解釈されている。
> また、肺血管抵抗は肺のふくらみ方で変わる。安静呼気位（機能的残気量）で最も低く、肺がそれ以上にふくらんでもしぼんでも肺血管抵抗は大きくなる。
> ④体循環系では、左心から送り出される血流は拍動流であるが、末梢に至れば拍動は鈍化して定常流となる。ところが肺循環系では、毛細血管に至るもなお、拍動流を保っている。

図22に示されるように、肺動脈の収縮期圧が25 mmHgだという事は、水柱ならば34 cmの高さに押し上げるだけの圧力があるという事である。一方、肺は大きな臓器で肺底部から肺尖部まで30 cmほどもある。血管壁は薄く血流抵抗も少ない。この事は肺内の血流分布が重力の影響を多分に受けやすい事を物語っている。つまり肺では、上方の部分よりも下方の部分に血流が多くいきやすい。

低酸素性肺血管収縮（hypoxic pulmonary vasoconstriction：HPV）

肺の細動脈は、近傍のP_{AO_2}が低下すると収縮すると考えられている。この反応は、HPVと呼ばれる。肺のある一部に換気が少なくなったとすれば、そこでは肺胞気の酸素分圧は低下するであろう。この時、HPVの反応が起こって血管抵抗が増加すれば、その部分では換気量の低下に対して血流量も低下する。つまり換気血流比がよく保たれてガス交換効率への悪影響を少なく出来ると考えられる。生体の自動制御機構として目的に適った反応といえるであろう。

f．血液による酸素、二酸化炭素の運搬
1）血液による酸素の運搬

血液中に酸素は二通りの形で含まれている。

> ①物理的に溶解している。
> ②ヘモグロビン（Hb）と結合している。

つまり、血中酸素含量（標準状態における量として、mlであらわす）は、以下のようになる。

　　　酸素含量＝溶存酸素量＋Hbと結合している酸素量

　溶存酸素量は、Henryの法則に従い酸素分圧に比例する。酸素は、100 mlの血液の中に、1 mmHg当たり0.0031 ml溶け込む。よって、正常の動脈血（酸素分圧＝100 mmHgとすると）100 mlの中には、0.31 ml溶解している。

　Hbと結合する酸素の量は、Henryの法則には従わない。Hbの1 gは最大、酸素1.39 mlと結合出来る。つまり、Hbが酸素で100％飽和されていれば、Hbの1 g当たりに結合している酸素は1.39 mlである。酸素飽和度30％のHbは、Hb 1 g当たり、1.39×0.3 mlの酸素と結合している。

　つまり、血液100 ml中での、Hbと結合している酸素量は、

　　　1.39×Hb量×酸素飽和度（％）/100（ml）

である。

　後述するように、血液中の酸素を測るには、その分圧を測るのが簡単である。そこで、血液中に酸素が何ml含まれているかを知るには、分圧と飽和度の関係がわかっていれば計算で求められる。

　横軸に酸素分圧を、縦軸に酸素飽和度をとって、両者の関係をグラフに描いたものを酸素解離曲線という。その標準的なものを図26に示す（図24では、便宜上縦軸に酸素含量をとった。図26も図24もほぼ同じ形をしているのは溶存酸素よりもHbと結合している酸素の方が圧倒的に多いからである）。

　例えば、正常な血液で酸素分圧が100 mmHgなら、図26から酸素飽和度は97.4％である。この血液中Hb量も正常で、血液100 ml当たり15 gとすると、この血液100 ml中にHbと結合している酸素の量は、

　　　1.39×15×0.98＝20.31（ml）

　溶存酸素量は、

　　　0.0031×100＝0.31（ml）

となる。よってこの血液の酸素含量（C_{O_2}）は、

　　　20.31＋0.31＝20.62（ml/dl 血液）

　これをみてもわかるように、血液中の酸素の大部分はHbと結合した形で存在している（この血液はほぼ正常の動脈血に相当する）。

　また、正常の混合静脈血酸素分圧（$P\bar{v}_{O_2}$）は40 mmHg、この時の酸素飽和度は図26より75％、上と同様にして混合静脈血酸素含量（$C\bar{v}_{O_2}$）を計算すると、

　　　$C\bar{v}_{O_2}$＝1.39×15×0.75＋0.0031×40＝15.76（ml/dl）

　ここで、Ca_{O_2}と$C\bar{v}_{O_2}$の差は、

　　　$Ca_{O_2} - C\bar{v}_{O_2} ≒ 5$（ml/dl）

つまり動脈血100 mlが左心から拍出され、静脈血として右心に帰ってくるまでに、5

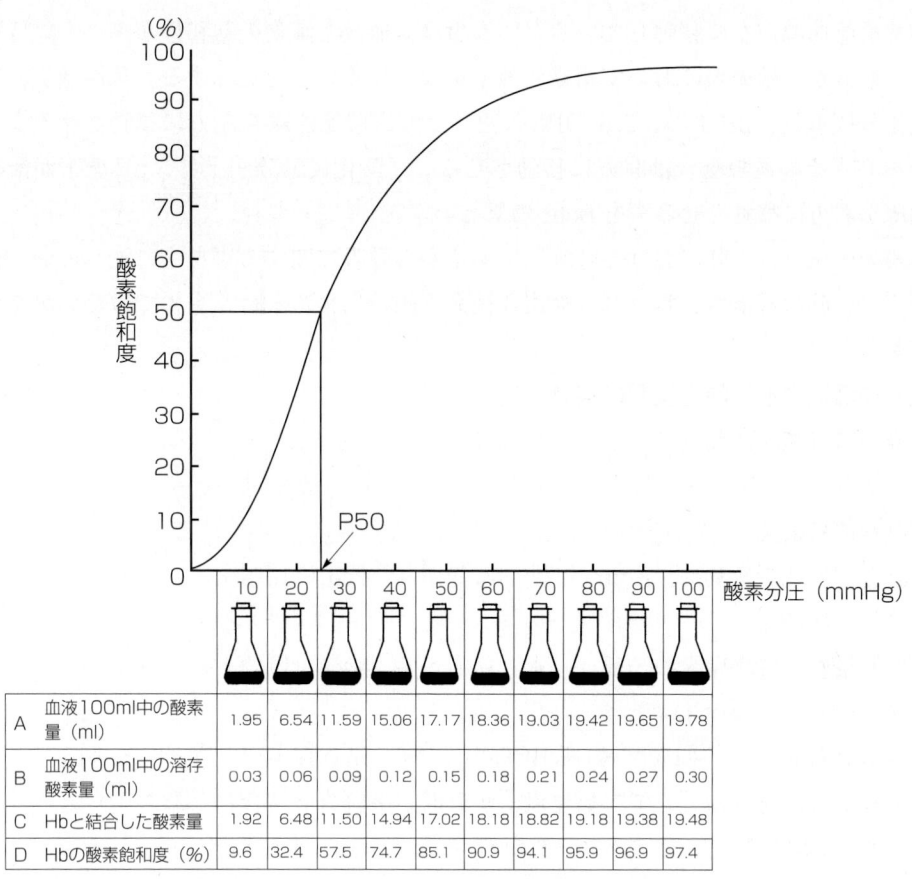

図26 酸素解離曲線

(Comroe GH：Physiology of Respiration. 2nd ed. Year Book Med Pub Inc, 1974 より引用)

mlの酸素を組織に与える事になる。

　肺でのガス交換が正常に行われ、Pa_{O_2}が正常値（＝100 mmHg）になっているとしても、各器官や組織に十分酸素を供給しているとは限らない。次のような場合がそうである。

> ①心拍出量が十分でなく、組織に必要なだけの血流がいかない。
> ②心拍出量が正常であっても、それぞれの器官や組織への血流が適切に分布していない。
> ③貧血があり、Hb量が十分でない。
> ④Hbが一酸化炭素中毒のように、酸素と結合する能力を失っている。
> ⑤酸素解離曲線が正常のものよりも左に移動している。

酸素解離曲線が左に移動しているという事は、血液と酸素の親和性が高いという事であり、血液が末梢循環において組織に酸素を放しにくい事を意味する。体温低下、二酸化炭素分圧低下、pH上昇、2,3-DPG欠乏等は酸素解離曲線を左方に移動させるようにはたらく。その逆の場合は右方に移動させる。二酸化炭素分圧上昇、pH低下が酸素解離曲線を右方に移動させる事をBohr効果という。

本書のテーマは"肺における呼吸"であるから呼吸に関する事を主に述べるが、上記のように、肺の機能さえ良ければ健康な生命を維持出来るというものではない事を強調しておきたい。

2）血液による二酸化炭素の運搬

血液中に二酸化炭素は次の形で含まれる。

---
①物理的に溶解
　溶存二酸化炭素量は、Henryの法則に基づき、P_{CO_2}に比例する。
②炭酸（H_2CO_3）
　溶解した二酸化炭素の一部は、水と反応して、炭酸（H_2CO_3）となる。
③重炭酸イオン（HCO_3^-）
　炭酸は解離して $H_2CO_3 = H^+ + HCO_3^-$
④カルバミノ化合物として二酸化炭素が血液中蛋白質と結合した形

血中二酸化炭素の約5〜10％は溶存二酸化炭素で、残りの大部分は重炭酸イオンとして存在する。ただし二酸化炭素含量およびそれがどんな形で血中に存在しているかは、種々の条件で変化するものであり、複雑である。酸素含量のように酸素分圧と酸素解離曲線から計算で求めるというような事は二酸化炭素の場合は難しい。

二酸化炭素は、酸塩基平衡や換気の調節等、体内で大切なはたらきを担っている。呼吸器系の障害や換気の変化でPa_{CO_2}が大きく左右される事はすでに述べた。しかし、血液の性状そのものの変化で、二酸化炭素担送能力が減退して障害の根源をなすというような事はあまりない。この点は酸素と異なる所である。

血液についての二酸化炭素解離曲線をもう一度示そう（図27）。横軸は二酸化炭素分圧、縦軸は二酸化炭素含量である。

この解離曲線は、図27のように、Hbと結合した酸素が多いほど、右側に移動する。これをHaldane効果という。ともあれ、二酸化炭素分圧が体内で通常変化するような範囲ではほぼ直線に近く、酸素解離曲線がS字状をなしているのと対照的である。

g．血液ガス

血液ガスといえば、一般に血液中の酸素と二酸化炭素の事をいう。肺はこれらのガスの交換の場であるから、ガス交換がうまくいっているかどうかは、肺から出てきた血液、

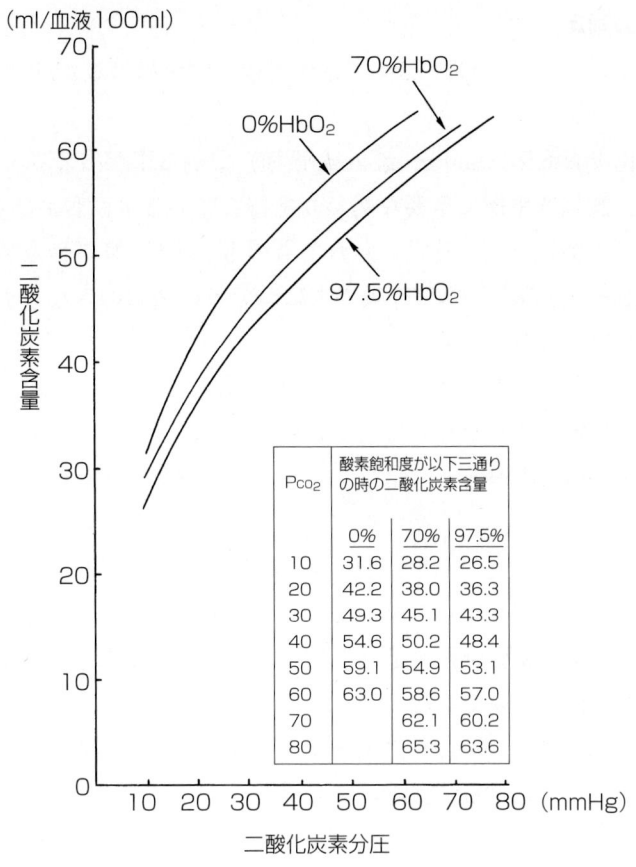

図27　二酸化炭素解離曲線

(Comroe GH：Physiology of Respiration. 2nd ed. Year Book Med Pub Inc, 1974 より引用)

つまり動脈血についてその中の酸素や二酸化炭素を測ってみればわかる。

　組織や器官でのガスの授受をみるには静脈血のガスをみればよい理屈である。しかし、例えば腕の静脈から採取したのでは、手の情報をある程度知る事は出来るかもしれないが、この値から全身の状態を推し量る事は出来ない。それぞれの器官から帰ってくる血液のガスはそれぞれ違う。全身のすべてから帰ってきた血液が均等に混ぜ合わされた時の、その血液（混合静脈血）について測定すれば、それなりの意味を持たせる事は出来る。例えば、動脈血と混合静脈血のそれぞれの酸素含量を知り、心拍出量を測れば、酸素消費量を知る事が出来る。

$$酸素消費量 = (Ca_{O_2} - C\bar{v}_{O_2}) \times 心拍出量$$

ただし、混合静脈血を採取し、心拍出量を測るには、肺動脈にカテーテルを入れなければならない。

1）血液ガスの測定

P_{O_2}は、ポーラログラフの原理によるClark電極で測定出来る。pHはガラス電極によって測定出来る。

P_{CO_2}は、二酸化炭素電極（Severinghause電極）で測る事が出来る。

二酸化炭素は、酸塩基平衡に重要な関わりを持っている事、およびpHはガラス電極で容易に測れる（二酸化炭素電極といわれるものも、実はpH電極を利用している）事から、同時にpHをも測ると、単に呼吸ガスについての情報のみならず、酸塩基平衡についての情報をも得る事が出来る。

というわけで、血液ガスの値というと、普通は血液の酸素、二酸化炭素、pH、さらに酸塩基平衡の諸指標を加えたものの値をいう。

2）動脈血ガスの値の読み方

① Pa_{O_2}

健常人で安静、空気吸入時は90 mmHg台、高齢者は健常でももう少し低い。ともあれ、60 mmHg以下であれば病的である。著しい低酸素血症は、早急に治療手段（換気不全なら換気を十分に、換気量が不足していないのにPa_{O_2}が低いならとりあえず酸素吸入）を講じないと生命が危険である。

Pa_{O_2}の値は吸入酸素濃度（$F_{I_{O_2}}$）に大きく左右されるので、肺機能を知るためには、Pa_{O_2}の値は常に$F_{I_{O_2}}$とペアでみて評価する。

② Pa_{CO_2}

正常値は40 mmHgである。これよりも高ければ換気量の不足を、低ければ換気量の過剰を考える。

③ pH

正常値は7.4であり、これよりも低ければアシドーシス、高ければアルカローシスである。この値は、Pa_{CO_2}といつもペアで評価するのがよい。pHの値は呼吸性因子（すなわちPa_{CO_2}）と代謝性因子の二つによって左右されるからである。代謝性因子の指標に、塩基過剰（base excess）がある。塩基過剰の正常値は、0付近である。これより値がプラス側に傾いていれば代謝性にアルカリ側に傾いているという事であり、マイナス側なら代謝性にアシドーシス側に傾いているという事である。

血液ガスの値は、採血時の値をありのままに示しているものであって、予備力の指標にはなり得ない。また、採血に当たっては、ある程度恒常の状態を維持している時の方が情報としては価値がある。例えば$F_{I_{O_2}}$を変えた直後や、人工呼吸中であれば換気量を変えた直後等は避ける。目安として、臨床では10分位は待つ方がよい。

健康な人でも、加齢によりPa_{O_2}が低下する事の説明に、末梢気道の閉塞（クロージング現象）が考えられている。

空気を吸っている被検者に、最大呼気位から最大吸気位まで100％酸素を吸わせてから、最大呼気位までゆっくりと呼出させるとしよう（図28）。

①図の三方活栓を⊕としておいて空気呼吸
②最大呼気位まで息を吐かせる
③三方活栓を⊕とする
④酸素を最大吸気位まで吸わせる
⑤ゆっくりと呼出させる

酸素

窒素濃度計

レコーダー

窒素濃度

TLC　　FRC　CC　RV

closing capacity（CC）

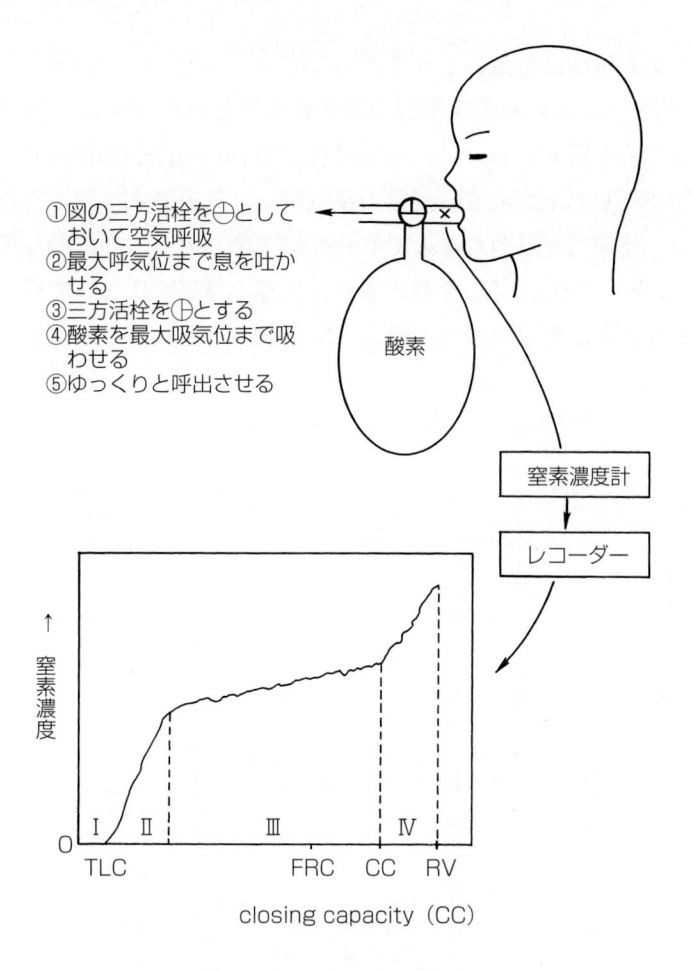

図28　クロージングキャパシティ

　この時、図28のステップ⑤の時の口元の窒素（N_2）濃度を記録する。図の記録で、Ⅰ相では呼出ガスは上気道等解剖学的死腔から出てきた100％酸素であるから、窒素濃度は0である。やがて肺内に残っていた窒素が呼気に出現して、Ⅱ相で急激にその濃度を増す。Ⅲ相では窒素濃度は緩やかな上昇を続け、Ⅳ相で窒素濃度上昇が急峻となる。このように、濃度変化の勾配が変わるのを、どう説明したらよいであろうか。

　肺は大きな臓器であり、重力の影響を受ける。体位がどうであれ、最大呼気位では、下方の肺の方が上方の肺よりも余計にしぼんでいる。この状態から最大吸気位まで吸気を行うと、上方より下方の肺の方が相対的にふくらみが大きいという事になる。この事は、単なる想像ではなくて、実験的裏づけがある。図28のステップ④で、最大呼気位から最大吸気位まで100％酸素を吸わせると、それぞれの肺胞に残存していた窒素は酸素で薄められるが、その際、下方の肺胞の窒素の方が吸入する酸素量が多いため、余計に薄められる。上方の肺胞の窒素濃度の方が下方より濃い事になる。ステップ⑤で呼出が進むと、肺は全体としてしぼみ、ある容量までしぼむと下方の肺は重力に圧され、その部分の気道の一部が閉塞し始める。こうなると、呼出気は上方の肺から出てくるもの

が優位となり、窒素濃度は急激に上昇を始める。

すなわち、図28の呼出窒素濃度曲線のⅢ相からⅣ相への移行は、肺の一部に気道閉塞が生じ始めたためと解釈され、この時の肺容量を closing capacity（CC）という。健康な青年のCCはFRC以下であり、通常の換気時には気道閉塞は起こらない。年齢が高くなるに連れて、健常人と思われる人でも Pa_{O_2} は下降してくる。この原因は、加齢と共にCCが大きくなり、これがFRCを越えると、通常の換気時においても、気道の一部に閉塞が起こるからであると説明されている（図29）。

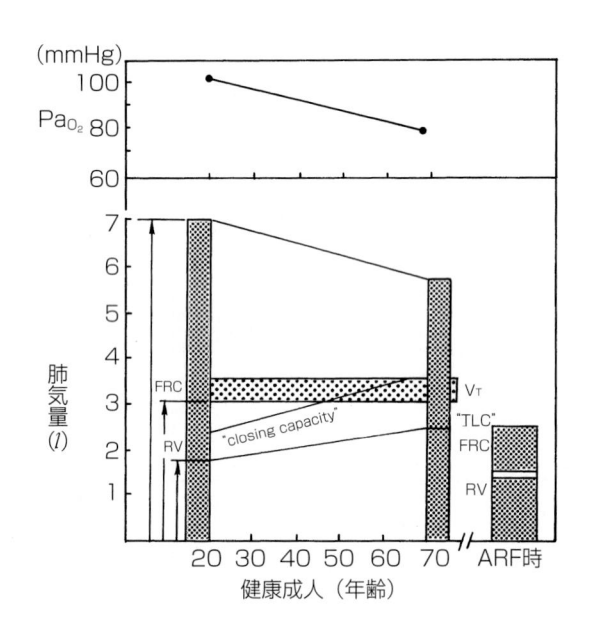

図29 年齢と closing capacity

(Pontoppidan H, et al：Acute respiratory failure in the adult. N Engl J Med 287(14)：690, 1972 より引用)

● 付

1）呼吸生理学で用いられる記号や略号は、臨床上、カルテへもしばしばそのまま記載される。よく用いられるものを一括して表に示しておく。

表1　一次記号（大文字が用いられる）

記号	記号の意味	
V	容積・体積	volume
P	圧力・分圧	pressure
F	ガス濃度	fractional concentration
S	飽和度	saturation
C	含量	content
$\dot{Q}$	血流量	blood flow per unit time

表2 二次記号（気相では小さな大文字、液相では小さな小文字）

	記号	記号の意味と由来
気相	I	吸　　　気　inspiratory
	E	呼　　　気　expiratory
	A	肺　胞　気　alveolar
	T	1 回 換 気　tidal
	D	死　　　腔　dead space
	B	大　　　気　barometric
液相	a	動　脈　血　arterial
	v	静　脈　血　venous
	c	毛細血管血　capillary

表3 符号（一次・二次記号に付す）

符号	意味	例	
ー	平　均　の	$\bar{V}$	混合静脈血
・	単位時間の	$\dot{V}_E$	1分間の呼気量（分時換気量）
'	終　末　の	$F_{E'CO_2}$	呼気終末部分の二酸化炭素濃度

表4 使用頻度の高い記号・略号の例

O_2	酸素	$\dot{V}_{O_2}$	1分間の酸素摂取量（または消費量）
CO_2	二酸化炭素（炭酸ガス）	$\dot{V}_{CO_2}$	1分間の二酸化炭素排泄量（または産生量）
N_2	窒素	$\dot{V}_E$	分時換気量
P_{O_2}	酸素分圧	$\dot{V}_A$	肺胞換気量
P_{AO_2}	肺胞気酸素分圧	V_T	1回換気量
P_{AN_2}	肺胞気窒素分圧	V_D	死腔量
Pa_{O_2}	動脈血酸素分圧	f	呼吸数
Pa_{CO_2}	動脈血二酸化炭素分圧	R	$\dot{V}_{CO_2}/\dot{V}_{O_2}$
$P\bar{v}_{O_2}$	混合静脈血酸素分圧	VC	肺活量
Pc'_{O_2}	肺毛細血管終末血酸素分圧	FRC	機能的残気量
Sa_{O_2}	動脈血酸素飽和度	TLC	全肺気量
$S\bar{v}_{O_2}$	混合静脈血酸素飽和度	RV	残気量
Ca_{O_2}	動脈血酸素含量	$\dot{Q}s/\dot{Q}t$	シャント率
Ca_{CO_2}	動脈血二酸化炭素含量	$A\text{-}aD_{O_2}$	肺胞気動脈血酸素分圧較差
F_{IO_2}	吸入気酸素濃度	$FEV_{1.0}$	1秒量
F_{ECO_2}	呼気二酸化炭素濃度	$FEV_{1.0}\%$	1秒率
$F_{E'CO_2}$	終末呼気の二酸化炭素濃度	FVC	努力性肺活量
Hb	ヘモグロビン		

2）呼吸機能正常値としての記載はしばしば年齢や性別、体表面積等と関連させた回帰式で示されている事が多い。これは厳密ではあろうが実際の臨床ではかえって煩わしい。大体の見当を、表5に掲げておく。

表5 正常値（空気呼吸、安静換気時）

吸入気組成			肺胞気組成		
酸素濃度	F_{IO_2}	0.209	酸素分圧	P_{AO_2}	100 mmHg
二酸化炭素濃度	F_{ICO_2}	0.0003	二酸化炭素分圧	P_{ACO_2}	40 mmHg
窒素濃度	F_{IN_2}	0.790	動脈血ガス組成		
酸素分圧	P_{IO_2}	150 mmHg	酸素分圧	Pa_{O_2}	95 mmHg
換気量・死腔			二酸化炭素分圧	Pa_{CO_2}	40 mmHg
1回換気量	V_T	350～450 ml	酸素含量	Ca_{O_2}	19.2 vol%
分時換気量	$\dot{V}_E, \dot{V}_I$	5～7 l/min	酸素飽和度	Sa_{O_2}	96.60%
呼吸数	f	13～16 回/分	二酸化炭素含量	Ca_{CO_2}	50 vol%
解剖学的死腔	V_Danat	150 ml	肺胞気動脈血	$A-aD_{O_2}$	8 mmHg
生理学的死腔	V_Dphys	190 ml	酸素分圧較差		
死腔換気率	V_D/V_T	0.3～0.4	混合静脈血ガス組成		
肺胞換気量	$\dot{V}_A$	4～5 l/min	酸素分圧	$P\bar{v}_{O_2}$	40 mmHg
ガス代謝			二酸化炭素分圧	$P\bar{v}_{CO_2}$	45 mmHg
酸素消費量	$\dot{V}_{O_2}$	250 ml/min	酸素含量	$C\bar{v}_{O_2}$	15 vol%
二酸化炭素排出量	$\dot{V}_{CO_2}$	200 ml/min	酸素飽和度	$S\bar{v}_{O_2}$	76%
呼吸商	R	0.8	動静脈血酸素含量較差		4 vol%

この表の値は、必ずしも健常者の実測値の平均ではない。

（3学会合同呼吸療法士委員会編：呼吸療法テキスト．克誠堂出版，p56，1992より引用）

参考文献

1) 3学会合同呼吸療法士委員会編：呼吸療法テキスト．克誠堂出版，1992
2) 石原昭ほか編：ICU・CCU看護．日本看護協会出版会，1985
3) 沼田克雄，奥津芳人編著：図説ICU．真興交易医書出版部，1990
4) Filley GF：Pulmonary Insufficiency and Respiratory Failure. Lea & Febiger, 1967
5) Comroe GH：Physiology of Respiration. 2nd ed. Year Book Med Pub Inc, 1974
6) Pontoppidan H, et al：Acute respiratory failure in the adult. N Engl J Med 287(14)：690, 1972
7) Nunn JF：Applied Respiratory Physiology. 3rd ed. Butterworths, 1987

〔2）3）に掲載の，著者自身の執筆部分から多くの図表を転載させていただいた．御承諾下さった両出版社に感謝申し上げる〕

3 呼吸不全の病態生理

はじめに

　肺で行われる呼吸の大事な役割は、組織のエネルギー代謝で産生される二酸化炭素を排出し、酸素を取り込んで血液を酸素化する事である。このガス交換が障害される呼吸不全（respiratory failure）は単に肺、胸郭あるいは呼吸中枢の異常からだけではなく、色々な全身的因子、例えば慢性肺疾患の急性増悪のきっかけとなる感染、全身消耗等、あるいはARDS（acute respiratory distress syndrome、急性呼吸窮迫症候群；後述）のように健康人の呼吸不全に先行する大手術、重症外傷、敗血症等を背景にして起こってくる事が多い。本章では呼吸不全の病態生理とその診断をわかりやすく概説する。

（1）呼吸不全の定義

　呼吸不全は動脈血ガスが異常を示し、生体が正常な機能を維持出来ない状態と定義されている。血液ガスのcut-off値として動脈血酸素分圧（Pa_{O_2}；動脈血にガスとして溶解している酸素が持つ圧で、平衡しているガス相の酸素分圧と等しい。aは動脈arteryの頭文字）＝60 mmHgが用いられ、これ以下を呼吸不全とする。さらに動脈血二酸化炭素分圧（Pa_{CO_2}）値が45 mmHg以下をⅠ型呼吸不全、以上をⅡ型呼吸不全として区別する。また、この呼吸不全の状態が1ヵ月以上持続する場合を"慢性呼吸不全"と定義する。この定義は日本独特のもので必ずしも世界的に用いられているわけではない。

　本章で呼吸不全という場合は、急性呼吸不全を意味し、患者がそれまで健康人であったか慢性呼吸器疾患患者であったかに関わりなく患者の肺でのガス交換能に異常が起こり、直ちに治療が必要な急性の状態を指す事とする。前述の慢性呼吸不全という言葉で表現される、慢性呼吸器疾患で血液ガスに異常はあるが、何とか日常生活を送っている患者の状態は含まない。

　急性呼吸不全は呼吸器の障害により急性に低酸素血症（hypoxemia）が明確になり、一定期間続く状態とするのが臨床的現場では一般的である。Pa_{CO_2}は高い場合も低い場合もある。呼吸不全を決める低酸素血症の基準値として、血液ガス検査上、Pa_{O_2}（正常値80〜100 mmHg）を前述のように60 mmHg以下としたり、同じく肺胞低換気（後述）の結果起こる高二酸化炭素血症（hypercapnia）の基準としてPa_{CO_2}（正常値35〜45 mmHg）を50 mmHg以上とする定義も出されているが、これではPa_{CO_2}の低下を伴う事が多いⅠ

型呼吸不全を除く事になり、あくまでも数値は目安であって絶対的なものではない。この理由は、呼吸不全の診断には、その病因、背景にある疾患、病歴等が重篤度の判断に大きく影響するためで、数字のみで診断すると誤診のもとになる。例えば、ある患者のPa_{O_2}が60 mmHgを示していたとする。この数字は正常値から大きくかけ離れており、低酸素血症である事は明らかである。しかし、この患者が慢性気管支炎に罹患しており、運動制限はあるが普段と変わらぬ生活をしていて、さらにpHが7.38、Pa_{CO_2} 48 mmHgという値がわかれば、重症の慢性肺疾患ではあるが、高二酸化炭素血症も代償されて、pHも何とか正常範囲に維持されており、急性呼吸不全とは呼ばない。一方、同じPa_{O_2} 60 mmHgでも、これが多発外傷でショックに陥り、蘇生と手術を受けた若い患者の術後数日目の空気呼吸時のデータで、頻呼吸、Pa_{CO_2}の低下を伴えば、呼吸不全（低酸素血症を過換気で代償しているⅠ型呼吸不全）の可能性は極めて高くなってくる。

（2）呼吸不全の病態生理と血液ガスの異常

　すでに述べたように、呼吸の役割は肺で血液の酸素化を行い、かつ二酸化炭素の排出を行う事である。この肺でのガス交換を外呼吸と呼び、細胞のミトコンドリアで酸素を利用したエネルギー代謝の結果、水と二酸化炭素が生じる経過を内呼吸と呼ぶ（図1）。
　呼吸不全では上に述べたようにこの外呼吸の二つの大事な役割のいずれか一つ（といっても結果的には常に低酸素血症を伴うが）、あるいは両方が障害されてしまう状態である。呼吸不全には大きく分けていくつかのタイプがある（表1）。
　第一は肺の血液酸素化能そのものは正常だが、換気量の低下により二酸化炭素が蓄積し（Pa_{CO_2}上昇）、そのために二次的にPa_{O_2}が低下する型で、麻酔薬や鎮静薬投与時等にみられるものである（表1のA）。
　第二は血液の酸素化障害（Pa_{O_2}の低下）が強く出て、二酸化炭素蓄積傾向を示さず（Pa_{CO_2}も低下している事が多い）、肺の呼吸機能上はいわゆる拘束型（肺が固くなり、肺活量は減少し、虚脱した肺胞を開くのに大きな圧を要する状態）を示し、肺の間質浮腫（肺胞と毛細血管の間の浮腫）を伴う型である（表1のB、前述のⅠ型呼吸不全）。酸素化が障害されているのに、二酸化炭素の排出が正常以上に行われているのはおかしな話であるが、この理由は後で説明する。
　第三は酸素化と二酸化炭素排出両方の障害を伴う型で、慢性気管支炎、重症喘息等閉塞性肺疾患〔1秒量（$FEV_{1.0}$）等時間肺活量が減少する〕にみられる呼吸不全である（表1のC、前述のⅡ型呼吸不全）。
　以上の三つのタイプの呼吸不全をみて、機序は異なるものの、共通の因子として、低酸素血症がある事に気づかれると思う。極端な言い方をすると二酸化炭素が少々高かろうが低かろうが、Pa_{O_2}が一定レベル以上あれば生命に危険はないので（Pa_{O_2}が30 mmHg以下であれば生命にとって危険であり、20 mmHg以下となると意識喪失が起こ

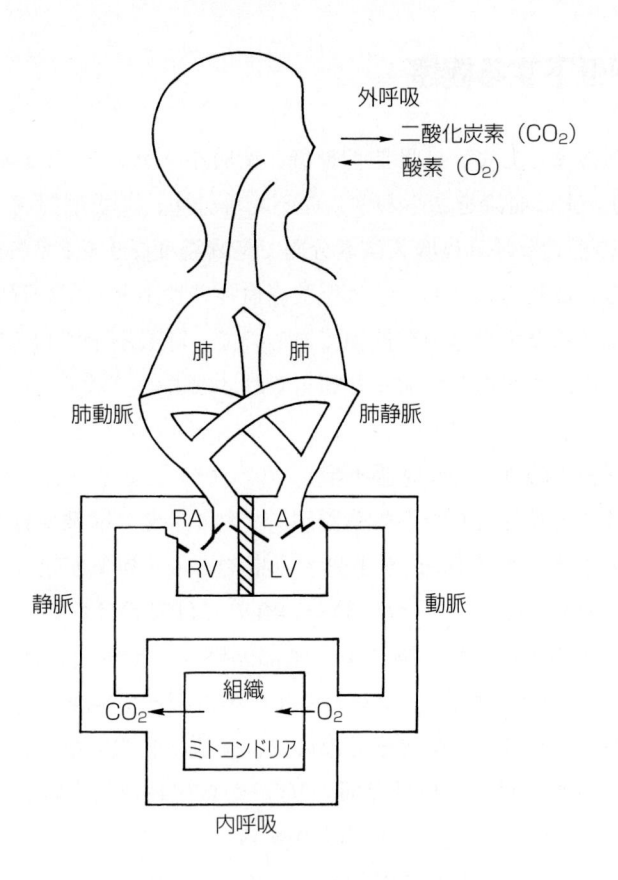

図1 内呼吸、外呼吸の模式図

呼吸は肺で酸素を取り込み二酸化炭素を排出する外呼吸と細胞のミトコンドリアでエネルギー代謝に酸素を利用し、ぶどう糖が水と二酸化炭素に分解される内呼吸からなっている。この間にはポンプとしての心臓と肺で受け取った酸素を運ぶ肺静脈、動脈、組織で生じた二酸化炭素を運ぶ静脈、肺動脈が介在する。図はこれらを模式化したもの。RA、RV、LA、LVはそれぞれ右房、右室、左房、左室。

表1 呼吸不全の分類

呼吸不全の型	代表的疾患	血液ガス所見
A 肺胞低換気型	鎮静薬の過剰投与、上気道閉塞、呼吸筋麻痺、中枢神経障害	Pa_{O_2}低下 Pa_{CO_2}上昇 $A-aD_{O_2}$正常
B 右左シャント型	肺水腫、無気肺、ARDS、肺炎、脂肪塞栓	Pa_{O_2}低下 Pa_{CO_2}正常−低下 $A-aD_{O_2}$拡大
C 換気血流比不均等型	慢性気管支炎、肺気腫、重症喘息	Pa_{O_2}低下 Pa_{CO_2}上昇 $A-aD_{O_2}$拡大

る)、呼吸不全の診断には、まずこのPa_{O_2}レベルに注目し、その機序を探る必要がある。以下に低酸素血症の主なメカニズムを説明する。

（３）Pa_{O_2}が低下する機序

　Pa_{O_2}が低下する機序として、①肺胞低換気、②右左シャント（$\dot{Q}s/\dot{Q}t$）の増加、③換気血流比（$\dot{V}_A/\dot{Q}$、$\dot{Q}$は血流をあらわす）の不均等分布、④拡散障害、⑤吸入酸素濃度（F_{IO_2}；この略語の正式な呼称は吸入酸素分画で酸素濃度を０〜１であらわしたもの）が低い場合等がある。これらのうち、④は低酸素血症の機序としての役割は少ないと考えられており、⑤は特殊な場合のみの問題であるので、呼吸不全で起こる低酸素血症の原因としては、①、②、③が重要であると覚えておけばよい。

a．肺胞低換気（表１のＡ、Ⅱ型呼吸不全）

　肺胞低換気とはあまり耳慣れない言葉だが、平たくいえば"換気が足りない"という事であり、換気の指標であるPa_{CO_2}が上昇する事である。換気が足りなくなるのには大きく分けて二つの機序がある。一つは肺そのものには異常はないが、呼吸中枢の異常（麻酔薬、麻薬、鎮静薬の影響、脳卒中、頭部外傷等）や気道の閉塞、呼吸筋の異常（ポリオその他の神経筋疾患、筋弛緩薬の投与）等によって換気全体が抑制されている場合と、いま一つは見かけの換気は十分なのに、実質、肺胞で酸素と二酸化炭素のガス交換に関わっている換気量〔分時換気量（$\dot{V}_E$）から死腔換気を除いたもので肺胞換気量（$\dot{V}_A$）と呼ぶ；註参照〕が足りない場合がある。

> 註：死腔についてはすでに前章で説明されているが、ここで復習しておくと、１回換気量（V_T）のうち正常でも約１/３は、咽頭、喉頭、気管、気管支等換気の通り道を行ったり来たりしており、ガス交換に全く関わっていない部分であり、これを解剖学的死腔（anatomical dead space、V_D）と呼んでいるのである（図２）。このほかに肺胞死腔（alveolar dead space）と呼ばれて、肺胞の中には換気はあるけれども血流が全くないか、わずかしかないため、その換気がほとんど無駄になっている部分がある（図３のＤ）。正常では肺胞死腔はわずかであり、V_Dと肺胞死腔の総和（生理学的死腔、physiological dead spaceと呼ぶ）はV_Dとほぼ同じと考えてよい。肺胞死腔が正常より少しぐらい増えても、ほかに大きな障害がなければ十分換気量を増やして代償出来るが、重症肺疾患では生理学的死腔が70〜80％位になる事もあり、１分間のガス交換に直接関わっている換気量（肺胞換気量と呼び、$\dot{V}_A$とあらわす。これに対して死腔も含めた１分間の換気量を分時換気量と呼び、$\dot{V}_E$とあらわす。・は毎分の意）が減少して二酸化炭素の蓄積が起きてくる。いま呼吸数をｆとすると、これらの関係は以下のようになる。
> 　　$\dot{V}_E = V_T \times f$、$\dot{V}_A = (V_T － V_D) \times f$

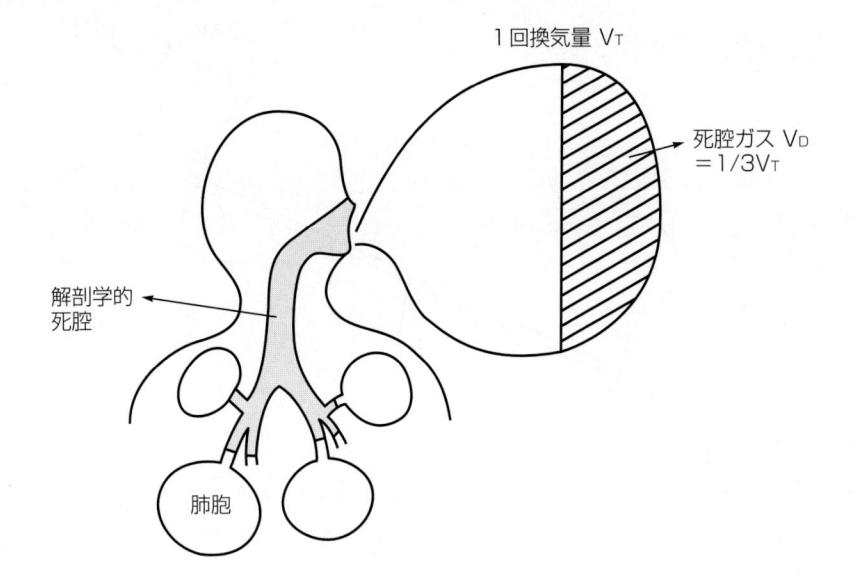

図2　解剖学的死腔の模式図
　肺胞に達するまでの気道（咽頭、喉頭、気管、気管支、細気管支）はガスが行ったり来たりするだけの導管であり、ガス交換に直接関与しないので解剖学的死腔（死腔をV_Dと書く）と呼ばれ、1回換気量（V_T）の約1/3を占める。

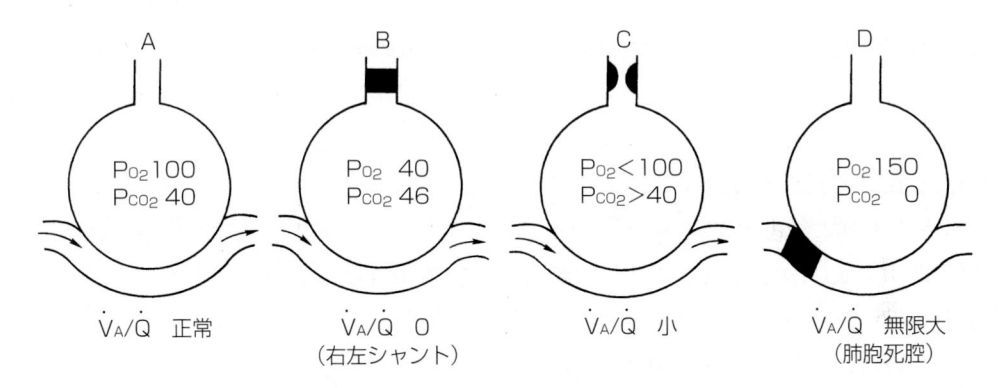

図3　換気血流比異常の典型例
　正常な肺胞では換気と肺胞を取り巻く毛細血管の血流の比（換気血流比、$\dot{V}_A/\dot{Q}$）が0.8程度でちょうどよいが（A）、病的状態では血流はあるが換気が全くない（B）、血流に比べて換気が少ない（C）、換気はあるが血流が全くない（D）肺胞が増えてきてガス交換が障害される。

　見かけの換気とは註で説明した$\dot{V}_E$の事で、肺胞低換気とは$\dot{V}_E$そのものが減少するか、$\dot{V}_E$が正常でも死腔が増えて、結果的に$\dot{V}_E$から死腔換気を除いた$\dot{V}_A$が減少した状態を指している。正常では$\dot{V}_A$は$\dot{V}_E$の約2/3位になる。ここで覚えておくと便利な式は

$$\dot{V}_A \times Pa_{CO_2} \fallingdotseq 一定$$

　この式はPa_{CO_2}が換気の指標（つまり、Pa_{CO_2}の正常値からの偏位は呼吸の異常をあらわす）である事を示し、$\dot{V}_A$とPa_{CO_2}は反比例の関係にある（図4）という事である。例えば、$\dot{V}_A$が半分になればPa_{CO_2}が2倍になるのは、この式をみれば容易に理解出来る。
　さて前置きが長くなったがここでいいたいのは、肺胞低換気によってPa_{CO_2}が上昇す

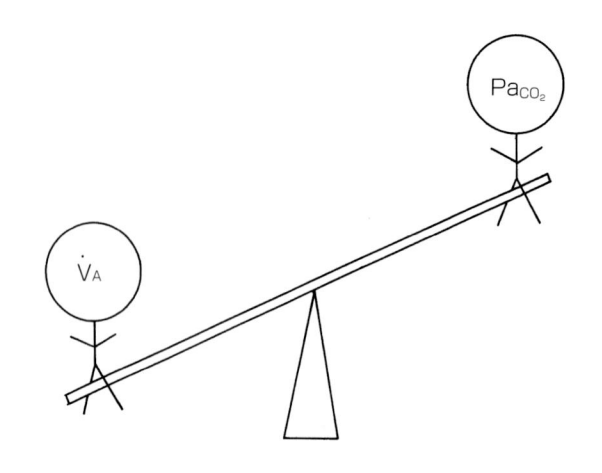

図4　$\dot{V}_A$ と Pa_{CO_2} の関係
動脈血二酸化炭素分圧（Pa_{CO_2}）と肺胞換気量（$\dot{V}_A$）は反比例する。

ると、<u>肺が正常で酸素化障害がなくても、Pa_{O_2} が減少してしまう</u>という事である。この関係は次の肺胞気方程式を覚えておくとわかりやすい。

$$P_{AO_2} = P_{IO_2} - Pa_{CO_2}/0.8$$

P_{AO_2} は肺胞気酸素分圧の事で、A は肺胞 Alveolus の頭文字を大文字であらわし、小文字 a であらわす動脈 artery と区別している。P_{IO_2} は吸入酸素分圧で、大気圧から体温での水の飽和蒸気圧（体温 37℃の値 47 mmHg を用いる）を引いた値に F_{IO_2}（吸入酸素分画）を掛けて得られる。

$$P_{IO_2} = （大気圧 - 47） \times F_{IO_2}$$

例えば、大気圧 760 mmHg で空気呼吸をしている場合は、

$$P_{IO_2} = （760 - 47） \times 0.21 ≒ 150 \text{ mmHg}$$

となり、Pa_{CO_2} が正常の 40 mmHg とすると、

$$P_{AO_2} = 150 - 40/0.8 = 100 \text{ mmHg}$$

となる。全身から帰ってきた静脈血が肺血管に流れ込んできて（混合静脈血と呼び、その酸素分圧を $P\bar{v}_{O_2}$ とあらわす。安静時の正常値は 40 mmHg 位、一方二酸化炭素分圧 $P\bar{v}_{CO_2}$ は 46 mmHg 位）、毛細血管で正常に換気されている理想的な肺胞と接すると、血液と肺胞気の間でガス交換が行われ、毛細管血液の二酸化炭素分圧（P_{CO_2}）は 46 mmHg から 40 mmHg まで低下し、酸素分圧（P_{O_2}）は 40 mmHg から 100 mmHg まで上昇する（図5）。毛細管血の P_{O_2} が 100 mmHg でもこれが集まって動脈血になる頃には 100 mmHg より少し低い値になる。この理由は後述する。しかし、もし肺胞換気量が低下して Pa_{CO_2} が著しく上昇すれば、肺胞気方程式から明らかなように P_{AO_2} は低下し、その結果 Pa_{O_2} も低下する事になる。前述のように、空気呼吸時の肺胞気方程式は $P_{AO_2} = 150 - Pa_{CO_2}/0.8$ であるから、Pa_{CO_2} が 80 mmHg まで上昇すると

$$P_{AO_2} = 150 - 100 = 50 \text{ mmHg}$$

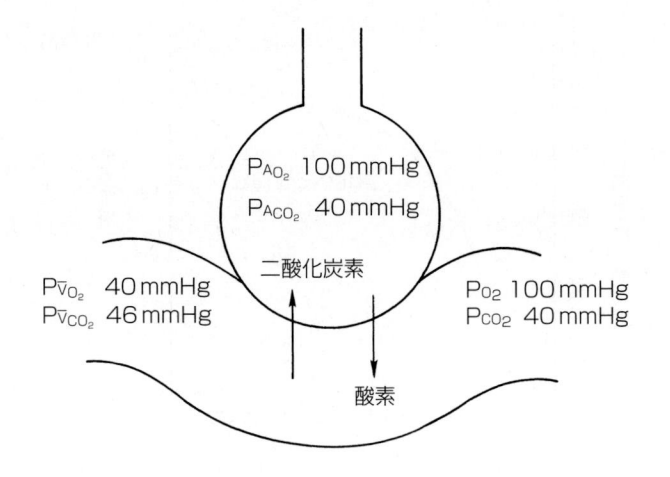

$P_{A_{O_2}}$ 100 mmHg
$P_{A_{CO_2}}$ 40 mmHg
二酸化炭素
$P_{\bar{v}_{O_2}}$ 40 mmHg
$P_{\bar{v}_{CO_2}}$ 46 mmHg
P_{O_2} 100 mmHg
P_{CO_2} 40 mmHg
酸素

図5 正常な肺胞でのガス交換と肺胞、血液のガスの分圧を示した。Aは肺胞 $\bar{V}$ は混合静脈血を示す。

まで低下する。Pa_{O_2}は肺が正常でもこれより少し低い値をとる。このように換気量が低下するだけで低酸素血症の原因となる。

b．右左シャント（$\dot{Q}s/\dot{Q}t$）の増加（表1のB、Ⅰ型呼吸不全）

　これは混合静脈血が全く肺胞気と接触しないで肺静脈側（体循環の動脈側といってもよい。正常では肺静脈本管のP_{O_2}は動脈血と同じである）へ流入する場合で、正常でも気管支、胸膜静脈あるいは冠静脈の一部が酸素化を受けないで、そのまま肺静脈へ流入（Thebesian vein）するほか、先天性チアノーゼ心疾患にみられる右左シャント、肺水腫、急性呼吸窮迫症候群（重症外傷後、敗血症等に伴い起こる肺の間質浮腫、英語名の略をとってARDSとも呼ばれる。後述）、無気肺、肺炎等の肺疾患（図3のB）で増加する右左シャント（後述のc．$\dot{V}_A/\dot{Q}$の不均等分布による混合静脈血の肺静脈側への流入と区別して肺内真性シャントと呼ぶ場合もある）等がある。$\dot{Q}s$はシャント血流をあらわし、$\dot{Q}t$は心拍出量を示す。したがって$\dot{Q}s/\dot{Q}t$は正確にはシャント率という事になる。

　右左シャントが増える肺疾患群の特徴は、シャント血流により動脈血の酸素化が著しく障害されても、自発呼吸させておくと、Pa_{CO_2}は低下しており（低酸素血症、間質浮腫等が呼吸中枢を刺激する事により、肺胞換気量が増加している）、二酸化炭素の排出は障害されていない事である。肺での血液の酸素化がうまくいかないのに二酸化炭素の排出が促進されているのは、おかしな話である。この理由は酸素と二酸化炭素の解離曲線の違いによる。解離曲線というのは、横軸にガスの分圧（P_{O_2}またはP_{CO_2}）を、縦軸にそのガスが血液に含まれている総量をとってその関係をグラフにしたものである。

　まず酸素の解離曲線をみてみよう（図6）。血液中の酸素はそのほとんどがヘモグロビン（Hb）と結合しており、溶けている酸素は極めてわずかであるので縦軸は酸素含

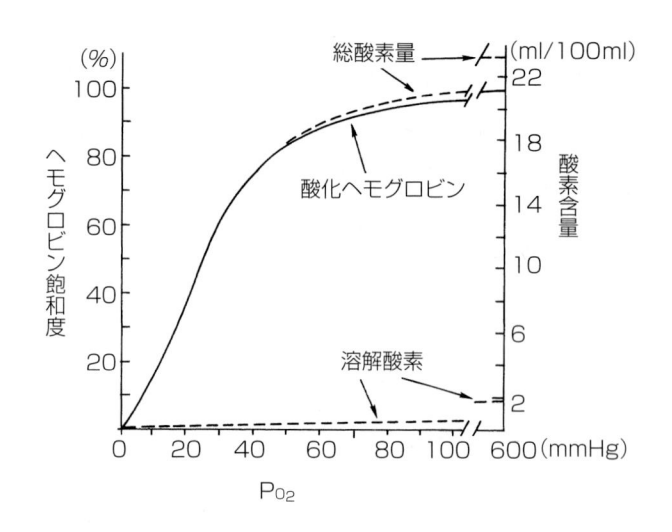

図6 ヘモグロビンの酸素解離曲線（pH 7.40、P_{CO_2} 40 mmHg、37℃）
P_{O_2}が60 mmHgを越えると曲線は平定化し、酸素含量はわずかしか増えない。

量（Hbと結合している酸素とわずかな溶解酸素の総和）の代わりにHbの酸素飽和度を目盛ってある。酸素解離曲線は図6に示すようにS型をしており、P_{O_2}が60 mmHg（酸素飽和度90％）位までは、P_{O_2}の上昇と共にHbの酸素飽和度は急速に増加するが、それを越えると頭打ちになり、P_{O_2} 100 mmHgでも約98％で、これ以上P_{O_2}が増加してもHbの酸素飽和度はわずかしか増えず、溶解酸素の増加も微々たるものである。これは肺の病変でシャント血流が増えた場合、正常な肺の部分で過換気や酸素投与によりいくらP_{O_2}を上げても、そこを流れる血液の酸素含量はわずかしか増えず、足りない酸素を補う力はあまりない事を示している。このシャント血流の増加によるPa_{O_2}の減少に対して酸素吸入の効果を示したのが図7である。$\dot{Q}s/\dot{Q}t$が30％にもなると、F_{IO_2}を100％に上げてもPa_{O_2}はわずかしか上昇しないのがわかる。

それでは二酸化炭素解離曲線についてはどうであろうか。血液中の二酸化炭素は、その80％以上が重炭酸イオン（血漿中ではナトリウムの塩、$Na^+HCO_3^-$、赤血球中ではカリウムの塩として存在）の形で、残りはHbと結合して（カルバミノヘモグロビン）、あるいは溶解二酸化炭素として存在している。この血液中の二酸化炭素の総和を縦軸に、P_{CO_2}を横軸にとってグラフにしたのが図8に示した二酸化炭素解離曲線である。図からわかるように二酸化炭素解離曲線は上に凸型をしており、P_{CO_2}が正常値の40 mmHg付近から減少すると共にその勾配は急峻になっている。つまり、二酸化炭素の場合は肺の正常部で過換気をして肺胞のP_{CO_2}を下げると、そこを流れる血液のP_{CO_2}も下がり、二酸化炭素は血液から肺胞へどんどん排出される事を意味する。したがって、二酸化炭素の場合は肺病変部で排出されない部分を正常部で代償出来るだけでなく、Pa_{CO_2}を正常以下に出来る余裕もあるのである。

以上の理由で、表1のBの呼吸不全（Ⅰ型呼吸不全）では低酸素血症と低二酸化炭素

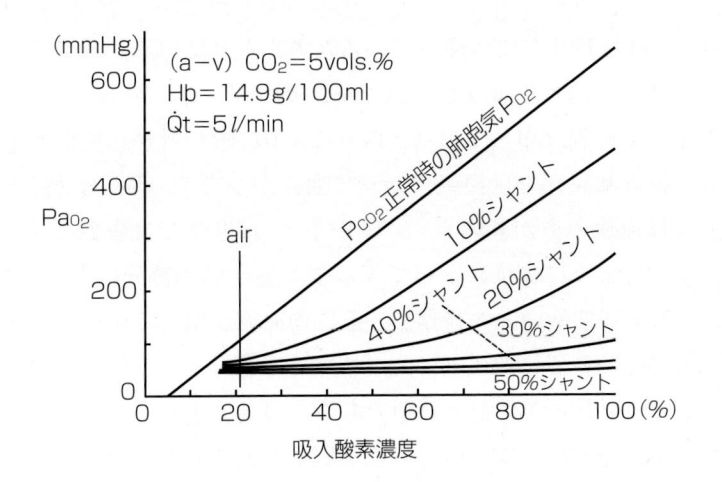

図7　右左シャントの大きさと酸素吸入効果
肺内真性シャント（$\dot{Q}s/\dot{Q}t : \dot{V}_A/\dot{Q} = 0$に相当）が増加した時の酸素吸入効果。$\dot{V}_A/\dot{Q}$ 不均等増大の場合に比べて、$\dot{Q}s/\dot{Q}t$ が大きくなると高濃度酸素を吸収させても Pa_{O_2} は改善しない。

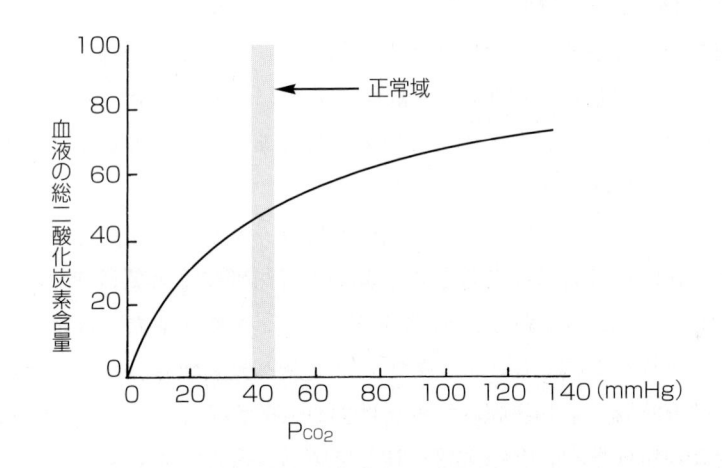

図8　二酸化炭素解離曲線
血液の二酸化炭素解離曲線 P_{CO_2} が正常以下に減少すると曲線の勾配は急峻となり、二酸化炭素含量も急速に減少し、肺での呼出が促進される。

血症が共存するのである。ただし、このタイプの呼吸不全でも肺の病変が進行し、末期になれば二酸化炭素蓄積も起こり得る。

c．$\dot{V}_A/\dot{Q}$ の不均等分布（表1のC、II型呼吸不全）

　1分間に肺を通り抜ける血液の量は、平均的成人の場合、安静時で約5 l 位である（これはすなわち心拍出量である）。一方、1分間の死腔を除いた換気量（前述の $\dot{V}_A$）は約 4 l である。これで換気と血流の比は4/5で0.8になる。換気と血流の比がこの位であると、肺胞と毛細血管の間の酸素と二酸化炭素のやり取りが、とてもうまくいくと考えられている。ところが肺は約3億の肺胞とそれを取り囲む毛細血管の単位からなっていて、

個々の肺胞の$\dot{V}_A/\dot{Q}$は皆少しずつ違っていると考えられている。一つ一つの肺胞と毛細血管血流の$\dot{V}_A/\dot{Q}$を計算する事は不可能だが、肺の$\dot{V}_A/\dot{Q}$の分布を調べる方法はあり、0.8～1を中心として正規分布しており、限りなく0に近い所から無限大までにわたっている。例えば立位の肺尖部では換気のわりに血流が少なく（$\dot{V}_A/\dot{Q}$が大）、肺低部の横隔膜に近い所では血流の方が多い（$\dot{V}_A/\dot{Q}$が小）。仰臥位では腹側で$\dot{V}_A/\dot{Q}$が大きく、背側で小さい。このように体位によって$\dot{V}_A/\dot{Q}$の値が肺の部分によって変化するのは、肺の血液が重力によって低い方へ移動し、そこの血流が増えるからである。肺動脈圧は体循環の動脈圧（いわゆる、血圧）に比べてずっと低く、収縮期圧も20 mmHg以下位しかないので重力の影響を受けやすいのである。勿論健康人では極端な$\dot{V}_A/\dot{Q}$をとる肺胞は少ないのだが、病的肺ではこのような肺胞が増えてくる。表1のCに示した、慢性気管支炎、肺気腫等のいわゆる、慢性閉塞性肺疾患（慢性気管支炎、肺気腫、chronic obstructive lung disease あるいは pulmonary disease の略をとってCOLD、COPD等と呼ばれている）でこの$\dot{V}_A/\dot{Q}$が正常から離れた値をとる肺胞が増えるが、この状態を$\dot{V}_A/\dot{Q}$の不均等分布と呼ぶのである。この$\dot{V}_A/\dot{Q}$が0の場合がb．で述べたシャントに相当し、無限大の場合が前述の死腔と同じ事になる。$\dot{V}_A/\dot{Q}$が極端に小さい肺胞が増えると（図3のC）その肺胞と接触する血液は部分的にしか酸素化されず、混合静脈血が肺静脈の方へ流れ込む事になり、Pa_{O_2}が低下してしまう。つまり、b．のシャントと同じような事が起こるわけである。

　読者はb．で述べたシャント（$\dot{V}_A/\dot{Q}$が0に相当）とc．の$\dot{V}_A/\dot{Q}$が小さい事による血液の酸素化障害は本質的には同じもので、あえて区別する必要はないのではないかと思われるかもしれない。しかし、病態生理学上この両者は大いに異なるのである。$\dot{V}_A/\dot{Q}$の不均等分布を来す疾患では、慢性気管支炎、肺気腫等、いわゆるCOPDで、特に前者は分泌物の貯留、粘膜浮腫、気管支けいれん等が重なり合い、気道の狭小化を来す事がその主な病態である。細い気道を通してガスが移動しなければならないため、気流が制限され、肺胞はガス貯留のため拡大しており、呼気終末の肺容量すなわち機能的残気量は増加している。Pa_{CO_2}は前述の理由で疾患の初期には、何とか代償出来て上昇しないが、病態の進行と共に肺胞換気量は減少して、二酸化炭素は蓄積傾向を示すと共に、$\dot{V}_A/\dot{Q}$が小さい肺胞が多いため、血液の酸素化障害が起こる。しかし、シャント血流の原因になっている肺胞でも、肺胞への道は細いが通じているので、$F_{I_{O_2}}$を上げてやれば、徐々に$P_{A_{O_2}}$は上昇し、Pa_{O_2}の上昇が期待出来る（図9）。

　これは大事な点で、$\dot{V}_A/\dot{Q}$不均等型の呼吸不全で高濃度の酸素を吸入させた場合、すぐにはPa_{O_2}は改善しないが、放置するとPa_{O_2}が大きく上昇し、低酸素血症による呼吸刺激がなくなって、かえって呼吸を抑制し、Pa_{CO_2}が上昇して、高二酸化炭素血症がさらに悪化して意識障害を起こす事があるので注意が必要である（CO_2ナルコーシス、後述）。

　一方、b．の右左シャントが増加する疾患では、終末細気管支の完全閉塞がその主な

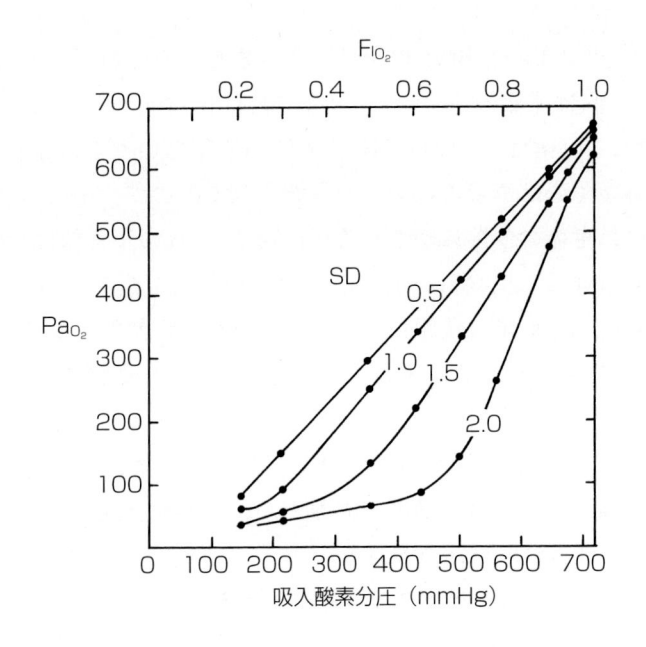

図9 $\dot{V}_A/\dot{Q}$ 不均等の増大と酸素吸入効果
$\dot{V}_A/\dot{Q}$ 不均等分布が増大した場合（図でSDの増加に相当する）の酸素吸入効果。不均等分布が大きくなっても吸入酸素濃度（F_{IO_2}）を上げれば Pa_{O_2} は上昇する。

(West JB, et al：Pulmonary gas exchange, Bioengineering Aspect of the Lung. Marcel Dekker, 1977 より引用)

病態で肺機能上、拘束型異常を示す。これにはARDS、心不全による肺水腫、無気肺、肺炎、肺線維症等が代表的疾患である。気道への道が閉塞しているので、これらの肺胞では酸素吸入は無効であり、すでに述べたように正常な肺胞でも酸素吸入によって血液の酸素含量はわずかしか増えないので、$\dot{Q}_S/\dot{Q}_t$ が大きくなると、酸素吸入による Pa_{O_2} 上昇は期待出来なくなる（図7）。解離曲線の形の違いで、二酸化炭素の排出が障害されにくい事もすでに説明した通りである。

（4）血液ガスの異常と酸塩基平衡

　呼吸不全で起こる血液ガスの異常には色々な酸塩基平衡の変化を伴う。酸塩基平衡の事はすでに第2章で説明があったので大体おわかり頂いていると思うがここで簡単に復習する。
　生体の酸塩基平衡調節はその酸度すなわち、水素イオン濃度（[H^+]）あるいはその逆数の対数、pHの調節の事である（pH = log1/［H^+］またはpH = － log［H^+］）。［H^+］の代わりにpH等という一見ややこしい表現をするのは、細胞の化学反応が［H^+］でなくpHに比例するためである。生体はこの［H^+］を極めて狭い範囲に保たないと生きていけないが、その値の小さといったら極端で、正常でも 4×10^{-8} モル/l

位（10^{-9} の単位、ナノモルを用い40ナノモル/l または40 nM/l と表現する、pHでは7.40）しかない。これは体液の他のイオンの1/10万〜1/100万程度にすぎない（ちなみにNaイオン濃度は140 mM/l だから［H^+］の350万倍という事になる）。pHは細胞の重要な機能である多くの酵素反応に大きな影響を与えるので、pHが正常値から少しでもはずれると生体は生命の危険に晒される事になる。pHの正常値は大体7.35〜7.45位（［H^+］で35〜45 nM/l）で、特にpHが7.20より低くなったり（つまり、［H^+］が63 nM/l より多くなる、酸血症の状態）、あるいは7.60より大きくなると（［H^+］が25 nM/l より少なくなる、アルカリ血症の状態）生体は重篤な影響を受けると考えられている。それでも［H^+］の変化分としては、それぞれ、たかだか23 nM/l あるいは15 nM/l でしかない。しかし、生体の調節力は驚異的で（正確には緩衝能と呼び、［H^+］を調節する能力）、余程大きな障害が生体に加わって、かつ持続しない限り、このpHが大きく正常値からずれる事はないのである。

生体が代謝の結果、作る酸には大きく分けて二種類あり、一つはぶどう糖が酸素の存在下で、完全に代謝されて生じる二酸化炭素（一部が水と結合して炭酸になる）であり、いま一つは嫌気的解糖で生じる乳酸や蛋白の分解で生じる硫酸、糖尿病性ケトアシドーシスで生じるケト酸等である。二酸化炭素はガスとして肺から呼吸によって排出されるが、後者は腎臓からの排出に頼らざるを得ないので不揮発性酸といわれる。

註：アシドーシスとは呼吸性または代謝性の障害によって酸の増加、あるいは塩基の喪失が起こっていく病的な過程をいう。アシドーシスは存在しても、その他病理的過程、代償、人為的修飾因子がはたらいてpHが必ずしも正常値7.4以下にならないこともある。pHが酸性側に傾いた状態そのものに対しては酸血症という表現が用いられる。アルカローシスはこれと逆の過程を呼び上記と同じ理由でpHは必ずしも7.4以上にならない場合もある。pH＞7.4の数値そのものに対してはアルカリ血症という言葉が用いられる。

（5）Pa_{CO_2} の変化と酸塩基平衡異常

血液ガスで測定しているのはpH、P_{CO_2}、P_{O_2} の三つだけで、代謝性の異常の指標である塩基過剰（base excess）等他の値はすべて計算値である。このうち酸塩基平衡を知るために重要な測定項目はpHとP_{CO_2} の二つだけである事を覚えておこう。

Pa_{CO_2} が呼吸性異常の指標である事はすでに述べたが、呼吸不全で二酸化炭素が蓄積するとPa_{CO_2} が上昇し、二酸化炭素の99％以上が重炭酸イオン（$Na^+HCO_3^-$、$K^+HCO_3^-$）として、あるいは溶解した状態でとどまるが、わずかの部分が水と反応して酸になり、H^+ を放出する。すなわち

$$H_2O + CO_2 = H_2CO_3 \rightleftarrows H^+ + HCO_3^-$$

しかしわずかといってもすでに述べたように［H^+］あるいはpHの変化の影響は大きい。例えばPa_{CO_2}が急性に正常の40 mmHgから25％上昇して50 mmHgになると（肺胞換気量は25％低下）、pHは0.08低下して7.32となり正常域からはみ出てしまう。ところが、重症のCOPDでみられる、長期にわたる高二酸化炭素血症では、同じPa_{CO_2}10 mmHgの上昇でもpHは1/4の0.02しか低下しない。この理由は生体の緩衝系（［H^+］を調節するシステム）の中でも最も重要なはたらきをする重炭酸緩衝系に関するHenderson-Hasselbalchの式を理解しておくとわかりやすい。

$$pH = 6.1 + \log [HCO_3^-] / 0.03 \times P_{CO_2}$$

この式では右端の対数の中の分子と分母の比が重要である。分子の［HCO_3^-］は血液を含む、細胞外液の重炭酸イオン濃度の事である。すでに述べたように血液中の二酸化炭素の80％以上がこの形で存在する。HCO_3^-は細胞外液ではNa^+とペアになっていて、代謝性の酸（乳酸、硫酸、ケト酸等の不揮発性の酸）に対して強力な緩衝作用を示すアルカリであり（後述）、そのレベルは細胞外液のP_{CO_2}を睨みながら腎臓が調節している。分母は細胞外液のP_{CO_2}（Pa_{CO_2}に等しい）に比例するが、実際は溶解二酸化炭素と炭酸（H_2CO_3）の総和で、前述のように炭酸の量は無視出来るほど少ない（ただし、生じるH^+はいかに少量でも無視出来ないが）ので溶解二酸化炭素と等しいと考えてよい。0.03はP_{CO_2}から溶解二酸化炭素を計算する係数である。すでに述べたようにPa_{CO_2}は換気によって調節されているので、上の式は次のように書き換える事が出来る。

$$pH = 6.1 + \log （腎臓/肺）$$

つまり生体はpHを狭い範囲に維持するために腎臓と肺を使って、右辺の比を一定に保とうとしているのである（図10）。

前述のPa_{CO_2}の急性と慢性の上昇によるpHの変化の違いの理由はここにある。肺胞低換気でPa_{CO_2}が上昇すると二酸化炭素の一部は溶解した状態で（分母の増加）、一部は赤血球内で炭酸脱水素酵素の助けを借りて炭酸に変わり、生じたH^+はHbに緩衝されて消えるのでHCO_3^-が残る事になる（分子の増加）。急性の場合は分母は25％も増えるのに分子は4％程度しか増えない。一方、慢性の場合は分母の25％に対して分子も20％近く増加する。このためにpHの低下が少ないのである。このHCO_3^-の増加は主として腎臓のはたらきにより、今まで捨てていた余分なHCO_3^-を再吸収するためである。しかしこの代償反応はゆっくりで、完成には数週間から月の単位を必要とする。

以上をまとめると、あくまでも大体の目安だが、Pa_{CO_2}10 mmHgの増加に対して、急性の場合は［HCO_3^-］が1 mM/lしか増加せず、pHは0.08減少するが、慢性の場合は［HCO_3^-］は4～5 mM/l増加し、pHの減少も0.02程度にとどまる。

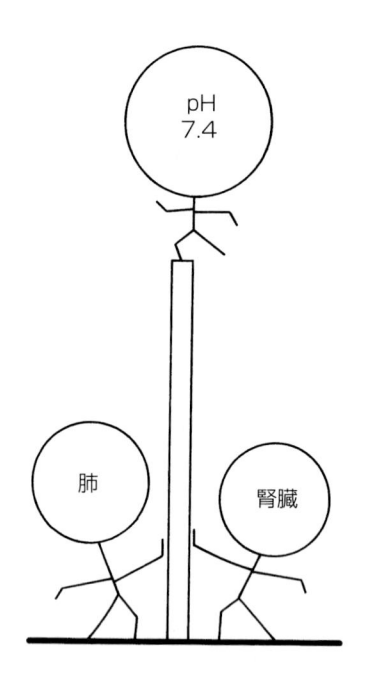

図10 pHの維持は肺と腎臓による
細胞が色々な化学反応を駆使して生きていくためには水素イオン濃度（[H^+]）あるいはpH（水素イオン濃度の逆数の対数）を極めて狭い範囲に維持しなければならない。H^+濃度は体内の他のイオンの1/10万〜1/100万位しかない。この調節には肺と腎臓が互いに助け合って大きな役割を果たす。

（6）呼吸不全と代謝性の異常

　呼吸不全で乳酸、ケト酸等前述の不揮発性酸が増える代謝性の異常が起きている事は稀ではない。中でも呼吸不全に伴う低酸素血症、その他よく合併する心不全、ショック、局所性の虚血等では、組織の酸素が足りなくなり、嫌気性解糖（酸素を使わないぶどう糖の分解）を促進する結果、いわゆる乳酸性アシドーシス（アシドーシス、アルカローシスの詳しい意味は44頁註参照）を来す事が多い。呼吸性の異常はPa_{CO_2}の正常値からの偏位ですぐわかるが、代謝性の異常はそれほど簡単ではない。代謝性の異常は血液中の緩衝塩基（buffer base）の正常値からの偏位（塩基過剰、base excessと呼ぶ）と定義されている。緩衝塩基とは、H^+と結合してpHの低下を防ぐ、HCO_3^-（重炭酸緩衝系）、その他非重炭酸緩衝系塩基（主としてHb）の総和の事で、正常値は48 mM/lである。base excessは理論的に計算で求めている。負の場合は代謝性アシドーシス、正の場合はアルカローシスと呼ぶが、例外として上述の慢性高二酸化炭素血症で腎臓の代償により二次的にHCO_3^-が増えてbase excessが正になる場合がある。base excessの正常値は±3 mM/l位で、これから大きく離れると代謝性の異常を考える。

（7）呼吸不全の徴候

　呼吸不全の徴候は重篤であれば見逃す事はないが、特異的なものばかりではなく他の疾患でもみられるものも多い。大事な事は迅速な診断と治療であるから、少しでも疑いがあれば血液ガス、胸部X線写真等必要な検査を直ちに行うべきである。

a．呼吸性の徴候

　ARDS、肺水腫等表1の拘束型（B）の呼吸不全（低酸素血症、低二酸化炭素血症型）では、浅くて早い呼吸がよくみられる。低酸素血症が著しくなったり、慢性呼吸不全の急性増悪で高二酸化炭素血症が進行すると補助呼吸筋（頸部の筋肉群）を使ったあえぎ呼吸、鼻翼呼吸等がみられる。また表1のA型の呼吸不全では呼吸数の減少、上気道閉塞の徴候（奇異呼吸）等がみられる。表1のCの閉塞型のⅡ型呼吸不全（低酸素血症、高二酸化炭素血症型）では、肺の含気量が増えすぎて横隔膜が丸みを失って平らになり、吸気時に収縮しても下部胸郭、腹部の拡張が起こらない、あるいは逆に腹部がへこんでしまう（図11）現象がみられる。

　患者の自覚的呼吸困難感も参考とする。呼吸数が30回/min以上もあり、会話が十分出来ない状態であればかなり重症である。チアノーゼも大事な徴候だが、チアノーゼ所見から低酸素血症の程度を判断するのは限界があり、血液ガスを直ちに測定すべきである。

　最近ではどこでもパルスオキシメータが使えるようになり動脈血の酸素飽和度をすぐ

"normal"　　　"asynchronous breathing"

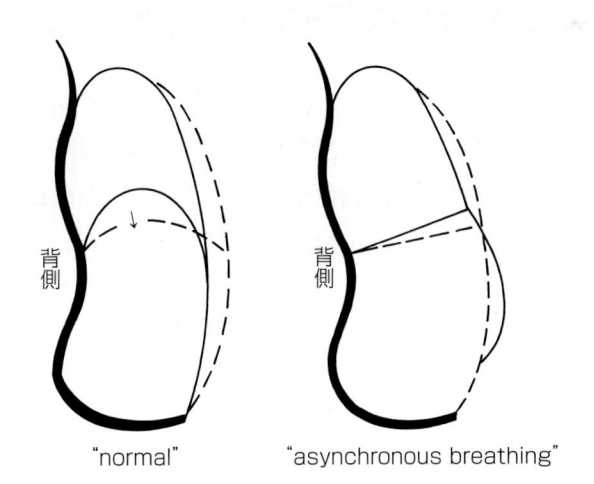

図11　重症COPDでみられる呼吸パターンの異常
　　COPDで横隔膜のドーム形状が失われると吸気時の収縮はほとんどみられなくなり吸気時に腹部が陥没するようなasynchronous breathingを示すようになる（破線は吸気時、実線は呼気時を示す）。

(Bone RC：Treatment of respiratory failure due to advanced chroniclung disease. Arch Intern Med 140：1018, 1980より引用)

知る事が出来るのでこれも参考にすべきである。

b．循環系の徴候

低酸素血症は交感神経を刺激し、頻脈、不整脈、血圧上昇等がみられる。高二酸化炭素血症も Pa_{CO_2} の上昇が著しく、急激に起こった場合は同様の反応がみられる。肺高血圧のため右心不全がひどくなると（cor pulmonale、肺性心）、頸静脈の怒張や、肝臓の肥大等がみられ、心電図上Ⅱ、Ⅲ誘導に尖った、高いP波（肺性P）が現れる。肺栓塞では急激で激しい右心不全のため重篤なショックに陥る事もある。

c．中枢神経系の徴候

低酸素血症が軽度の場合は集中力の低下、無気力、周囲への無関心等が現れ、Pa_{O_2} の低下が著しくなると不穏、興奮、さらにひどくなると昏睡状態に陥る。高二酸化炭素血症では Pa_{CO_2} の上昇がかなり高度にならないと意識障害は出にくい。空気呼吸時は低酸素血症がブレーキになり（前述の肺胞気方程式参照）、Pa_{CO_2} の上昇には限界があり、主に低酸素血症の症状を示し、高二酸化炭素血症による意識障害は酸素吸入後に出現するのが普通である（CO_2 ナルコーシス）。高二酸化炭素血症による意識障害は脳のpHで決まるので、慢性高二酸化炭素血症患者のようにすでに HCO_3^- が増加してpHの低下が少ない場合は、新たに二酸化炭素の急な増加が加わらない限り、Pa_{CO_2} が高いわりには意識障害はかえって出にくい事になる。

（8）呼吸不全の診断：状態の把握と治療方針の決定

多くの場合、患者の訴え、前述の種々の徴候を含めた理学所見、詳しい病歴から、呼吸不全の診断はつくものである。しかし患者の状態を正確に判断し、治療方針を決定するためには血液ガス、胸部X線写真、白血球数、喀痰検査等の検査による情報が必要になってくる。中でも呼吸不全の鑑別診断と重篤度の判定には血液ガス検査は必須となる。

血液ガスのデータの中でまず注目しなければならないのは生命に最も重要な Pa_{O_2} で、これが60 mmHg（Hbの酸素飽和度にして90％位）より低い場合は酸素吸入あるいは人工呼吸によって、Pa_{O_2} を少なくともこれ以上に上げる事を考えねばならない。最近では酸素飽和度はパルスオキシメータで簡単に測れるようになったので、少しでも低酸素血症の疑いがある時はまず酸素飽和度を直ちに測定すべきである。この Pa_{O_2} 低下の機序として、二酸化炭素蓄積を伴うⅡ型呼吸不全か（表1のAまたはC）、二酸化炭素レベルが正常か低二酸化炭素血症を示す型か（表1のB）を見極め、二酸化炭素蓄積型では慢性型か急性型かを鑑別する必要がある（勿論このへんの情報は病歴からかなり得られるはずだが）。

肺胞低換気によって Pa_{CO_2} が上昇している場合、これが急性に起こってきたものか

（中枢神経疾患、薬物中毒、上気道閉塞等）あるいは慢性肺疾患（COPD、肺気腫等）の急性増悪として起こってきたものかは、すでに説明したようにpHの変化の程度である程度推測出来る。急性にPa_{CO_2}が10 mmHg増加するとpHは0.08減少し、慢性の場合は0.02しか減少せず、base excessが＋6〜＋7 mEq/l程度増加する（base excessは本来代謝性の指標だがこの場合のみ例外である事は前述した）。したがってすでに慢性にPa_{CO_2}が上昇していて、そこへ急性の増加が加わった場合のpHの変化はこの中間にくる事になる。

a．肺の酸素化能の障害と肺胞気動脈血酸素分圧較差（A–aD_{O_2}）

Pa_{CO_2}の上昇が慢性型か急性型かを鑑別するいま一つの方法は、低酸素血症が肺実質の病変がないのに、肺胞低換気によるPa_{CO_2}の上昇だけで起こったのか、表1のB、C等の呼吸不全による肺実質の病変による酸素化障害も加わっているかを知る事である。これには$P_{A_{O_2}}$とPa_{O_2}の差、A–aD_{O_2}（Aは肺胞気、aは動脈血、Dは差、differenceの略）を計算する事ですぐに得られる。A–aD_{O_2}は肺の血液酸素化能の重要な指標であり、臨床上よく用いられるので覚えておこう。計算には前述の肺胞気方程式を用いればよい。例えばある患者の空気呼吸時のPa_{CO_2}が80 mmHgで、Pa_{O_2}が48 mmHgを示していたとする。肺胞気方程式で$P_{A_{O_2}}$を計算すると

$$P_{A_{O_2}} = 150 － 80/0.8 = 50\,\mathrm{mmHg}$$

となる。

$$\text{A–a}D_{O_2} = 50 － 48 = 2\,\mathrm{mmHg}$$

でわずかあり、Pa_{O_2}が低いのは低換気による二酸化炭素蓄積のせいで肺の酸素化能が悪いわけではないという事になる。

b．A–aD_{O_2}のまとめ

A–aD_{O_2}は前述のように肺の血液酸素化能の指標である。これが拡大する原因はすでに述べた低酸素血症の機序の中で$\dot{Q}s/\dot{Q}t$や$\dot{V}_A/\dot{Q}$不均等の増加する疾患群であり（表1のB、C）、鎮静薬の過剰投与や上気道閉塞等急性の低換気そのものでは、たとえPa_{O_2}が低くてもA–aD_{O_2}は拡大していないのが普通である（図12）。

ただし、A–aD_{O_2}は吸入酸素濃度すなわち$F_{I_{O_2}}$によって変化する性質があり、計算し比較する時は$F_{I_{O_2}}$を等しくしておく必要がある。例えば健康人でも空気呼吸時はA–aD_{O_2}は5 mmHg程度だが100％酸素を吸入するとこの10倍以上に広がってしまう。通常は空気呼吸時あるいは100％酸素吸入時で正常値と比較したり、病状の悪化や治療に対する反応を知るために用いる事が多い。重症のARDSでは100％酸素吸入時にはA–aD_{O_2}が600 mmHg以上広がる事も珍しくない。どうしても$F_{I_{O_2}}$が等しい時のデータがない場合は比較的ならした値が得られるPa_{O_2}と$F_{I_{O_2}}$の比として（$Pa_{O_2}/F_{I_{O_2}}$；P-F ratioと呼ぶ）比べる事もある。

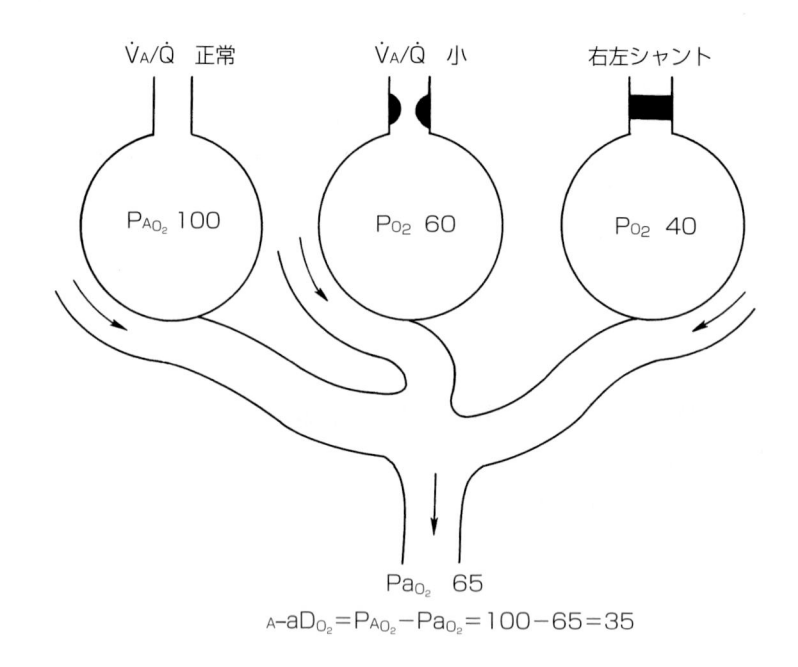

図12 肺胞気動脈血酸素分圧較差（A-aD$_{O_2}$）
正常の肺胞ガスのP$_{O_2}$（P$_{AO_2}$）と動脈血酸素分圧（Pa$_{O_2}$）の差で図に示すように病的状態で$\dot{V}_A/\dot{Q}$の小さい肺胞や右左シャントが増えると拡大する。つまりA-aD$_{O_2}$は肺の血液酸素化能の指標である。

　呼吸不全がそれまで肺に異常のない患者に急に起こってきたものか（ARDS、無気肺、肺炎、肺水腫等）、あるいは基礎に慢性疾患がないかどうかの判定も大事である。大手術の後や重症外傷後にはARDS、無気肺等低酸素血症を主体とした表1のB型の呼吸不全が起こりやすい。術後の患者や長期臥床患者等が突然の胸痛と呼吸困難を訴えた場合は肺栓塞を疑う（鑑別診断として心筋梗塞も頭に入れておく必要もあるが）。COPDや肺線維症等の病歴が明確であれば呼吸不全の病態の判定に役立つ。その他重症心不全、神経・骨格筋疾患、糖尿病等も呼吸不全を引き起こす重要な因子であり、これらの慢性疾患が基礎にある時は、患者はすでに複数の臓器機能の低下（肺、心臓、肝臓、腎臓、中枢神経機能の低下、播種性血管内凝固：DIC等）を起こしている可能性が強く、呼吸不全も重篤である事が多い。

　酸素吸入に対する反応の程度で低酸素血症の病態をある程度推測する事が出来る。前述したように、COPDのように$\dot{V}_A/\dot{Q}$不均等が低酸素血症の主な原因である場合は、ゆっくりではあるが酸素吸入に反応しやすく、ARDSのように$\dot{Q}_s/\dot{Q}_t$の増加が主な場合は酸素吸入に抵抗を示す傾向がある（図6、8）。また酸素吸入に対するPa$_{O_2}$の上昇は病態の重篤度にも依存する。患者の低酸素血症が著しく（空気呼吸下でPa$_{O_2}$＜50 mmHg）また高濃度酸素（F$_{IO_2}$＞0.45）にも反応しなければ直ちに人工呼吸を含む集中治療が必要なのは明らかである。

（9）代表的な呼吸不全

前述の低酸素血症の原因のうち36頁のa．の純粋の肺胞低換気によるものは表1をみれば明確なので他の二つの機序による呼吸不全の代表例を示す。

a．右左シャント $\dot{Q}s/\dot{Q}t$ 増加型（Ⅰ型）
1）術後肺合併症

術後肺合併症といっても術後のみに特異な呼吸不全があるわけではないが、その頻度が高く、読者がその呼吸管理に関わる可能性が多い事や、いくつかの特有な病態生理が背景にある事から最初に取り上げた。

術後肺合併症の中でも特に頻度が多いのは無気肺と肺炎である。肥満患者や高齢者では術後肺合併症の頻度は4倍になり、術前に肺活量、$FEV_{1.0}$等スパイロメトリ上異常を示す患者では23倍にもなるといわれている。特に開胸、開腹手術のように横隔膜近接部位の手術では、これらの肺合併症の頻度が非常に高い。例えば上腹部手術後の肺合併症は、手術対象疾患以外は健康といえる患者でも、軽いものも入れると15〜20％に上る。

この背景には図13に示すように、上腹部手術後に肺活量が術前の40％以下に、機能的残気量は70％以下に減少する状態がある。肺活量が減るという事は肺を十分ふくらまして、咳で気道の分泌物を効率的に排出出来ない事を意味する。機能的残気量は血液の酸素化に大変大事な肺容量であり、これが30％も減ったという事は酸素化が障害されるだけでなく、肺が虚脱しやすくなっており、分泌物の貯留で気道が閉塞して無気肺が簡単に起こる状態である。肺容量が低下する理由は上腹部手術後には横隔膜機能が著しく低下したり、腸の動きが悪くなり、腹部が膨満する、痛みで呼吸が抑制される等複数の機序が関係している事がわかっている。

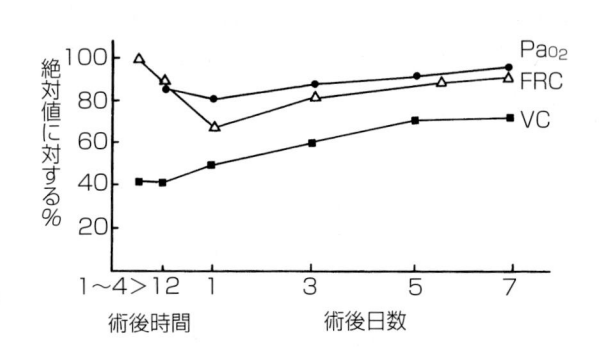

図13 上腹部手術後の肺活量（VC）、FRC、Pa_{O_2}（$F_{I_{O_2}}$ 0.21）の減少を術前値に対する％であらわしたもの

（Craig DB：Postoperative recovery of respiratory function. Anesth Analg 60：46〜52, 1981 より引用）

表2 ARDSの誘因となる生体侵襲

1. ショック：敗血症、出血性、心原性、アナフィラキシー
2. 外傷：肺挫傷、多発外傷、脂肪栓塞
3. 凝固、線溶系異常：DIC、人工心肺後、大量輸血
4. 広範熱傷
5. 誤嚥性肺炎：pH 2.5以下の胃液、海水、淡水
6. 感染：ウイルス性肺炎、細菌性肺炎（手術後肺炎）
7. 有毒ガス吸入：煙、窒素酸化物、フォスゲン
8. 急性膵炎
9. パラコート中毒
10. 放射線肺炎
11. 麻薬、覚醒剤中毒

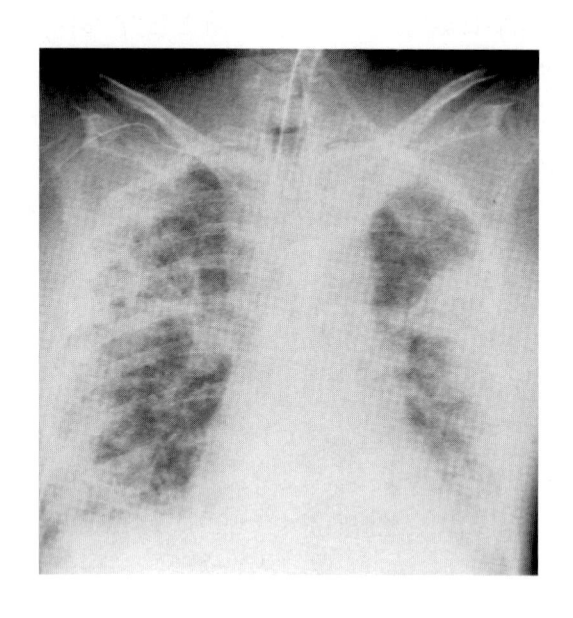

図14 ARDSのX線像
全肺野にびまん性の浸潤像がみられる。

2）ARDS

　ARDSという名で知られるようになったこの重症の呼吸不全は表2に示すような色々な生体侵襲を背景に起こる症候群で、原因は異なっても最終的な病像は類似していて区別出来ない。いい換えればARDSは色々な生体侵襲に共通した後遺症のようなものである。発症は生体侵襲が起こってから早いものでは数時間より、通常は1～2日位で起こってくる。X線上は非特異的な、びまん性の肺水腫像を呈するが（図14）、Pa_{O_2}の低下がX線所見に先行する事も少なくない。

　ARDS発症の病態生理は、生体侵襲を引き金に白血球が刺激を受け、肺毛細管内で凝集、内皮細胞に付着し、さまざまのメカニズムを通して（活性酸素の放出、アラキドン酸代謝産物の増加、蛋白融解酵素の分泌、血小板と凝固線溶系の賦活等）肺実質の障害

を起こしていく過程である。この結果、肺毛細血管透過性が増し、肺の間質や肺胞に滲出液、細胞が貯留し、また肺動脈の収縮、多発性の栓塞による肺動脈圧の上昇が起こり、肺胞の虚脱による$\dot{Q}s/\dot{Q}t$の増加とPa_{O_2}の低下、肺栓塞による死腔の増加が起きてくる。すでに述べた理由で病態が余程進行しない限りPa_{CO_2}は上昇しない。左心不全による心原性肺水腫との違いは、左心不全の時みられる左室拡張期終末圧あるいはそれを反映する肺動脈楔入圧の増加は軽度で18 mmHgを越える事は少ない。肺コンプライアンス（肺の柔らかさ）は著しく低下するので、患者は浅く早い呼吸で換気量を増やそうとし、Pa_{CO_2}は低下するが肺の酸素化能は障害され、100％酸素吸入時の$A-aD_{O_2}$は600 mmHgを越える事も珍しくない。このようにARDSはさまざまな原因疾患を背景に最終的に驚くほど類似した病態を示す一種の症候群である。したがってその診断基準もやや漠然としているが、以下の通りである。

①急性発症：数日以内の経過で発症する
②低酸素血症：$Pa_{O_2}/F_{I_{O_2}} \leq 200$ mmHg（$P/F \leq 300$ mmHgの場合はacute lung injuryと呼ぶ）
③胸部X線所見：正面像にて両側性浸潤陰影
④左心不全所見がない事：肺動脈楔入圧≤ 18 mmHgまたは左房圧上昇の臨床所見がない事

b. $\dot{V}_A/\dot{Q}$ 不均等増加型（Ⅱ型）

COPD、喘息、著しい胸椎後側弯症等がこれに相当する。ここでは慢性気管支炎について簡単に触れる。

1）慢性気管支炎

診断基準としては2年以上にわたり咳、痰が持続し、少なくとも3ヵ月は毎日症状が続く状態とされているがここでは病態生理について述べる。この疾患の特徴は慢性の炎症により、気道粘膜の浮腫、気管支けいれん、気道分泌物の増加等が起こり小気道の狭小化を来す事が主な病態である。時間肺活量は気道狭窄のため低下しており、例えば1秒率（$FEV_{1.0}$を努力肺活量で除したもの）は70％以下である。気道が狭いため$\dot{V}_A/\dot{Q}$の小さい肺胞が増え、静脈血が一部酸素化されないで動脈側へ流れ込む（静脈血混合と呼ぶ）ため、$A-aD_{O_2}$が拡大し、低酸素血症が生じる。しかし既述のように、右左シャント型の呼吸不全と異なり、細くとも気道は通じているので、酸素吸入に、ゆっくりではあるが反応する（図8）。初期には二酸化炭素の蓄積は起きないが1秒率の低下が著しくなると（30％以下）Pa_{CO_2}の上昇の可能性が出てくる。しかし二酸化炭素蓄積は予想しにくく、検査上、同程度の病態を示す患者でも、二酸化炭素が蓄積するものとしないものがあり、この理由はよくわかっていない。Pa_{CO_2}の上昇は徐々に起こるので、腎臓による代償がはたらき、重炭酸イオンも上昇し、pHの低下は少ない事もすでに説明した。しかし、風邪、疲労、他の全身疾患の合併等により病態は悪化しやすく呼吸不全を起こ

しやすい。病態が進行すると著しい低酸素血症、高二酸化炭素血症による肺血管の収縮、肥厚、肺構築の破壊等により肺動脈圧が上昇し（肺高血圧症）、右心不全を起こし（cor pulmonale）、死に至る。

参考文献

1）3学会合同呼吸療法士委員会編：呼吸療法テキスト．克誠堂出版，1992
2）West JB, et al：Pulmonary gas exchange. Bioengineering Aspect of the Lung. Marcel Dekker, 1977
3）Bone RC：Treatment of respiratory failure due to advanced chronic lung disease. Arch Intern Med 140：1018～1021, 1980
4）Craig DB：Postoperative recovery of respiratory function. Anesth Analg 60：46～52, 1981

4 呼吸療法

4-1 薬物療法

　呼吸器疾患の薬物療法には種々の薬剤が使用されるが、呼吸療法における薬物療法という観点から考えると、肺の最も基本的な機能と考えられるガス交換機能を障害している病態に対する治療薬が最も重要な薬剤としてあげられる。気道系疾患における気道収縮、気道分泌の増加、肺胞系の疾患における肺胞膜の肥厚、肺胞構造の破壊、肺胞領域への滲出機転等の病的変化は、単独または複数が同時に発生し、結果的にガス交換障害を起こしている。呼吸療法において用いられる気管支拡張薬、去痰薬、鎮咳薬、抗菌薬、ステロイド薬等の薬剤は、これらの病的変化を改善させる事により、最終的にはガス交換障害をも改善させる効果が期待出来る。
　本稿では、薬剤ごとに作用機序、代表的な対象疾患、投与法、注意点等について解説する。

（1）気管支拡張薬

　気管支拡張薬としてはキサンチン誘導体、β 刺激薬、抗コリン薬が代表的である。これらの薬剤は収縮した気道平滑筋のトーヌスを正常化する事によって気管支拡張効果を示す。

a．キサンチン誘導体

　キサンチン誘導体は、メチルキサンチンを基本構造とし、テオフィリン、アミノフィリンが代表的な薬剤として使用されている。テオフィリンの作用機序は、従来よりphosphodiesterase（PDE）を非選択的に阻害し、細胞内の cyclic AMP および cyclic GMP 濃度を上昇させる事によって気管支平滑筋拡張作用を示すとされていたが、PDE阻害作用は治療域の濃度では弱い事、テオフィリンよりもPDE阻害作用の強いジピリダモールやパパベリンに気管支拡張作用がない事等より、PDE阻害作用のみでは気管支拡張作用の機序が説明出来ないと考えられている。気管支平滑筋拡張作用には、アデノシン受容体への拮抗作用、肥満細胞からのケミカルメディエータの遊離抑制作用や、細胞内へのCaイオン流入抑制作用も関連するとされているが、はっきりとした機序は不明である。テオフィリンにはこれ以外に、抗炎症作用、呼吸筋収縮増強作用、強心作

用、利尿作用、中枢興奮作用等がある。テオフィリン製剤は、気管支喘息、慢性閉塞性肺疾患（COPD）（特に気道可逆性を有する症例）で用いられる事が多いが、喘鳴を伴う急性気管支炎や、気道分泌の多い病態において排痰促進の補助として投与される場合もある。

1）投与法

経口投与では徐放性テオフィリン製剤が用いられることが多い。通常は1日1回または2回の投与が行われ、投与量としては内服では通常、400～600 mg/日である事が多い。徐放性テオフィリン製剤により24時間血中濃度をほぼ一定に維持する投与法（round the clock療法：RTC療法）が推奨されてきたが、喘息患者の気道狭窄には日内変動があり、最近では夜間や早朝等気道狭窄が強い時間帯に血中濃度を高める投与法（時間療法、chronotherapy）も推奨されている。喘息発作等において静脈に投与する場合には、アミノフィリン250 mgを200～500 mlの輸液と共に1～2時間程度かけて点滴静注する事が多いが、日常的にテオフィリン製剤を内服している患者に対する点滴投与では、半量を用いた方が安全である。喘息発作時のアミノフィリンの使用については、効果が少ないという報告もあり、テオフィリン製剤の常用者の場合は必ずしも投与する必要はないとも考えられる。

2）投与時の注意点

テオフィリン製剤は薬効域と中毒域が近いため、定期的に血中濃度を測定しながら投与すべきである。至適濃度は10～20 μg/mlであるが、実際には10 μg/ml以下でも気管支拡張作用が認められるので、5～15 μg/ml程度で使用した方が安全である。特に、高齢のCOPD患者では常用量でも容易に中毒域に達してしまう事があるので、内服投与で200 mg/日程度の少量から開始すべきである。20 μg/mlを越える濃度では、悪心、嘔吐、腹痛、下痢等の消化器症状、頻脈、不整脈等の循環器症状、頭痛、不眠、不安、振戦、興奮等の精神神経系症状が出現する。高度の場合にはけいれんや意識障害、横紋筋融解症を認める事もある。これらの症状が出現した場合には速やかに投与を中止し、血中濃度を測定しなければならない。

テオフィリン製剤は他の薬剤との相互作用により血中濃度が変化しやすい事にも注意が必要である[1]。表1にテオフィリン血中濃度に影響を与える薬剤を示した。血中濃度を上昇させる薬剤を併用する場合には、テオフィリン製剤を減量するか血中濃度のモニターが必要である。頭痛、悪心、不眠等が出現した場合には血中濃度が中毒域に達している可能性があるので、直ちに中止してテオフィリンの血中濃度を測定する。逆に、テオフィリン血中濃度を低下させる薬剤と併用する場合は、有効血中濃度を維持するためにはテオフィリン製剤の増量が必要となる場合がある。しかし、この場合も血中濃度の過度の上昇に対して十分な注意が必要である。

表1 テオフィリン血中濃度に影響を及ぼす薬剤

薬　剤	血中濃度上昇	血中濃度低下
抗菌薬	エリスロマイシン（エリスロシン®） クラリスロマイシン（クラリシッド®） ロキシスロマイシン（ルリッド®） エノキサシン（フルマーク®） シプロフロキサシン（シプロキサン®） トスフロキサシン（オゼックス®） フルコナゾール（ジフルカン®）	リファンピシン（リファジン®）
β刺激薬		イソプロテレノール（プロタノール®） テルブタリン（ブリカニール®）
β遮断薬	プロプラノロール（インデラル®）	
H_2ブロッカー	シメチジン（タガメット®）	
尿酸生成阻害薬	アロプリノール（ザイロリック®）	
抗けいれん薬		フェノバルビタール（フェノバール®） セコバルビタール（アイオナールナトリウム®） ペントバルビタール（ラボナ®） フェニトイン（アレビアチン®） カルバマゼピン（テグレトール®）
ワクチン製剤	インフルエンザワクチン、BCG	
その他	チクロピジン（パナルジン®） メキシレチン（メキシチール®） インターフェロンα（スミフェロン®） インターフェロンβ（フェロン®） ベラパミル（ワソラン®） アミオダロン（アンカロン®） シクロスポリン（サンディミュン®） ハロセン（フローセン®） ジルチアゼム（ヘルベッサー®） アシクロビル（ゾビラックス®） 塩酸バラシクロビル（バルトレックス®） ザフィルルカスト（アコレート®）	ランソプラゾール（タケプロン®） リトナビル（ノービア®）

（青島正大：キサンチン誘導体．内科医が使う薬の副作用・相互作用．medicina 39 (11)：161〜163, 2002 より引用，一部改変）

b. β刺激薬

　β刺激薬には心臓に対する陽性変力作用と心拍増加作用を有する$β_1$刺激薬、気管支拡張作用を有する$β_2$刺激薬、および、$β_1$と$β_2$の両方の受容体を刺激する非選択的β刺激薬等がある。呼吸器科領域では、心臓への刺激作用を軽減した選択的$β_2$刺激薬を主として用いる。$β_2$受容体が刺激されると細胞内のadenyl cyclaseが活性化されてATPからcyclic AMPへの変換が起こり、細胞内のcyclic AMPが増加する事によって気管支平滑筋拡張作用が発現される。非選択的β刺激薬のアドレナリンも喘息重積発作において救急薬剤として用いられるが、α作用や$β_1$作用による血圧上昇や頻脈等の副

作用には十分な注意が必要である。

1) 投与法

吸入と内服の両方の製剤が主体であるが、最近では、貼付薬による経皮投与も可能となった。内服のβ_2刺激薬は、長時間作用型のものが用いられ、塩酸プロカテロール（メプチン®）、塩酸ツロブテロール（ベラチン®、ホクナリン®）、塩酸クレンブテロール（スピロペント®）等の薬剤が代表的である。最近では吸入ステロイド薬やロイコトリエン受容体拮抗薬等の薬剤よって十分に喘息のコントロールが出来るようになってきたため、夜間の喘息症状を認める症例等の一部を除き、必須ではなくなってきている。吸入投与では主として定量噴霧式吸入器（metered dose inhaler：MDI）を用いた投与が行われ、速効性があるため主として気管支喘息の発作時に頓用として用いる。COPDにおいても10％程度の患者で有効とされ、特に喘息素因を合併した症例では呼吸困難時に頓用で使用される。硫酸サルブタモール（サルタノールインヘラー®、アイロミール®）、塩酸プロカテロール（メプチンエアー®）等が代表的で、通常、1回1～2吸入する事により3～6時間の効果がある。MDIによる投与ではスペーサーを用いると吸入効率が改善するため、出来る限りスペーサを用いるべきである。最近では、持続性のβ_2吸入薬であるサルメテロール（セレベント®）の使用が可能になり、喘息患者やCOPD患者において使用されている。この場合はこれまでのβ_2吸入薬の頓用使用とは異なり、1回1吸入で1日2回定期的に吸入する。また、液体粒子の吸入ではなく、微細粉末の吸入薬である。単独使用でも持続的な気管支拡張効果があるが、吸入ステロイド薬との併用で相乗効果があるとされている。β_2吸入薬では、MDIを用いた投与法以外に、以前からネブライザを用いた投与法も行われている。去痰薬の塩酸ブロムヘキシン（ビソルボン®）1.0 ml、生理食塩水1.0 mlと共に、硫酸サルブタモールまたは塩酸プロカテロール0.3～0.5 mlを吸入させる等の使用法がある。喘息発作時の外来処置としても行うが、発作で入院中には去痰目的も含めて1日2～3回程度の定期吸入を行う事もある。

2) 投与時の注意点

β_2選択性といっても多少のβ_1受容体刺激作用を有しているため、薬剤によっては動悸、頻脈性不整脈の誘発等の副作用が出やすく、過量投与には注意が必要である。また、β_2受容体を介する副作用として、振戦、不安、不眠、頭痛、悪心・嘔吐、めまい、高血糖等があり、これらの副作用が生じた場合には薬剤の減量または中止を考慮しなければならない。高血圧、糖尿病、心疾患、甲状腺機能亢進症等の患者に対する投与に際しては特に注意が必要である。また、眼圧上昇のある患者では禁忌である。

c. 抗コリン薬

抗コリン薬は、気管支平滑筋収縮作用を有する迷走神経を抑制する薬剤である。迷走神経末端の神経・筋接合部でアセチルコリン受容体を遮断する事により気管支拡張作用を示す。抗コリン薬としてはアトロピンが最も代表的であるが、アトロピンには気道分

泌抑制作用があり、気道分泌液の粘稠度を増す事によって気道粘液の喀出困難を来すため、呼吸器疾患の治療には用いられなかった。しかし、現在呼吸器疾患に使用されている抗コリン薬は気道分泌液の粘稠度に影響を与えないとされている。

1）投与法

呼吸器科領域では、MDIによる吸入療法が行われる。気管支喘息にも適応があるが、β_2刺激薬に比べて気管支拡張作用が弱く、効果の発現も遅いため、気管支喘息患者にはあまり用いられないのが実状である。これに対して、COPDにおいてはコリン作用が気管支平滑筋緊張の一因とされ、この部分は可逆性であると考えられているため、抗コリン薬の吸入がregular useされている。臭化イプラトロピウム（アトロベント®）、臭化オキシトロピウム（テルシガン®）、臭化フルトロピウム（フルブロン®）が使用され、通常、1回2吸入を1日に3～4回行う。β_2刺激薬の場合と同様、スペーサを用いる事により吸入効率が増加するので、出来る限りスペーサを使用すべきである。

2）投与時の注意点

全身的な影響はほとんどないと考えられるが、前立腺肥大を持った患者では尿閉傾向になる事があるので注意が必要である。また、口渇、心悸亢進がみられる事もある。噴霧した薬剤が目に入る事によって一時的な視力障害や緑内障を発症させたという報告もあるので、吸入時には注意が必要である。

（2）去痰薬

気道分泌物の貯留は気道を狭窄、閉塞する。したがって、気道分泌物の貯留は、肺胞に達する換気量を減少させ（肺胞低換気）、換気血流不均等を増強させる事によって低酸素血症を惹起する。完全に気道が閉塞されれば換気のない肺胞領域を血液が灌流する事になり、シャントが発生して低酸素血症はさらに増悪する。また、気道分泌物の貯留は感染の危険性を増加させ、より一層気道分泌物の増加を招く。したがって、呼吸器疾患において気道分泌物の貯留を防止する事は、ガス交換を維持する上で非常に重要である。特に、術後患者や高齢者においては気道分泌物の貯留は著しい低酸素血症や肺炎の原因となる事が多く、体位ドレナージと同時に吸入による去痰薬の投与が行われる事が多い。

1）薬剤の種類と作用機序

代表的な去痰薬である塩酸ブロムヘキシン（ビソルボン®）は、気道分泌の増加や喀痰中酸性糖蛋白の分解により痰の粘稠度を下げる。硬く固まった痰に対しては良い適応である。また、喀痰中への抗生物質の移行を促進したり、気道分泌物中のIgAやIgGを増加させて感染防御能を高める効果があるとされている。カルボシステイン（ムコダイン®）、N-アセチル-L-システイン（ムコフィリン®）等のシステイン系の去痰薬は、痰のジスルフィド結合（S－S結合）を開裂する事により喀痰の粘稠度を下げる。また、

気道粘膜の分泌機能を修復して気道分泌物の性状を生理的に近い状態に修復する作用があるとされている。塩酸アンブロキソール（ムコソルバン®、ブローミィ®）は、漿液性気道分泌を増加させる事により痰の粘稠度を低下させるほか、気道粘膜の線毛上皮のはたらきを高めて痰の喀出を容易にする。また、Ⅱ型肺胞上皮からのサーファクタントの産生を増加させる効果もあるとされている。これ以外にも、蛋白分解酵素のセラペプターゼ（ダーゼン®）、ストレプトキナーゼ（バリダーゼ®）、プロナーゼ（エンピナースPD®）等も喀痰中の蛋白を分解する事により喀痰の排泄を容易にする。

2）投与法

上記の去痰薬は主として内服で用いるが、塩酸ブロムヘキシンは注射薬の使用も可能である。また、塩酸ブロムヘキシンやN-アセチル-L-システインは吸入薬として使用される事も多い。

これらの薬剤は、痰の性状によって薬剤の選択が行われるが、単剤のみの使用でなく、作用機序の異なった複数の薬剤を組み合わせて用いる事も多い。急性気管支炎、慢性気管支炎、気管支拡張症等の喀痰を伴う疾患において用いられるが、喀痰の過剰分泌、喀出困難の原因となった気道炎症や気道狭窄に対する抗菌薬、気管支拡張薬投与等の治療も同時に行う必要がある。

（3）鎮咳薬

咳は、気道内異物や喀痰を排出するための生理的反応であり、喀痰の排出を伴っている場合にはむやみに抑制する事は避けるべきである。しかし、無効な咳や過剰な咳は体力を消耗し、睡眠を妨げたり気道収縮の誘因となる等有害な影響を及ぼすため、鎮咳薬を投与する。鎮咳薬としては延髄の咳嗽中枢を抑制する事によって鎮咳効果を示す中枢性鎮咳薬が主として用いられる。中枢性鎮咳薬には麻薬性と非麻薬性のものがあるが、日常臨床では非麻薬性中枢性鎮咳薬が頻用される。麻薬性鎮咳薬ではリン酸コデインが代表的で、鎮咳作用以外に鎮痛作用、止痢作用も有している。しかし、気管支腺の分泌低下や気道平滑筋を収縮させる傾向があるので、気管支喘息や肺気腫等の閉塞性肺疾患での使用には適さない。また、連用すると便秘を起こしやすく、耐性も生じやすい。飲酒時や高齢者では呼吸抑制が起こる事があるので注意が必要である。通常、1日60 mgを分3投与する。非麻薬性中枢性鎮咳薬では鎮咳作用以外に去痰作用、鎮痙作用を有するもの等もあり、病態に合わせて鎮咳薬を選択する（表2）。

中枢性鎮咳薬以外に、厳密には鎮咳薬とはいえないが、末梢性鎮咳薬という概念がある。これには抗ヒスタミン薬や抗コリン薬、気管支拡張薬等が含まれる。抗ヒスタミン薬や抗コリン薬は、気道におけるヒスタミンやアセチルコリンによる迷走神経刺激を介した咳を抑制する効果がある。また、β_2刺激薬やテオフィリン製剤等の気管支拡張薬も、咳反射を形成する要因の一つである気道平滑筋収縮を抑制する事によって咳の発生

表2　非麻薬性中枢性鎮咳薬の特徴

薬剤名	代表的商品名	咳中枢抑制以外の特徴
ノスカピン	ナルコチン®、ノスカピン®	軽度の気管支拡張作用。
リン酸ジメモルファン	アストミン®	便秘作用を示さない。
ヒベンズ酸チペピジン	アスベリン®	気管支腺分泌作用亢進、気道上皮線毛運動亢進作用により去痰作用を示す。
グアイフェネシン	フストジル®	気管支平滑筋弛緩作用。
臭化水素酸デキストロメトルファン	ハイフスタンM®、メジコン®	リン酸コデインと同等の鎮咳作用。気道分泌抑制作用はない。
クエン酸ペントキシベリン	トクレス®	副交感神経抑制作用、平滑筋弛緩作用、局所麻酔作用。
塩酸エプラジノン	レスプレン®	リン酸コデインと同等の鎮咳作用。酸性ムコ多糖類線維、DNA高含有線維溶解作用、気道粘液溶解作用、気道分泌増加作用。
塩酸ホミノベン	ノレプタン®	呼吸中枢興奮作用による血液ガス改善作用。
クロペラスチン	フスタゾール®	気管支平滑筋弛緩作用、弱い抗ヒスタミン作用。
塩酸クロフェダノール	コルドリン®	気管支平滑筋弛緩作用。アセチルコリン、ヒスタミンによる気道収縮に対する拮抗作用。
リン酸ベンプロペリン	フラベリック®	肺伸縮受容器からのインパルス低下作用、気管支平滑筋弛緩作用。

を抑制する。これらの薬剤は、咳の原因となっている病態に合わせて、中枢性鎮咳薬と併用される事が多い。

（4）抗菌薬

　気道系は、諸臓器の中でも感染性疾患の頻度が高い臓器である。日常の臨床で遭遇する感染症では、ウイルス性の急性上気道炎および急性気管支炎の頻度が圧倒的に高いが、それ以外の呼吸器感染症ではマイコプラズマ肺炎、クラミジア肺炎等の非定型肺炎、結核等を除けば、細菌性感染症が大半を占める。細菌性感染症としては、急性上気道炎や急性気管支炎後の二次感染、慢性気管支炎、肺炎、肺化膿症、気管支拡張症等の疾患が代表的である。また、陳旧性肺結核に対する二次感染等も比較的よく遭遇する疾患である。他の領域の感染症と同様に、初期に起炎菌が同定される事はむしろ少ないため、病態から想定される起炎菌を目標として、経験的に抗菌薬治療を開始する事になる（empiric therapy）。

　ウイルス性の急性上気道炎では通常、抗菌薬の処方は必要なく、対症療法のみで十分な事が多いが、健康若年成人の場合でも、経過が遷延したり、高熱、激しい咳、痰等を

伴う場合には細菌の二次感染や肺炎の合併を考えなければならない。また、高齢者の場合には、発熱や自覚症状が軽度の場合でも肺炎を併発している場合があるので、短期間で咳、痰、発熱等の症状が改善しない場合には肺炎の可能性を考慮する必要がある。このような、普段は健康な人に発症する肺炎や、基礎疾患（糖尿病、膠原病、ステロイド薬や免疫抑制薬を使用している患者等）があっても外来通院中に発症した肺炎を市中肺炎と称し、入院中の患者に発症する院内肺炎と区別している。市中肺炎の起炎菌としては、肺炎球菌、インフルエンザ桿菌、Streptococcus milleriグループ、肺炎桿菌、黄色ぶどう球菌等の頻度が高いとされる。また、マイコプラズマ、クラミジア等による非定型肺炎の頻度も比較的高い。

1）肺炎における起炎菌の推定と抗菌薬の選択

　肺炎における抗菌薬の選択では、それが細菌性肺炎か非定型肺炎かの鑑別がまず必要である。それによって選択される抗菌薬の系統が異なるからである。画像診断のみで鑑別する事は困難であるが、感染徴候を認め、胸部X線写真にて浸潤影、白血球数が10,000/mm^{2}以上、胸部理学所見にて水泡性ラ音を聴取する、等の場合には細菌性肺炎を疑う。逆に、胸部X線写真上、スリガラス陰影が主体、白血球数が10,000/mm^{2}以下、AST、ALTの増加、比較的徐脈、胸部理学所見に乏しい、高齢者でない、等の場合には、マイコプラズマ肺炎、クラミジア肺炎等の非定型肺炎を疑う事になる。

　細菌性肺炎を疑った場合、喀痰や気道吸引液等の塗沫・培養検査で起炎菌が確定された時には、起炎菌に対する感受性スペクトラムから抗菌薬を選択する事になる。2000年に発表された日本呼吸器学会の呼吸器感染症に関するガイドラインでは、起炎菌別に重症度も考慮した抗菌薬選択の基準が示されている[2]（図1）。しかし、抗菌薬投与開始時には起炎菌が判明していない場合がほとんどであり、細菌性肺炎を疑い起炎菌不明の場合、最も頻度が高いとされる肺炎球菌やインフルエンザ桿菌、黄色ぶどう球菌等をカバー出来るアンピシリン（ABPC）等のβラクタマーゼ阻害薬配合ペニシリン系薬やセフェム系抗菌薬が第一選択となる。日本呼吸器学会のガイドラインでは第一選択としていないが、フルオロキノロン系抗菌薬も有効である。しかし、フルオロキノロン抗菌薬の普及に伴って、最近ではフルオロキノロン高度耐性の肺炎球菌も報告されており、効果の少ない場合には抗菌薬の変更が必要である。第一選択薬投与後、通常、約3日後に効果判定を行い、抗菌薬の継続、変更を決定する。初期治療でβラクタム薬を用いた場合にはマクロライド系抗菌薬やテトラサイクリン系抗菌薬に変更する。最近では、ペニシリン耐性肺炎球菌（PRSP）、βラクタマーゼ非産生ペニシリン耐性インフルエンザ菌（BLNAR）等が報告されており、ペニシリン系抗菌薬が無効な場合には第3世代セフェム系抗菌薬やフルオロキノロン系抗菌薬を投与してみる。

　重症の入院症例では、注射用フルオロキノロン、カルバペネム系抗菌薬、第3世代セフェム等の広域性抗菌薬のうち1剤を基本として、クリンダマイシン、マクロライド、テトラサイクリン等を必要に応じて組み合わせ、グラム陽性菌、グラム陰性菌の両者を

肺炎球菌
- 軽症、基礎疾患（－）、若年者 → 経口：経口ペニシリン系薬[#1]
- 中等症、基礎疾患（＋）、高齢者 → 経口：フルオロキノロン系薬[#2]、ペネム系薬
  注射：ペニシリン系、セフェム系薬
- 重症、基礎疾患重篤 → 注射：カルバペネム系、グリコペプチド系薬[#3]

インフルエンザ菌
- 軽症、基礎疾患（－）、若年者 → 経口：第3世代セファロスポリン薬、ペニシリン系薬
- 中等症、基礎疾患（＋）、高齢者 → 経口：β-ラクタマーゼ阻害剤配合ペニシリン系薬、フルオロキノロン系薬
  注射：第3世代セフェム薬
- 重症、基礎疾患重篤 → 注射：第3世代セフェム薬、カルバペネム系薬[#4]、フルオロキノロン系薬

S.milleri グループ
- 軽症、基礎疾患（－）、若年者 → 経口：経口ペニシリン系薬[#1]、マクロライド系
- 中等症、基礎疾患（＋）、高齢者 → 経口：第3世代セフェム薬、ペネム系
  注射：ペニシリン系、第2、3世代セフェム
- 重症、基礎疾患重篤 → 注射：クリンダマイシン、第3世代セフェム、カルバペネム系

黄色ブドウ球菌
- 軽症、基礎疾患（－）、若年者 → 経口：β-ラクタマーゼ阻害剤配合ペニシリン系薬
  注射：第1、2世代セフェム薬
- 中等症、基礎疾患（＋）、高齢者 → 注射：カルバペネム系薬、テトラサイクリン系薬
- 重症、基礎疾患重篤 → 注射：グリコペプチド系薬、アミノ配糖体系薬（アルベカシン）

クレブシエラ
- 軽症、基礎疾患（－）、若年者 → 経口：第1、2世代セフェム薬、フルオロキノロン系薬
- 中等症、基礎疾患（＋）、高齢者 → 注射：第2世代セフェム薬
- 重症、基礎疾患重篤 → 注射：カルバペネム系薬、第3世代セフェム薬

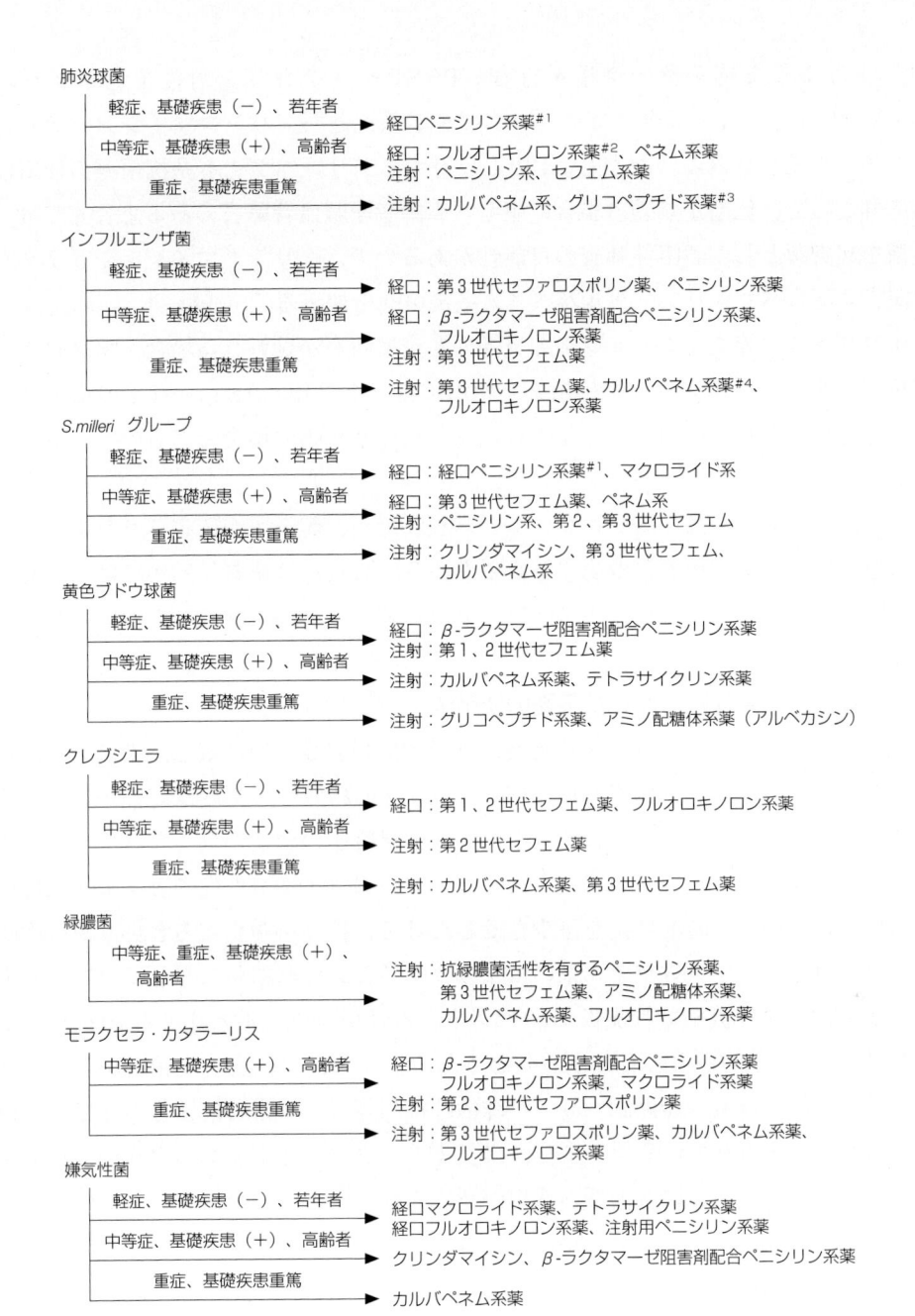

緑膿菌
- 中等症、重症、基礎疾患（＋）、高齢者 → 注射：抗緑膿菌活性を有するペニシリン系薬、第3世代セフェム薬、アミノ配糖体系薬、カルバペネム系薬、フルオロキノロン系薬

モラクセラ・カタラーリス
- 中等症、基礎疾患（＋）、高齢者 → 経口：β-ラクタマーゼ阻害剤配合ペニシリン系薬、フルオロキノロン系薬、マクロライド系薬
  注射：第2、3世代セファロスポリン薬
- 重症、基礎疾患重篤 → 注射：第3世代セファロスポリン薬、カルバペネム系薬、フルオロキノロン系薬

嫌気性菌
- 軽症、基礎疾患（－）、若年者 → 経口マクロライド系薬、テトラサイクリン系薬
- 中等症、基礎疾患（＋）、高齢者 → 経口フルオロキノロン系薬、注射用ペニシリン系薬
  クリンダマイシン、β-ラクタマーゼ阻害剤配合ペニシリン系薬
- 重症、基礎疾患重篤 → カルバペネム系薬

図1　原因菌判明時の抗菌薬選択

♯1：アモキシシリンが推奨される。
♯2：抗肺炎球菌活性が良好なフルオロキノロンとしてスパルフロキサシン、トスフロキサシン等のほか現在開発中のいくつかの薬剤がある。
♯3：保険適応外
♯4：カルバペネム系薬のなかにはインフルエンザ菌に対して抗菌力のやや弱いものもある。
（日本呼吸器学会市中肺炎ガイドライン作成委員会編：成人市中肺炎診療の基本的考え方．日本呼吸器学会，2000より引用）

カバーするような抗菌薬の併用を行う。PRSPやメチシリン耐性黄色ぶどう球菌（MRSA）が同定された場合にはグリコペプチド系抗菌薬（バンコマイシン、テイコプラニン等）も使用される。ただし、PRSPに対するグリコペプチド系抗菌薬の使用は保険適応外なので、他剤が無効の場合に限る。高齢者や脳血管障害のある患者等では、嫌気性菌を起炎菌とした誤嚥性肺炎の可能性があるので、クリンダマイシンやβラクタマーゼ阻害薬配合ペニシリン、カルバペネム系抗菌薬を加える。

マイコプラズマ肺炎、クラミジア肺炎等の非定型肺炎が疑われる場合、マクロライド系抗菌薬、テトラサイクリン系抗菌薬を使用する。ただし、AST、ALTの増加については、先行投与された抗菌薬がある場合には薬剤性肝障害の場合もあるので注意が必要である。

以上、比較的頻度の高い肺炎についてのみ触れたが、起炎菌が確定された場合には速やかに感受性のある抗菌薬に変更する必要がある。また、抗菌薬無効例では、基礎疾患によっては、サイトメガロウイルス肺炎、カリニ肺炎、真菌性肺炎等も考慮しなければならない。

2）慢性気道感染症における抗菌薬の使用法

慢性気管支炎、びまん性汎細気管支炎、気管支拡張症等の慢性気道感染症では、初期にはインフルエンザ桿菌、肺炎球菌、*Moraxella catarrhalis* 等の頻度が高いが、抗菌薬を頻回に投与されるにつれて菌交代現象が起こり、緑膿菌の頻度が高くなってくる。発熱や喀痰量増加等の急性増悪時にはフルオロキノロン製剤や第3世代のセフェム系抗菌薬等が用いられるが、一時的に菌を減少させるだけで、投与を中止すると再度菌は増殖する。これに対して、マクロライド系のエリスロマイシンは緑膿菌に対しては抗菌力を持たないが、びまん性汎細気管支炎の80％以上、湿性型気管支拡張症でも70％以上で長期少量投与（400〜600 mg/日）が有効とされる。これは、気道上皮細胞からの水、粘液分泌抑制、好中球遊走能抑制、リンパ球活性抑制等の、本来の抗菌作用とは別の機序によるものと考えられている[3]。また、14員環系マクロライドであるクラリスロマイシンやロキシスロマイシンにも同様の作用が認められている。したがって、このような慢性気道感染症では、マクロライド系抗菌薬の少量持続投与を基本として、急性増悪時のみ、殺菌性の感受性抗菌薬を使用するという方法が用いられる事が多くなってきている。

（5）ステロイド薬

呼吸器科領域での副腎皮質ステロイドは経口、静注での投与以外に吸入での投与が特徴的である。経口投与は、気管支喘息をはじめとして、好酸球性肺炎、過敏性肺臓炎、サルコイドーシス等のアレルギー、免疫異常が関与する疾患や、特発性間質性肺炎の一部の病型において使用される。気管支喘息では、吸入ステロイド薬の普及によって経口ステロイド薬の使用頻度は減少しているが、通常の治療に反応しない発作が続く場合、

一時的にプレドニゾロン換算で10～30 mg/日を1週間程度投与する場合がある。通常、維持投与の必要はないが、他の治療でコントロールが不良な場合には5～10 mg/日を継続投与する場合もある。特発性間質性肺炎では、最も頻度の高いusual interstitial pneumonia（UIP）ではステロイドに対する反応性が悪く、使用した場合には減量中に再増悪する事も少なくないため、安定している場合には一般的に使用しない場合が多い。しかし、組織学的に、non-specific interstitial pneumonia（NSIP）、bronchiolitis obliterans organizing pneumonia（BOOP）、desquamative interstitial pneumonia（DIP）、respiratory bronchiolitis-associated interstitial lung disease（RBILD）の場合には、ステロイドの効果が期待出来、0.5～1.0 mg/kg/日より投与を開始し、4～6週間投与後、漸減する方法が用いられる。急性増悪時には、メチルプレドニゾロン1 g/日を3日間連続投与し、プレドニゾロン60 mg/日を維持量として2～4週間ごとに繰り返すステロイドパルス療法が行われる事もある。疾患によって異なるが、その他アレルギー、免疫機序が関連する呼吸器疾患でも、通常、30～60 mg/日で開始し、漸減していく投与法が多い。COPDでは、急性増悪時にステロイド薬を全身投与すると悪化した呼吸機能が改善され、再燃のリスクを減少させるという報告がある[4]。投与量や期間は報告によって異なるが、プレドニゾロン換算で30 mg/日の内服を2週間程度続ける。ただし、急性増悪の原因は感染が多く、感染のコントロールのつかない患者に対するステロイド薬投与については注意が必要である。

　吸入ステロイド薬は、気管支喘息や喘息素因を伴ったCOPDにおいて頻用されている。プロピオン酸ベクロメタゾン（ベコタイド®、アルデシン®、キュバール®）、プロピオン酸フルチカゾン（フルタイドロタディスク®）、ブデソニド（パルミコート®）等の薬剤である。ベクロメタゾンの場合、1回50～400 μgを1日1～4回程度、スペーサを用いて吸入する。しかし、最近のベクロメタゾン製剤では、スペーサを使用しなくても吸入効率が改善されている製品も出ている（キュバール®）。プロピオン酸フルチカゾンやブデソニドの場合はドライパウダーを専用の容器を用いて吸入する。通常、1回100または200 μgを1日2回吸入する。同一容量ではベクロメタゾンの2倍程度の効果があるとされる。これらの吸入ステロイド薬では、局所副作用として、口腔内真菌症や嗄声があり、使用後は必ずうがいするように指導する。

　以上、主に日常臨床で遭遇する機会の多い疾患、使用頻度の多いと思われる薬剤のみについて概説したが、呼吸療法において使用される薬剤はこれ以外にも多々あり、ここでは触れなかった抗結核薬、抗真菌薬、抗アレルギー薬、抗ウイルス薬等の薬剤については他書を参照されたい。

参考文献

1) 青島正大：キサンチン誘導体．内科医が使う薬の副作用・相互作用．medicina 39(11)：161～163，2002
2) 日本呼吸器学会市中肺炎ガイドライン作成委員会編：成人市中肺炎診療の基本的考え方．日本呼吸器学会，2000
3) 工藤翔二：慢性気道感染症の病態とマクロライド療法．最新内科学大系プログレス11．金澤一郎編．中山書店，p134～148，1997
4) Davies L, et al：Oral corticosteroids in patients admitted to hospital with exacerbations of chronic obstructive pulmonary disease. A prospective randomized controlled trial. Lancet 354：456～460, 1999

4-2　酸素療法

　酸素は生命維持のために必須のものである反面、過量では有毒となる。生体が酸素不足に直面した危機的な状況に、吸入酸素濃度（F_{IO_2}）を高め、欠乏の程度に応じた適量の酸素を投与する治療法が酸素療法である。具体的には、動脈血酸素分圧（Pa_{O_2}）を指標に、酸素濃度と酸素流量を調節して、生体にとって十分な酸素を供給する方法をいう。呼吸不全時の治療法として、第一選択として行われる方法でもあり、本章は酸素療法を施行するに当たり必要な基礎知識と実際の方法について述べる。

（1）酸素についての基礎知識

　われわれが普段吸入している空気には酸素が20.94%含まれている。1気圧は760 mmHgであるから、乾燥した空気の酸素分圧は760 mmHg × 0.2094 = 159 mmHgとなる。しかし、吸入した空気が気管下部に入ると体温（37℃）まで温められ、湿度も100%となるため、実際は37℃での飽和水蒸気圧47 mmHgを考慮し、気管内の酸素分圧は（760 − 47）× 0.2094 ≒ 150 mmHgとなる。これが、肺胞気になると100 mmHg、肺胞から動脈血に入ると95 mmHgとなり、最終的に細胞のミトコンドリアに達する時には数mmHgとなるように、分圧が高い方から低い方へと拡散していく。一方、肺胞に取り込まれた酸素が組織に到達するためには、血液中を酸素が運搬されなければならず、これには酸素と結合するヘモグロビン（Hb）、血流（心拍出量）が重要となってくる。血液中の酸素含量は、

$$1.39 \times Hb濃度（g/dl）\times 動脈血酸素飽和度（Sa_{O_2}）+ 0.0031 \times Pa_{O_2}$$

とあらわされ、式の前項（多くのHbと多量に結合する事）の重要性がわかる。また、酸素運搬量はこの酸素含量に心拍出量（l/min）を掛け合わせたものであるため、血流（心拍出量）が多いほど酸素が組織にたくさん運搬される。

（2）低酸素症とは

　重要臓器をはじめ各組織の細胞への酸素供給が不十分となり、酸素欠乏によりエネルギー代謝が障害された状態を低酸素症（hypoxia）という。低酸素血症（hypoxemia）とは、動脈血中の酸素が低下した状態で、低酸素症の一つの原因であるが、両者は区別する必要がある。酸素投与の最終目標は細胞の酸素濃度を改善する事であるから、Pa_{O_2}が正常であっても、組織への酸素供給量を左右する因子（Hb濃度、心拍出量、組織血流分布）にも注意を向けなければ治療目標は達成出来ない。

（3）低酸素症の原因

a．低酸素血症に起因するもの

①F_{IO_2}の低下：高山病、ボンベ取り違えや酸素濃度設定ミス

②肺胞低換気：換気量が減少すると、肺胞気の二酸化炭素が増え、それに伴い肺胞気の酸素が減少する。主な原因は、麻酔薬・鎮静薬、神経筋疾患、胸水貯留等の肺外因子による。肺胞低換気による低酸素血症の程度は小さく、酸素投与で容易に改善する（図1）。

③換気血流比不均等：最も多い原因である。肺炎、肺水腫、無気肺、閉塞性肺疾患等。適切なガス交換のためには、各肺胞において換気と血流が適度な割合になる事が重要で、このバランスがくずれると酸素化が十分にされないまま動脈血に合流してしまうからである。

④動静脈のシャント：先天性心疾患や肺内動静脈シャントにより生じる。シャントが原因の場合、100％酸素を投与してもPa_{O_2}はほとんど増加しない。

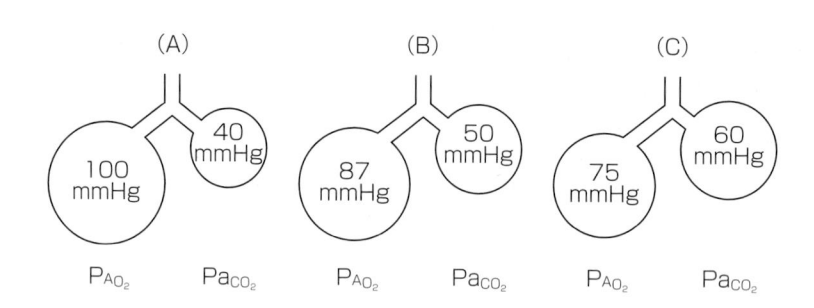

図1　肺胞低換気になると低酸素血症になる理由

肺胞気方程式P_{AO_2}（肺胞気酸素分圧）＝F_{IO_2}（吸入酸素分圧）－Pa_{CO_2}/0.8 より、空気呼吸下の場合 F_{IO_2}＝（760－47）×0.2094＝150 mmHg。したがって、（A）のようにPa_{CO_2}が正常の40 mmHgの場合はP_{AO_2}＝150－40/0.8＝100 mmHgとなる。しかし、（B）、（C）のように肺胞低換気になりPa_{CO_2}が50、60 mmHgになると、P_{AO_2}はそれぞれ87、75 mmHgと低下する。詳細は「3章 呼吸不全の病態生理」の章を参照。

b．酸素運搬障害や酸素利用障害によるもの

動脈血中の酸素は正常でも、組織の酸素欠乏を来す場合がある。

①貧血性：低Hbでは動脈血酸素含量（Ca_{O_2}）が減少し、組織へ運搬される酸素が減少する。

②低心拍出量性：心不全、ショック等

③組織での酸素消費の増加：悪性高熱、甲状腺機能亢進症等

④組織中毒性：シアン中毒、一酸化炭素中毒等。組織で酸素が離れず、酸素利用が障害される。

（4）術後低酸素血症について

酸素療法の主要な対象として術後患者がある。術後低酸素血症について考えてみたい。術後に低酸素血症が発生する原因として以下のものがある。

①機能的残気量の減少：開腹術による横隔膜機能の低下、人工呼吸による影響等で機能的残気量が減少し、下位・背側の肺が無気肺となる。

②気道分泌物の増加と清浄機構の障害：このため喀痰による無気肺肺炎が生じやすい。

③換気量の減少、深呼吸の制限：麻酔薬や筋弛緩薬の残存、創部痛は換気量や深呼吸量を減少させる。

④臥床の影響：腹部臓器が横隔膜や胸腔を圧迫し、肺内含気量が減少する。

術後低酸素血症に対する酸素療法には急性や慢性呼吸不全とは異なる治療規準があるが、低酸素状態を放置してはならないという原則から考えていけば、治療法は基本的に同一である。

（5）酸素療法の目的

低酸素症に陥っている患者のF_{IO_2}を上昇させる事により、肺胞気酸素濃度、Pa_{O_2}を増加させる事が酸素療法の目的である。これにより、低酸素症を改善させる。また、増加していた呼吸仕事量や心仕事量を減少させる事も目的である。頻呼吸により頻脈等交感神経亢進状態になっており、これによる心筋虚血等を予防する事も重要な目的となる。

（6）酸素療法の適応

Pa_{O_2}が病的に低下した低酸素血症が、酸素療法の適応となる。具体的には、低酸素血症が急性に生じたか、慢性に生じたかで異なるが、$Pa_{O_2} < 50 \sim 60$ mmHg〔経皮的動脈血酸素飽和度（Sp_{O_2}）$< 90\%$〕が目安である。健常人の背臥位でのPa_{O_2}は$109 - 0.4 \times$年齢とあらわされ、加齢と共に低下する。また、低酸素血症の原因となった基礎疾患の病態によっても異なるが、酸素療法によりPa_{O_2}を$60 \sim 100$ mmHgの範囲になるようにする事が目標である。

a．高二酸化炭素血症を伴う呼吸不全の場合（$Pa_{O_2} < 50$ mmHg、$Pa_{CO_2} > 46$ mmHg）

慢性閉塞性肺疾患等の基礎疾患が急性増悪した時によくみられる。慢性肺疾患ではしばしばPa_{O_2} 60 mmHgは正常範囲である。約20％増が治療目標であり、Pa_{O_2}の設定目標を$50 \sim 60$ mmHgにおく。酸素飽和度にして、$85 \sim 90\%$であり、低酸素性の肺血管収縮による肺高血圧症や肺性心を予防し、改善する事が目標である。高二酸化炭素血症を

伴う場合は、低酸素状態により呼吸が促進されているので、多量の酸素投与により呼吸促進作用が鈍くなり、結果的にCO_2ナルコーシスを起こす場合があるので適量投与が重要である。CO_2ナルコーシスを恐れるばかりに、低酸素血症を放置してはならないが、酸素は十分に低い濃度から、状態をみながら少量ずつ増量していく。

b．高二酸化炭素血症を伴わない呼吸不全（急性呼吸不全）の場合（Pa_{O_2} < 50 mmHg、Pa_{CO_2} の上昇はなし）

治療の目標はPa_{O_2}を80 mmHg以上へと、慢性の呼吸不全に比べ高めに保つ事である。これは、急性の場合には低酸素状態に対する耐用性が低く、その上CO_2ナルコーシス発生の可能性もないからである。したがって、酸素流量も低流量から開始するといった細かい注意は必要でない。

（7）治療目標の評価

目標値に対し、現在の酸素投与法・投与量が適正かどうかを絶えず評価していく必要がある。絶対的な基準はPa_{O_2}で評価すべきであるが、侵襲的で連続モニター出来ないので、臨床症状やパルスオキシメータによるSp_{O_2}による評価が実際的である。表1に、Sp_{O_2}とPa_{O_2}の関係を示した。代表的な数値は覚えておくと便利である。しかし、Sp_{O_2}値の高値や低値（特に75%以下）は不正確なので、重症な呼吸不全ではガス分析によるPa_{O_2}の頻回の測定が必要となる。

表1　動脈血酸素分圧と酸素飽和度

動脈血酸素分圧（Pa_{O_2}）単位　mmHg	酸素飽和度（Sp_{O_2}）単位　％
30	57
<u>40</u>	<u>75</u>
50	84
<u>60</u>	<u>90</u>
70	93
<u>80</u>	<u>95</u>
<u>90</u>	<u>97</u>
100	98

表中の下線の数字は、代表的なものなので覚えておくと便利である。

（8）酸素の供給源

a．供給方式

病室では壁面に設置されたアウトレット（端末）から中央配管方式で、移動中や自宅

等ではボンベから供給されるのが一般的である。中央配管方式はガスの取り違えがないようにガスの種類によりインデックスピンの形状が異なっており、ホースも色別されている（酸素は緑色）。酸素ボンベは黒色で全量気体充填されており、残量は減圧弁つき圧力計で示される。例えば、充填圧力が150 kgf/cm^{2}で3.4 l容器である最も一般的な酸素ボンベには、3.4 × 150 = 510 lの酸素が入っている。ボンベ圧が75 kgf/cm^{2}まで低下すると、半分消費された事になり、残りは255 lである。もし6 l/minで今後使用した場合、255 ÷ 6 = 42.5となり、あと約42分使用出来る事になる。

b．酸素流量計

調節ノブを反時計回りに回すと調節弁のノズルが受座からはずれ、ガスが流量計の管腔に向かって流れる。浮子には回転型（ボビン型ロタメータ）とボール型がある。回転型浮子は上端で流量計の目盛りを読み、ボール型浮子は中央部で目盛りを読む。

(9) 酸素投与装置

大別して低流量系と高流量系に分けられる（表2）。どちらのタイプを選ぶかは、重症度、患者特性、医師の好み等によるが、それぞれの特徴と欠点等を考慮して選択する。高流量供給装置は設定に時間がかかるので、まず低流量供給装置でとりあえずの緊急避難をしてから、高流量供給装置をセットアップすべきである。

a．低流量系装置

低流量系は器具に酸素を流すのみで、患者の換気パターン（呼吸数、1回換気量、分

表2　酸素投与装置

	供給ガス回路	流量(l/min)	吸入酸素濃度(%)	適応・利点・欠点等
低流量回路	鼻カニューレ	1 2 3	24 28 32	軽度、中等度の低酸素血症、吸入酸素濃度が不明、不安定
	単純マスク	3〜4 5〜6 7〜8	25〜30 30〜40 40〜50	
高流量回路	ベンチュリマスク エアロゾルマスク	32〜104 3〜70	24〜50 35〜90	中等度の低酸素血症、頻呼吸十分な加湿、正確な酸素濃度設定が可能
	リザーババッグつき回路 リザーババッグつきマスク（非再呼吸式）	7〜10	70〜95	中〜高度な低酸素血症、頻呼吸高濃度酸素を投与出来る
その他	気管挿管 Tピース、Tバッグ	5〜6	45〜70	正確な吸入酸素濃度 [欠点] 苦痛大、発語不可

時換気量、最大吸入速度)、酸素流量等により取り込まれる空気量が異なるため、酸素流量は一定であっても、患者の実際のF_{IO_2}を正確に予測する事は困難である（図2）。

1）鼻カニューレ（図3 A）

左右鼻腔内に8〜10 mmのプロングを挿入し、酸素を投与する。酸素流量を1 l/min

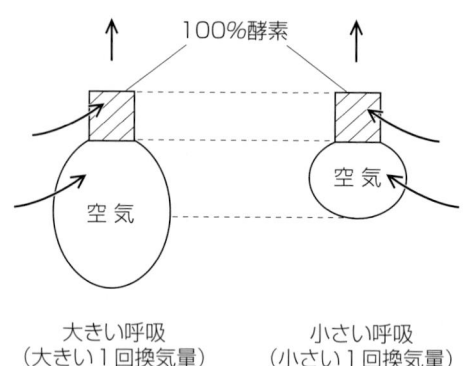

図2 低流量系回路の吸入酸素濃度
少量の酸素に混じって空気が大量に吸入されるため、呼吸パターンによって両者の混合割合が決まる。吸気量が大きくなれば空気の割合が多くなり、吸入酸素濃度は低下する。

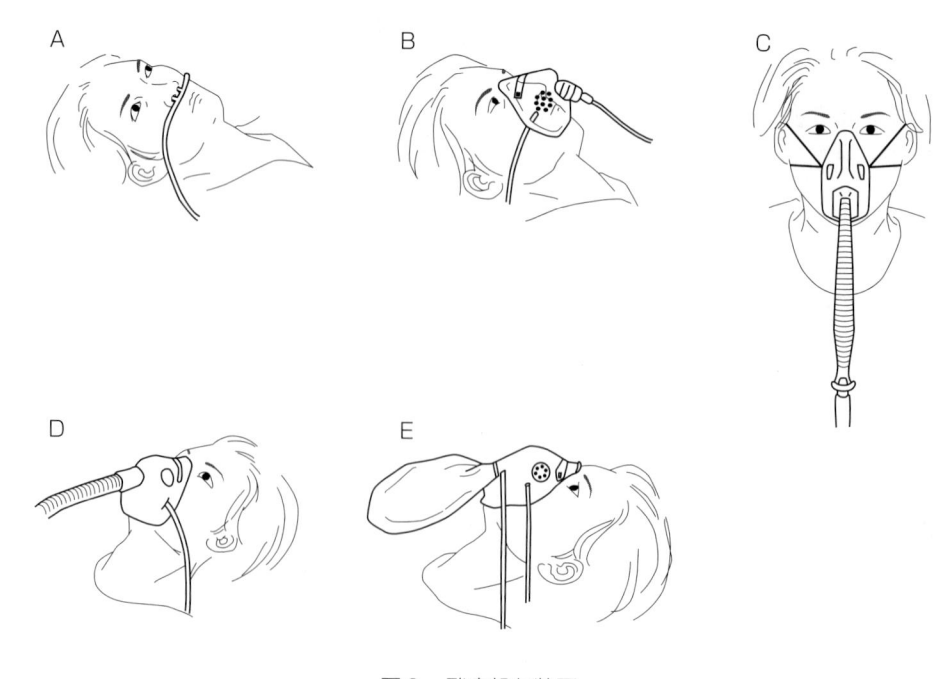

図3 酸素投与装置
A 鼻カニューレ、B 単純マスク、C ベンチュリマスク、D エアロゾルマスク、E リザーババッグつきマスク

増やすと、F_{IO_2}がおよそ4％上昇する。鼻カニューレの利点は、口が自由なため飲食や会話が出来、大抵の患者で長期使用に耐える事が出来る点である。ただし、4 l/min以上では鼻粘膜の乾燥や鼻痛を生じるため、通常3 l/min以下の使用となり、酸素濃度は低濃度しか得られない。睡眠時無呼吸症候群等の口呼吸が主体の患者には不利である。

2）単純（シンプル）マスク（図3 B）

透明で柔らかいポリ塩化ビニール製マスクを顔に密着させ、口と鼻を覆い、マスクが顔面からはずれないようにゴムで固定する。鼻の形に合わせて、金属クリップを曲げてマスクの形を変形出来る。マスクには呼気孔が多数取り付けられ、呼気の排出と共に空気の吸入もされる。

b．高流量供給装置

高流量系は患者に与えるガスのすべてを器具から供給する事を目的にしたものである。

1）ベンチュリマスク（図3 C）

純酸素をジェット状に噴出させる事により、空気（酸素濃度は一定である）を引き込み、酸素を空気によって希釈し、一定の酸素濃度を作り患者の口元に送る仕組みになっている（表3）。ジェット流の周りから流入する空気量は孔の大きさで決まり、色分けした酸素濃度調節アダプタを接続するだけでよい。例えば、青色24％、黄色28％、白色31％、桃色40％の酸素濃度を得る事が出来る。取り込まれる空気量や必要な酸素流量を表3に一覧する。ベンチュリマスクは高二酸化炭素血症の恐れのある低酸素血症患者には、比較的正確に酸素濃度を設定出来るので適している。欠点として、騒音、顔面圧迫感、ガス流の眼球刺激等があり、不安の強い患者や在宅酸素療法には適さない。

2）エアロゾルマスク（図3 D）

両側に大きな呼気孔がついており、チューブ接続口は蛇管が接続出来るような大きい口径になっている。簡易口元ネブライザ等が装着可能である。

表3　市販のベンチュリマスクにおける空気の取り込み量と総流量

酸素濃度（%）	酸素1 lに引き込まれる空気の量（l）	総流量（l）	酸素流量（l）
24	25.3	105	4
28	10.3	68	6
31	6.9	63	8
35	4.6	56	10
40	3.2	50	12
50	1.7	33	12

c．リザーババッグつきマスク（図3 E）

マスクにリザーバ（貯気）バッグのついたマスクで、酸素が溜められるようになっている。気管挿管をしていない患者に60％以上の酸素を投与したい時に適している。マスクとバッグの間に一方向弁がついているもの（非再呼吸式）と一方向弁のついていないもの（部分再呼吸式）がある。部分再呼吸式では、呼気の一部がバッグ内に流入してF_{IO_2}が低下し、大きな吸気でバッグが虚脱する事があるため十分な酸素流量が必要である。

d．CPAPマスク

鼻（ネーザルCPAP）、口鼻（CPAP）に密着するマスクを当て、吸気・呼気共に陽圧を与える。高濃度酸素を投与しても、酸素化の改善が悪い時に使用する。あるいは、閉塞型睡眠時無呼吸症候群等で、気道を開通させる目的でも使用される。近年は、気管挿管の前に、マスクにて非侵襲的陽圧換気法（NPPV）が盛んに行われるようになってきている。

e．小児の酸素療法

1）酸素ヘッドボックス

円筒型の箱の中に新生児、乳児の頸部・頭部を入れる。酸素テントより高濃度酸素を投与出来る。

2）酸素テント

小児では広く使用されている。10～15 l/minの大量酸素が必要で、酸素濃度が安定するまで時間がかかる。

f．高圧酸素療法

1気圧を越える酸素で加圧する事で血漿中に溶解している酸素を増加させる方法である。肺塞栓症や一酸化炭素中毒に有用である。

（10）酸素投与の実際

a．慢性呼吸不全や慢性閉塞性肺疾患の急性増悪時

比較的正確なF_{IO_2}を設定出来るベンチュリマスクを用いて、24％酸素から開始する。30分後のPa_{O_2}がなお50 mmHg以下の場合、徐々に酸素濃度を上げていく。CO_2ナルコーシスへの進展の可能性があるため、酸素療法開始後2時間は30分ごとに血液ガスをチェックする。Pa_{CO_2}が5～10 mmHg程度上昇するのは問題にする必要はない。CO_2ナルコーシスの出現は予測出来ないため、頻回の検査と共に臨床症状（錯乱、昏迷、昏睡等）を十分に観察する。Pa_{CO_2}が上昇傾向を示し、精神状態に変化がみられた場合は、投与

していた酸素を段階的に減量していく。

b．急性呼吸不全の場合

　酸素投与は鼻カニューレまたは単純マスクで開始する。通常、パルスオキシメータでSp_{O_2}をモニターしながら状態を観察する。投与量を変更した場合、血液ガスには10分程度で反映される。酸素濃度が50％のベンチュリマスクでもPa_{O_2}60 mmHg（Sp_{O_2}＝90％）を保てない場合は、リザーババッグつきマスクに変更する。非再呼吸式のマスクの場合、90％位までの高濃度酸素投与が可能となる。これでも十分な酸素化が得られない場合は、マスクによるNPPVか気管挿管による人工呼吸が必要となる。

（11）酸素療法の合併症

a．酸素中毒

　高濃度酸素（＞80％）を12時間以上吸入すると、酸素由来のフリーラジカルが肺毛細管上皮に障害を与え気管気管支炎が発症する。酸素中毒症を防ぐため、50％以上の酸素投与は48時間以内にする方が好ましい。

b．火　災

　酸素ガスは助燃性であるため、酸素療法患者周囲での喫煙は危険である。

c．気道と眼の乾燥

　医療用酸素ガスは乾燥しているため、長期投与を行うと鼻粘膜、咽喉頭、気管、眼等が乾燥する。痛み、違和感等のほかに分泌物の乾燥や気管線毛上皮の障害から、気道狭窄や気管支炎等の原因となる。特に高流量系で酸素を投与する時は、ガスの加湿に対する配慮が必要である。

参考文献

1）丸川征四郎：酸素療法．症例による呼吸管理の実際．天羽敬祐編．中外医学社，p13〜22, 1989
2）McBrien ME, Sellers WFS：A comparison of three variable performance devices for postoperative therapy. Anaesthesia 550：136〜138, 1995
3）福家伸夫監訳：酸素療法．ICUマニュアル．メディカル・サイエンス・インターナショナル，p131〜135, 1990
4）河野昌史：第2章　全身麻酔に使う装置と器具；麻酔器．麻酔科学スタンダード・臨床総論．小川節郎，新宮　興，武田純三ほか監修．克誠堂出版，p37〜54, 2003

4-3　加　湿

（1）呼吸療法における加湿の必要性

　通常、われわれが呼吸を行うと吸入した空気（酸素）は鼻腔、咽頭、喉頭等の上気道を通過する時に気道粘膜で徐々に加温・加湿され、肺内の下気道では体温と同じ（温度37℃、相対湿度100％）まで加温・加湿される。鼻を含んだ上気道は吸気の加温・加湿に重要な役割を担っているので、気管挿管や気管切開患者の呼吸管理では、加温加湿器がないと低温の乾燥したガスが直接気管に送られる事になる。低温で乾燥した吸気ガスが送られると気管チューブや気管切開チューブ内での喀痰の粘稠化や固形化[1)2)]（図1）、気管線毛上皮細胞の傷害・粘膜線毛運動の傷害[3)]、排痰困難等が起こる。その結果として表1のような障害が起こる。そのために酸素投与時には加温・加湿を行い、気管・気管支の細胞を保護し、人工気道内の分泌物の固定化を防ぐ必要がある。

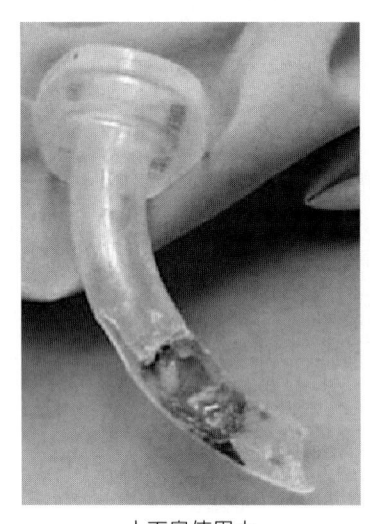

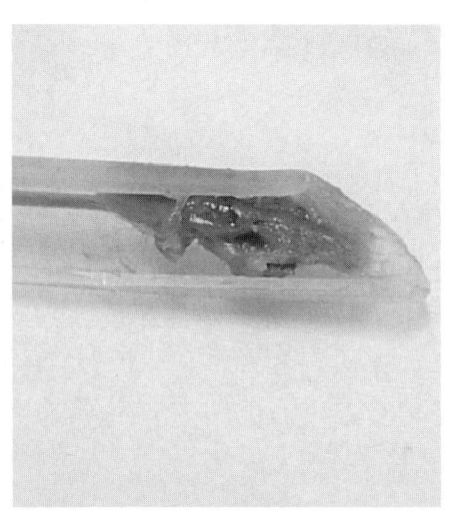

人工鼻使用中　　　　　加温加湿器使用中

図1　人工鼻、加温加湿器使用中の気管切開チューブ内、気管チューブ内の分泌物の固形化と粘稠化

表1　乾燥ガスによる障害

①粘稠な痰による気道閉塞や気管チューブの閉塞
②肺酸素化能の低下
③肺炎や無気肺等の呼吸器合併症
④気道抵抗の増大・気道内圧上昇

（2）湿度の定義

　湿度には絶対湿度と相対湿度があり、図2のように定義される[4]。あるガスの温度が上がると飽和水蒸気量が増加するが、絶対湿度は変化しないため、相対湿度は低下する。また、絶対湿度が飽和水蒸気量を越えると水蒸気から水に変わり結露する。酸素投与回路内では徐々に温度が低下するため、回路内に結露が出来る。

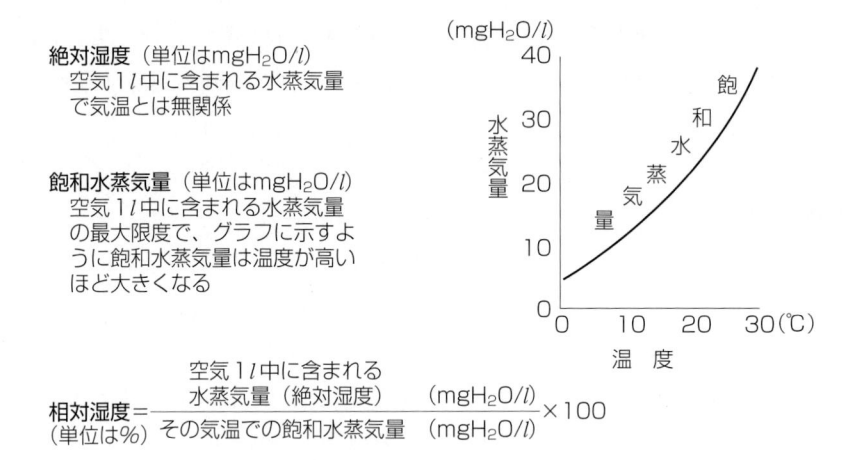

絶対湿度（単位はmgH$_2$O/l）
　空気1l中に含まれる水蒸気量で気温とは無関係

飽和水蒸気量（単位はmgH$_2$O/l）
　空気1l中に含まれる水蒸気量の最大限度で、グラフに示すように飽和水蒸気量は温度が高いほど大きくなる

相対湿度（単位は％）$= \dfrac{\text{空気1}l\text{中に含まれる水蒸気量（絶対湿度）（mgH}_2\text{O}/l\text{）}}{\text{その気温での飽和水蒸気量（mgH}_2\text{O}/l\text{）}} \times 100$

図2　湿度の定義

（3）正常呼吸中の気道内湿度

　正常呼吸時における呼吸ガスの気道内での温度と湿度を例示する（図3）。図3から明らかなように約10 mg/lの水分（吸気ガスに含まれている水分量）が最終的に肺胞では

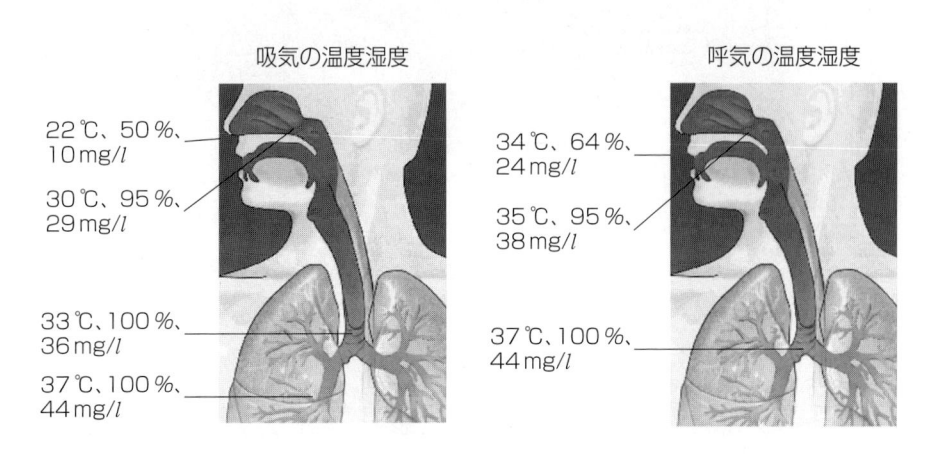

吸気の温度湿度
- 22℃、50％、10 mg/l
- 30℃、95％、29 mg/l
- 33℃、100％、36 mg/l
- 37℃、100％、44 mg/l

呼気の温度湿度
- 34℃、64％、24 mg/l
- 35℃、95％、38 mg/l
- 37℃、100％、44 mg/l

図3　正常吸気呼気時の気道の温湿度

（Branson RD：Humidification of Inspired Gases during Mechanical Ventilation. Respir Care 38：461～768, 1993より引用）

絶対湿度44 mg/lになるので、44 − 10 = 34 mg/lの水分が気道から奪われる。一方、呼気時には鼻腔から呼出される時絶対湿度24 mg/lとなるので44 − 24 = 20 mg/lが気道に戻される。したがって、1呼吸サイクルでは24 − 10 = 14 mg/lが不感蒸泄として体内から排泄される。

（4）加湿器

上記の理由により人工呼吸管理の有無にかかわらず、酸素療法を行う場合は加湿器の設置は欠かせない。以下に4種類の加湿器（加湿瓶、ネブライザ、加温加湿器、人工鼻）をあげそれぞれについて説明する。

a．加湿瓶

挿管中や気管切開患者には適さない。図4に示したように酸素流量計につながっているエレメントの部分から、酸素を常温の滅菌精製水の中を小気泡を通して導くものである。酸素吸入（酸素マスクや経鼻カニューレ等）を行う時の加湿によく行われている。加湿瓶は、加温器を使用していないために絶対湿度は上昇しにくい。またガス流量を増加させると加湿瓶内を通るガスの時間が短くなり水との接触時間が短く、湿度の減少が起こりやすい。流量と温湿度の関係を図5に示す。図5から明らかなように、経鼻カニューレ等では通常1〜5 l/minの低流量で使われるため、4 l/min以下の低流量で流す場合は、外気の湿度に近いので問題ない。

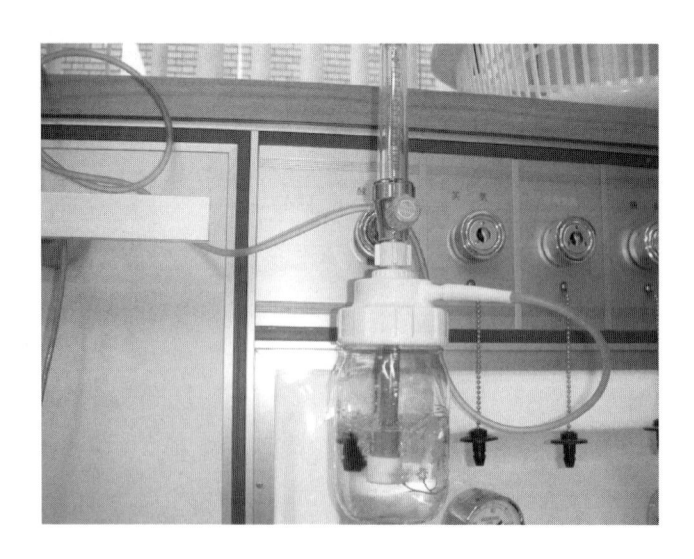

図4　加湿瓶

加湿瓶の温湿度

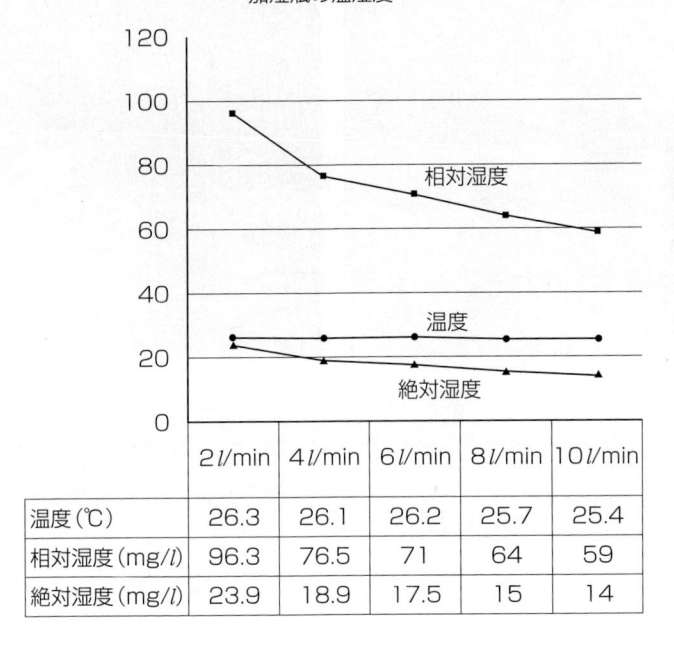

	2 l/min	4 l/min	6 l/min	8 l/min	10 l/min
温度(℃)	26.3	26.1	26.2	25.7	25.4
相対湿度(mg/l)	96.3	76.5	71	64	59
絶対湿度(mg/l)	23.9	18.9	17.5	15	14

図5　加湿瓶における酸素流量と温湿度の関係

b．ネブライザ

　ネブライザにはジェットネブライザと超音波ネブライザの二種類がある。水を粒子として吸入ガスに浮遊させる事により加湿させる。また薬剤（喀痰融解薬、喘息発作時等に使用する気管支拡張薬、副腎皮質ステロイド等）の気道内投与を目的に使用する場合にも用いられる。ネブライザによる薬剤投与は経静脈的投与よりメリットがある場合のみに行う。超音波ネブライザでは薬剤分子が強力な振動で分解される可能性があるため、薬剤投与を目的にした時はジェットネブライザを使用した方がよい。

1）ジェットネブライザ（図6）

　ジェットネブライザにはインスピロンに代表される酸素投与を目的に使用するものと、人工呼吸中に去痰薬等を投与する事を目的に使用するものの、二種類ある。インスピロンに代表されるジェットネブライザは、挿管中や気管切開患者には一般的に用いないが、Tピース等や気管切開用マスク等に使用する場合がある。特にTピースに接続する場合は下記のベンチュリの原理をよく理解しておかないと再呼吸や空気呼吸に陥る場合があるので、注意を要する。ネブライゼーションの原理は酸素を細管から流し、直角に位置した水分補給口の陰圧を利用して霧を発生させる事により細かい水滴を作る。粒子は比較的大きく、末梢気道までは届きにくい。ヒータ内蔵で加温出来るタイプもある。この場合はガスである水蒸気と水滴粒子が混在する。ジェットネブライザは、ベンチュリの原理を利用して酸素濃度を調整しているが、臨床現場では色々な状況で酸素濃度が変動する事があり、ベンチュリの原理について知っておく必要がある。配管からの

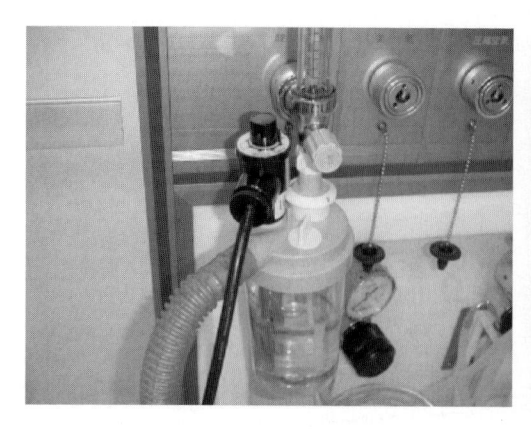

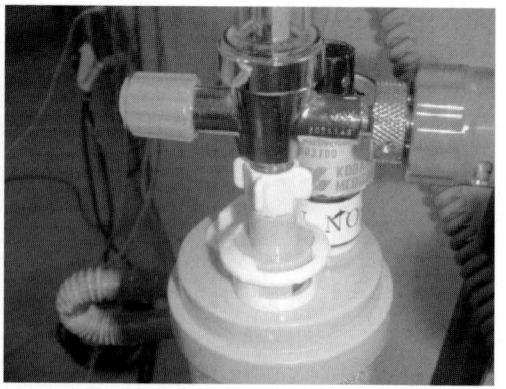

図6　ジェットネブライザ
右の空気吸い込み口から空気をベンチュリの原理で引き込み、酸素濃度を調整する。

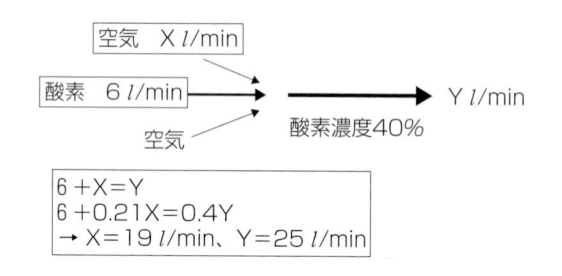

```
空気　X l/min
酸素　6 l/min　　　　　　　　　Y l/min
空気　　　　　酸素濃度40%

6＋X＝Y
6＋0.21X＝0.4Y
→ X＝19 l/min、Y＝25 l/min
```

図7　患者口元への流量計算例
細い管から酸素を勢いよく流すとガスの粘性によりまわりの空気を引き込んで、流量が増加する（ベンチュリの原理）。40％、6 l/min の設定では患者口元には25 l/min の量が流れる。

　100％酸素を利用して、患者の口元で酸素濃度を調整出来るような機種が広く使われているが、この原理は図6右のような空気吸い込み口からまわりの空気を引き込んで、その引き込み量の多寡により酸素濃度を調節している（図7）。患者の1回換気量が500 ml で吸気時間が2秒だとすると、図7の設定（6 l/min、40％）では2秒間に800 ml のガスを供給する（25,000 ml ÷ 60秒 × 2 ≒ 800 ml）ので十分であるが、100％、6 l/min の設定なら200 ml（6,000 ml ÷ 60秒 × 2）しか供給しないので、マスクのまわりから300 ml の空気を吸い込み酸素濃度は100％にはならない。
　またまわりの空気を引き込むため、回路内に結露水分が溜まると抵抗上昇により空気の引き込み量が減り、口元では酸素濃度が設定値より高くなったり、回路が閉塞すると酸素が空気取り込み口からリークし、酸素を投与しているつもりが、極端な場合は患者は空気呼吸になる。あるいは挿管患者のTピースに接続している場合は呼気の再呼吸が発生し空気以下の酸素濃度にもなり得る。したがってジェットネブライザ使用時には表2の点に十分留意する。人工呼吸回路に使用するネブライザもジェットネブライザの原理を利用している。

表2 ジェットネブライザ使用時の注意点

①酸素流量と設定酸素濃度により口元での流量が変化する。
②したがって、高濃度酸素ほど流量が低下し、マスク周囲からの空気が入り酸素濃度が不安定になる。
③回路内の結露水分を常に除去する。
④挿管患者のTピースに使用する場合は患者吸気時にTピース呼気口からも持続的に水蒸気が流出している事を確認（再呼吸していない事の証明）する事が大事である。

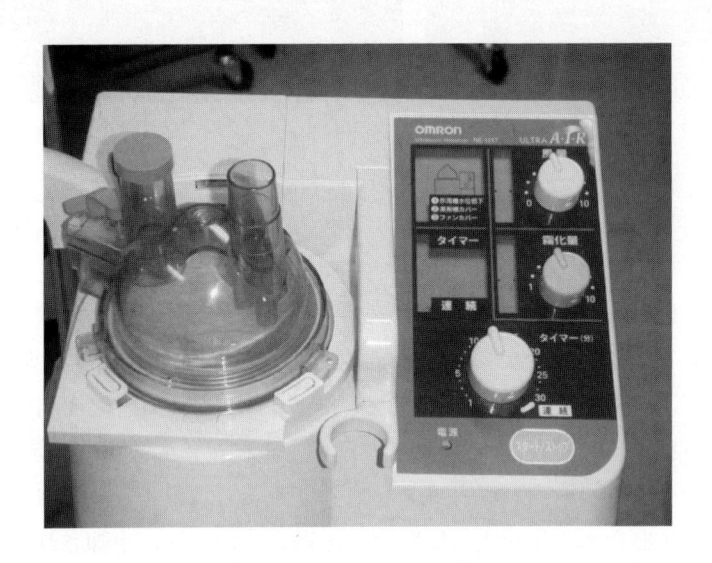

図8　超音波ネブライザ
流量、霧化量、タイマーが設定出来る。

2）超音波ネブライザ（図8）

　自然呼吸の患者の酸素マスク投与あるいは酸素ボックスや酸素テントに用いられる事が多い。気管切開患者には気管切開用マスクのみで使用可能である。薬液槽の下にある超音波発振器から発生させたエネルギーの振動子が数MHzで振動する事で水槽内の水を通して微粒子を発生させる。粒子が細かいために（0.5〜5μm）、末梢気道まで届く。そのためにネブライザによる薬剤投与には有効である。しかし、気道過敏性を持つ患者では、細気管支まで達した粒子が気管支れん縮を誘発する危険性が指摘されていたり[5]、超音波振動により薬液が分解して毒性を発生させる可能性もあるので注意が必要である。また貯水槽や薬液槽内の細菌汚染（セラチア等）が原因で気道感染を起こすこともあり、機械内部が複雑なものが多いので機械の清掃、乾燥、消毒等のメンテナンスはメーカー指定の方法できちんと行う事が肝要である。

c．加温加湿器（図9）

　主に挿管患者や気管切開患者の人工呼吸器用の加湿器であるが、自然呼吸患者にも使

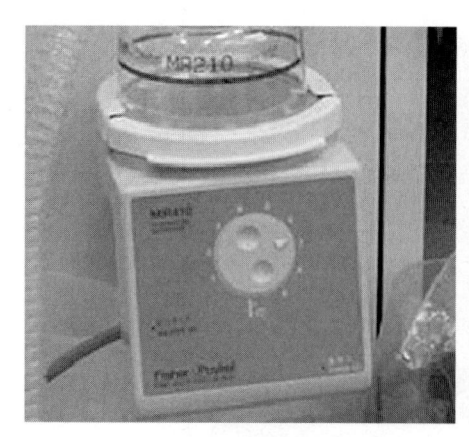

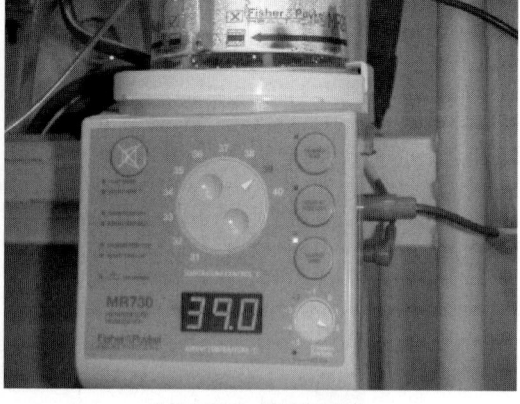

MR410（熱線なし）　　　　　　　MR730（熱線入り）

図9 加温加湿器MR410（熱線なし）とMR730（回路内熱線入り）

用可能である。回路内に熱線（ホースヒータ）のあるものとないものがある。ここでは代表的なFisher & Pykel社製の熱線なし加温加湿器MR410と熱線入り加温加湿器MR730を例にあげて説明する。熱線なし加温加湿器のMR410の温度制御は加温板の温度を加温調節目盛り（1～9）で制御しているのみで、具体的な温度設定目盛りはない。この熱せられたチャンバー内に吸入ガスを流して患者に供給する。熱線なしの加湿器はチャンバーで発生した水蒸気が吸気回路内を通過していく間に冷却され、結露し、患者に到達した時には水蒸気量が結露の量だけ少なくなっているはずである。そのため絶対湿度は低下しているが、相対湿度は絶対湿度に比較して高い（図10）。図10からMR410を使用する時はダイヤル9が望ましいが、人工呼吸器の設定によっては7以上でもよい。後述するように患者口元近くでの回路内結露が必須である。結露しているという事は相対湿度が100％であるという事の証明である[1]～[4]。回路内に熱線が入っていないために回路内に水が溜まりやすく、水の廃棄のための手間が多くなるが、その手間を省くためにダイヤルを低く設定すると、図1のような分泌物の固形化が起こりやすい。繰り返すが患者口元近くでの回路内結露が必須である。

　熱線入り加温加湿器MR730は、熱線なし加温加湿器の回路内の過剰な結露や絶対湿度の低下等の欠点を補うために開発された。MR730の温度制御はデュアルサーボ方式であり、加湿チャンバー出口温（チャンバー温）と患者口元温（口元温）の2ヵ所で温度を制御している（図11）。加湿器の温度設定値ダイヤルは口元温の設定温度である。チャンバー温は口元温に対する相対温度である。例えば37℃、－2の設定では口元温37℃、チャンバー温35℃となる。すなわちチャンバーで35℃まで加熱加湿し、吸気回路内で熱線により2℃熱する。逆に37℃、＋2の設定ではチャンバーで39℃まで加熱加湿し、口元温で37℃になるように熱線を制御する。熱線入り加温加湿器は吸気回路内に熱線を入れる事により吸気回路内を温めるため、結露を防止して絶対湿度を高く保

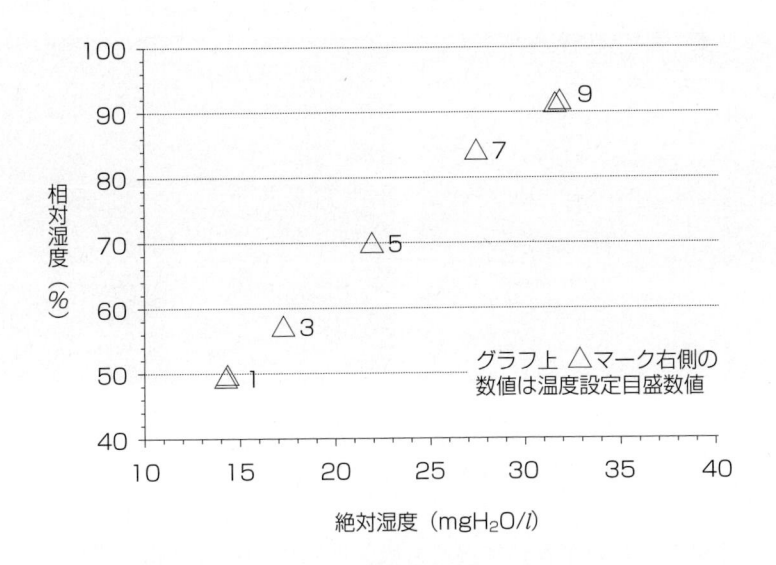

図10 熱線なし加温加湿器の流量と温湿度の関係
30 l/minの流量を流して測定した。

（官川 響，宮尾秀樹，高田稔和ほか：気管チューブ内腔への吸気ガス湿度の影響．埼玉医科大学雑誌 28：89〜94，2002より引用，一部改変）

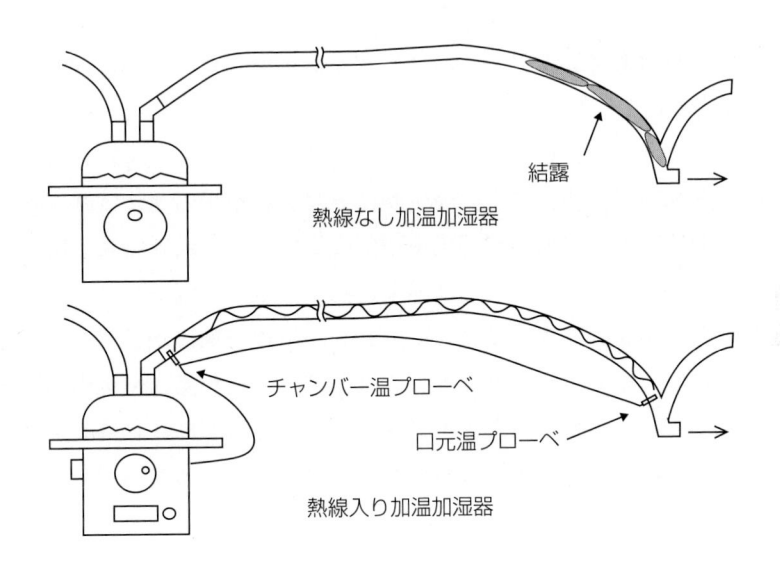

図11 熱線入り加温加湿器の温度制御プローベの位置

つ事が出来る。Fisher & Pykel社は39℃、-2の設定（口元温39℃、チャンバー温37℃）を推奨している。しかし、回路内の熱線を加熱しすぎると相対湿度の低下（回路内の乾燥）が起こり、気管チューブ内分泌物の乾燥を起こす危険がある。著者らは39℃、+2の設定（図9参照；口元温39℃、チャンバー温41℃）で使用している。加湿器から患者の気管に到達するまでに（Yピース部から気管チューブ内で）3〜5℃の温度低下が起こる。

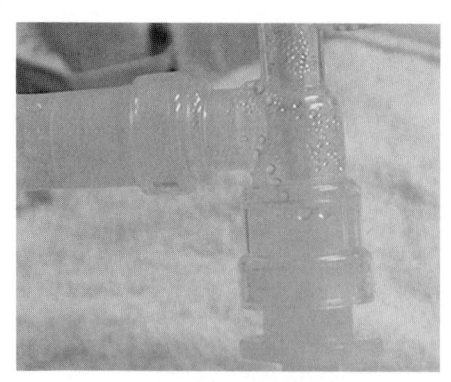

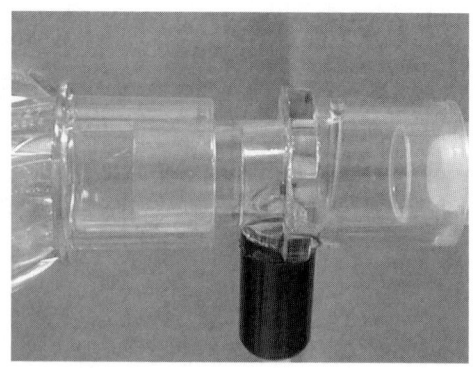

図12 気管チューブとの接続部
回路の結露（左）は必須条件。回路内に結露がないと危険（右）。

熱線なし、熱線ありのいずれの加湿器も吸気回路中の結露は相対湿度100％の証明であり、回路内の結露は図1のような気管チューブ内の分泌物の固形化を起こさないために必須の条件である（図12）。

d．人工鼻

挿管患者や気管切開患者等上気道にバイパスがある場合には、加温加湿器以外の加湿方法として人工鼻がある。人工鼻はYピースと気管チューブの間に装着する事により使用する。内部構造は、繊維、紙、スポンジ等で出来ている。人工鼻は呼気中の熱や水分を人工鼻内の吸湿性物質に蓄え、次の吸気時にそれを利用する事により、吸入気ガスを加湿加温する。機種によって加温加湿効率や気流抵抗、機械的死腔量、除菌フィルタ機能の有無等の違いがある。利点としては感染防御、小型で安価なディスポーザブル製品であり、電源や大きな装置等使用に際して調整等の煩雑な操作が必要ない。何より手軽に扱える点が最大の利点である。欠点としては粘稠な気道分泌物や気管内出血による人工鼻の呼吸抵抗の上昇、死腔の増大、ネブライザとの併用不可、金属製気管切開カニューレやカフなしの気管チューブ使用時の加湿不足等がある。加温加湿器と人工鼻の比較を表3に示す。積極的な加熱をしないために相対湿度は高いが、絶対湿度の低下が問題である。中・長期人工呼吸管理には勧められない。

表3 人工鼻と加温加湿器の比較

起こり得る副作用・注意点	加温加湿器	人工鼻
細菌汚染	＋	±
加湿不足	＋	＋＋
喀痰粘稠化・固形化	－〜＋＋（設定不良時）	＋＋
うつ熱	＋	－
死腔増加	－	＋
抵抗増加	－	＋

参考文献

1) Miyao H, Hirokawa T, Miyasaka K, et al：Relative humidity, not absolute. humidity is of great importance when using a humidifier with a heating wire. Crit Care Med 20：674〜679, 1992
2) Miyao H, Miyasaka K, Hirokawa T, et al：Consideration of the International Standard for Airway Humidification Using Simulated Secretions in an Artificial Airway. Respiratory Care 41：43〜49, 1996
3) 宮尾秀樹：加温加湿器は乾燥器？ LiSA 2：40〜45, 1995
4) 官川 響, 宮尾秀樹, 片山顕徳ほか：人工呼吸中の加温加湿について. 相対湿度の重要性. 臨床呼吸生理 27：13〜18, 1995
5) Cheney FW Jr, Butler J：The effects of ultra-sonically-produced aerosols on airway resistance in man. Anesthesiology 29：1099〜1106, 1968
6) Branson RD：Humidification of Inspired Gases during Mechanical Ventilation. Respir Care 38：461〜768, 1993
7) 官川 響, 宮尾秀樹, 高田稔和ほか：気管チューブ内腔への吸気ガス湿度の影響. 埼玉医科大学雑誌 28：89〜94, 2002

4-4　気道確保

（1）気道確保とは

　気道とは口・鼻-咽頭-喉頭-気管-気管支-肺胞までで、呼吸のためのガスの通路である。気道を確保するという事はこのガスの通路が閉塞されないようにする事である。気道確保は救急蘇生や一時的に用いられる上気道の用手やエアウエー・ラリンジアルマスクエアウエーによるものと、短・長時間の陽圧換気人工呼吸を必要とする患者の大部分に用いられる人工気道によるものに分ける事が出来る。

（2）上気道用手確保：トリプルマニューバ（図1）

　意識障害患者等で舌根部が沈下して上気道を閉塞する場合の気道開通法である。
　①頭部後屈（head tilt）
　②下顎挙上（jaw lift）
　③下顎前推（jaw thrust maneuver）
　以上三種の方法の組み合わせをtriple maneuverといい、『心肺蘇生法ガイドライン2000』では医療従事者は習熟を勧められ、下顎前推は頭部後屈が禁忌の頸椎損傷患者で有用とされる。

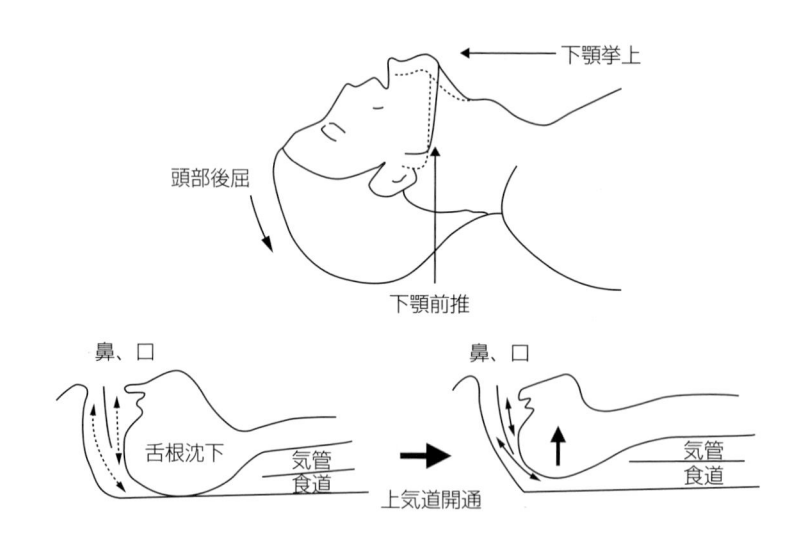

図1　トリプルマニューバ
トリプルマニューバで舌根沈下により閉塞していた上気道が、舌根部が上がったため開通し呼吸可能となった。

（謝　宗安：入門・呼吸療法．4呼吸療法．4-1目的と手段．沼田克雄編．克誠堂出版，p66，1992より引用，一部改変）

（3）人工気道の適応

気管チューブのような人工気道留置は以下の状況で必要となる。
①誤嚥の可能性：咽頭反射消失による胃内容物誤嚥
②上気道閉塞：意識障害・全身麻酔時の舌根沈下や熱傷、浮腫、腫瘍による閉塞
③人工呼吸器の使用：肺胞低換気症例や高気道内圧を必要とする場合
④気道内分泌物吸引：気道管理

（4）人工気道の種類（図2）

人工気道の種類は経路と方法から分けると表1のようになる。人工気道が喉頭を通過するか否かで大きく経喉頭的と非経喉頭的に分けられる。経喉頭気管挿管はさらに経路から経口、経鼻に分類される。非経喉頭的方法は経路から輪状甲状膜切開と気管切開に分け、それぞれを方法から分類すると外科的と経皮的方法に分かれる。また気管切開を部位的に分けると高位、中位、低位に分かれる。これらを図示すると図3、4のようになる。またそれぞれの人工気道の特徴を表1に示した。これらの人工気道は適応症、必要期間、禁忌等により選択される。

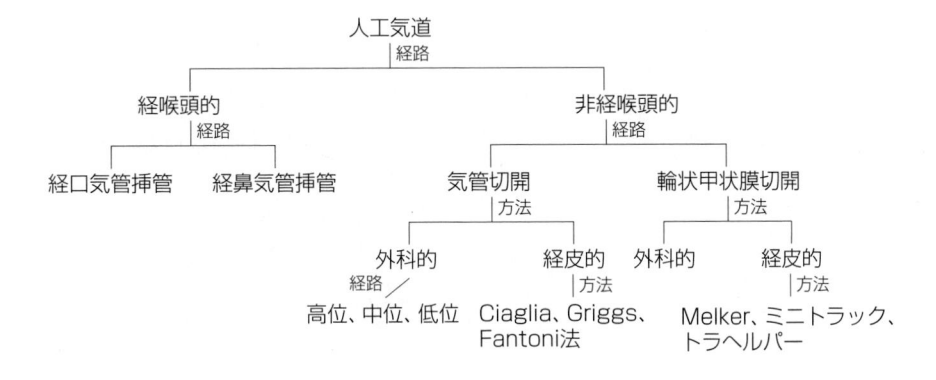

```
                         人工気道
                          │経路
              ┌────────────┴────────────┐
           経喉頭的                   非経喉頭的
            │経路                       │経路
       ┌────┴────┐              ┌──────┴──────┐
    経口気管挿管 経鼻気管挿管    気管切開         輪状甲状膜切開
                                 │方法              │方法
                              ┌──┴──┐          ┌──┴──┐
                            外科的  経皮的       外科的  経皮的
                             │経路   │方法        │方法   │方法
                          高位、中位、低位 Ciaglia、Griggs、  Melker、ミニトラック、
                                         Fantoni法           トラヘルパー
```

図2　人工気道の分類

表1　人工気道の特徴

	経口挿管	経鼻挿管	輪状甲状膜切開	気管切開
適応	短期間、緊急	中期間？	短期間、CVCI	長期間
患者苦痛	苦痛大	苦痛中	苦痛小	苦痛小
気管管理	中	難	易	易
固定	難	中	易	易
確保までの時間	短	中	中	長
合併症	喉頭障害	喉頭障害 副鼻腔炎	声の変化 声門下狭窄	気管狭窄

CVCI：cannot ventilate cannot intubate

図3 経喉頭気管挿管（経口）

（謝　宗安：入門・呼吸療法．4呼吸療法．4-1目的と手段．沼田克雄編．克誠堂出版，p68，1992より引用，一部改変）

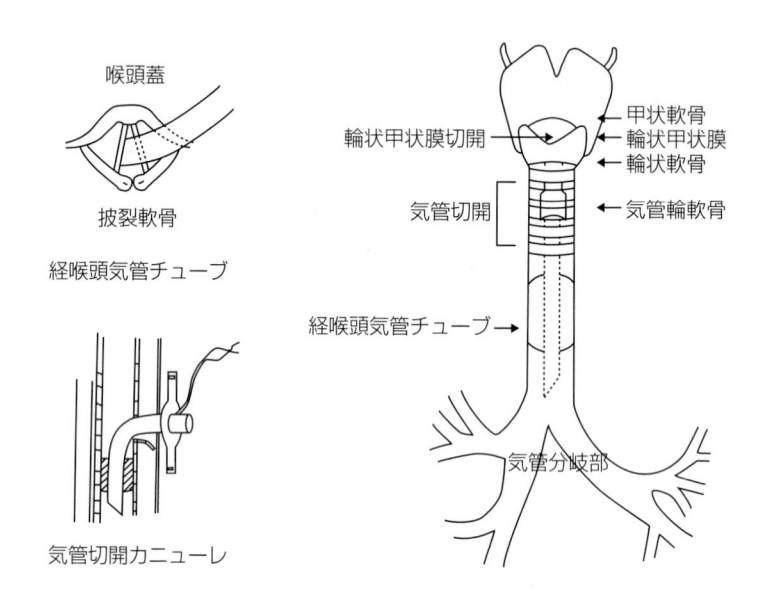

図4 人工気道の種類

（謝　宗安：入門・呼吸療法．4呼吸療法．4-1目的と手段．沼田克雄編．克誠堂出版，p67，71，82，1992より引用，一部改変）

（5）経喉頭気管挿管（図3）

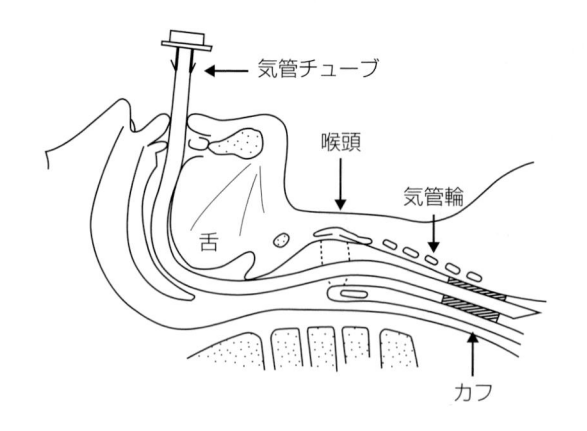

　経喉頭気管挿管はその経路により経口と経鼻気管挿管がある。経口気管挿管は最も一般的で迅速に行える方法である。図3が経口的に挿管された気管チューブの模式図であるが、気管チューブのカフをふくらませば陽圧換気時のガスの漏れと誤嚥を防ぐ事が出来る。また従来、日単位の短期人工気道確保には経口気管挿管、週単位の長期気道確保には、快適さ、固定性等から経鼻気管挿管が勧められていた。しかし、経鼻気管挿管患

者では、気管チューブの固定は良いが内径が細くて長いため気道抵抗が増加し、自発呼吸時の呼吸仕事量が増加する。またその経路から感染性副鼻腔炎の発症頻度が高い等の報告があり、経鼻挿管を避ける施設も多い。

a．経喉頭気管挿管の合併症

経喉頭気管挿管の問題点は気管チューブによる喉頭障害で留置期間が長期になればなるほど多いと考えられている。現在までのところ経喉頭気管挿管の使用可能な期間について定説はないが、一般的には10日～3週間程度が限界と考えられている[1]。急性期の抜管後合併症は経喉頭気管チューブ抜管後24時間以内に起こる合併症で気道閉塞、声門不全、嗄声等があり、数％の患者で大きな合併症が起こるとされている。慢性期の抜管後合併症は長期挿管で披裂軟骨脱臼、声帯麻痺等の喉頭不全が多く、声門・声門下狭窄、喉頭狭窄は抜管数週間後から発症するが、確実な頻度は不明である。

b．経口気管挿管の実際

喉頭鏡を使用し直視下に行う方法が一般的であるがそれ以外にFastrack法（図5）、ファイバースコープをガイドにする方法がある。ここでは喉頭鏡を使用した方法について述べる。

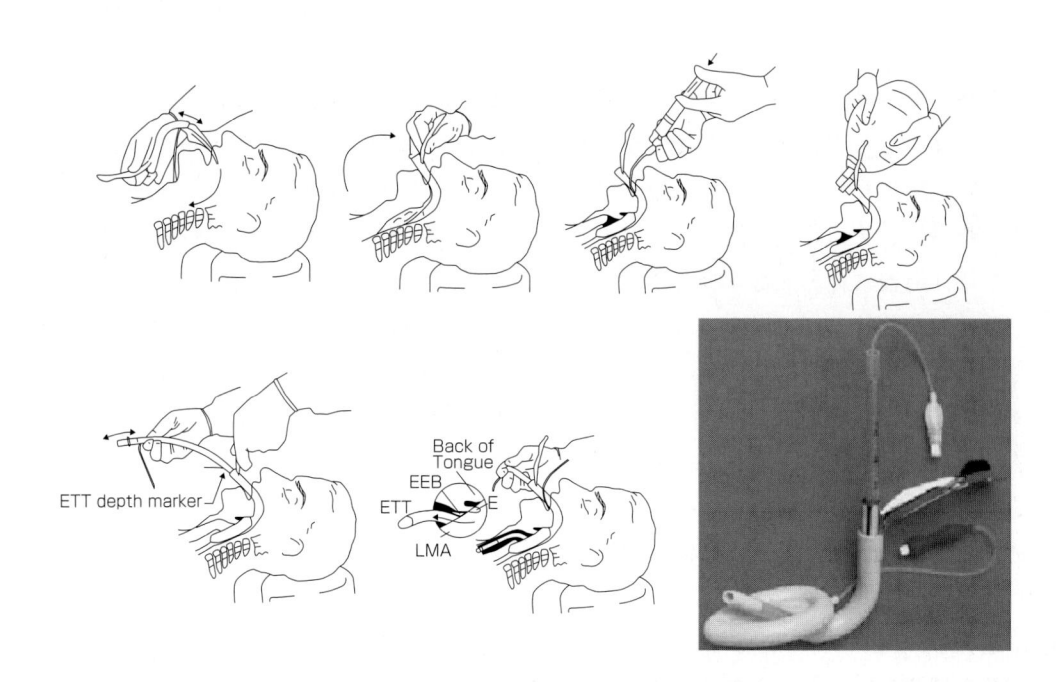

図5 ファストラック法による気管挿管
E：epiglottis、EEB：epiglottis elevating bar、LMA：LMA-Fastrach®、EET：endotracheal tube

（The LARYNGEL MASK company Ltd.ホームページ：http://www.lmaco.com/）

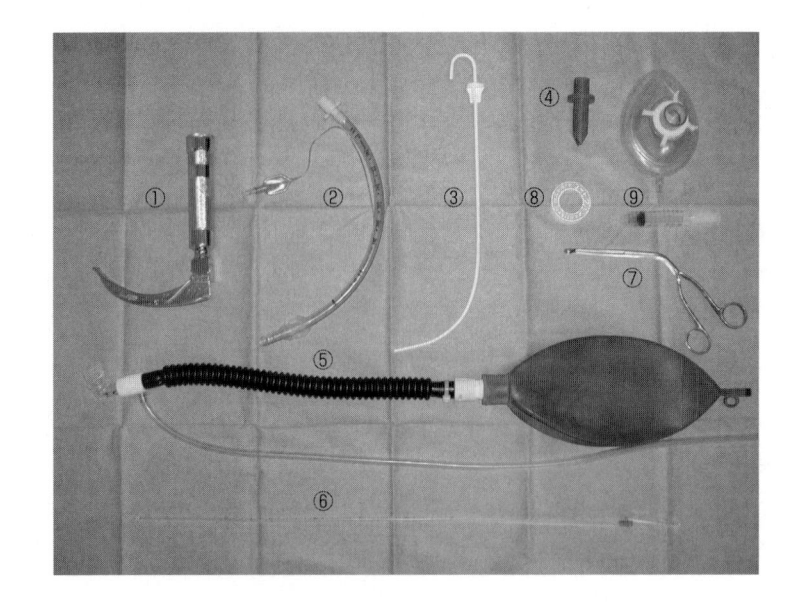

図6　気管挿管に必要な器具
①喉頭鏡マッキントッシュ、②気管チューブ、③スタイレット、④バイトブロック、⑤ジャクソンリース、⑥吸引カテーテル、⑦マギール鉗子、⑧固定絆創膏、⑨カフ用注射器

　喉頭鏡を使用した通常の気管挿管に必要な物品（図6）は次の通りである。①喉頭鏡は通常成人では弯曲したマッキントッシュ型のブレード、②気管チューブは通常内径IDが男性7.5〜8.0 mm、女性7.0〜7.5 mm程度のサイズ、③スタイレットはチューブに入れ弯曲をつけ挿入しやすくする金属、またはプラスチック製の針金状のもの、④バイトブロックは気管チューブが歯でかまれて閉塞されるのを防止し、チューブの固定にも使用、⑤陽圧換気を行うためのマスク、ジャクソンリース回路、アンビューバッグ®または麻酔器とその呼吸回路、⑥吸引カテーテル、⑦マギール鉗子、⑧固定用絆創膏、⑨カフ用注射器は経鼻で行う場合に必要である。

　手技は緊急的に行う場合以外で患者の意識が清明な場合は一般的に鎮静、筋弛緩薬投与下に行う方が愛護的である。患者の頭側に立ち、薬剤の投与による呼吸停止後マスクで陽圧換気を行い、成人では右手第1指を下顎犬歯または小臼歯、また第2指は上顎の歯にかけ、指をクロスさせて開口する。次に喉頭鏡のハンドルを左手で持ち、ブレードを右口角より挿入し、舌を圧排しながら進め、ブレード先端を喉頭蓋直上から根部に進め、上方に引き上げると声門が直視出来る。声門確認後気管チューブを右手に持ち右口角から挿入し、気管チューブが声門を通過した時にスタイレットを抜去し、カフが声門を越え2 cm程度進んだ点で固定してカフを直ちにふくらませ、陽圧換気を行う。気管挿管の確認は胸のふくらみ、左右の聴診、呼気中の二酸化炭素の確認による。通常男性で門歯から22〜24 cm、女性で21〜23 cm程度の深さである。

　胃内容充満やイレウス等で嘔吐の危険性がある場合、ショックで循環動態が非常に悪い場合の鎮静薬、筋弛緩薬投与は誤嚥の危険性、血圧低下、心停止等発生の可能性があ

るため意識下に気管挿管を行う。また開口障害、頸椎損傷、挿管困難が予測される患者ではFastrack法（図5）や気管支ファイバースコープをガイドに用いて行う。

（6）非経喉頭気道確保

a．輪状甲状膜切開（図7）

　輪状甲状膜切開の適応は①緊急時の気道確保[8)9)]、②気道管理で喀痰吸引等のための二つとされ、経皮的と外科的方法がある。輪状甲状膜は解剖学的に気道が最も表層近くに位置する所で、広さは$2.9 cm^2$あり[10)]、血管もなく切開手技が簡単で安全な事から換気不能、経喉頭的気管挿管不能（can not ventilate can not intubate：CVCI）患者での緊急気道確保の第一選択とされ[8)9)]、経皮的輪状甲状膜切開も市販のMelker緊急輪状甲状膜切開セット等を用いて容易に行えるが、カニューレにカフのついたものは輸入されていない。

　輪状甲状膜切開の人工気道としての使用は、声門下狭窄が高頻度で発症すると報告されて以来[11)]、緊急の場合以外は禁忌とされてきた。しかし、外科的輪状甲状膜切開後患者で7〜30日以上の気管カニューレが留置されても声門下狭窄の発生は数％との報告もあり[12)]一般に考えられているほど声門下狭窄はみられないと考えられるようになってきた[13)]。長期気道管理への使用に関しては未だ議論のあるところであるが[14)]、現時点では緊急時の気道確保以外一般的な方法として認知はされていないと考える方がよい。またミニトラック、トラヘルパー等細径の経皮的輪状甲状膜穿刺キットは気管分泌物除去、気道浄化に使用されている。また細径のカニューレを用いたジェット換気の報告も多いが圧外傷発生の危険性が高く、よく知られている割には実用的ではないと思われる。

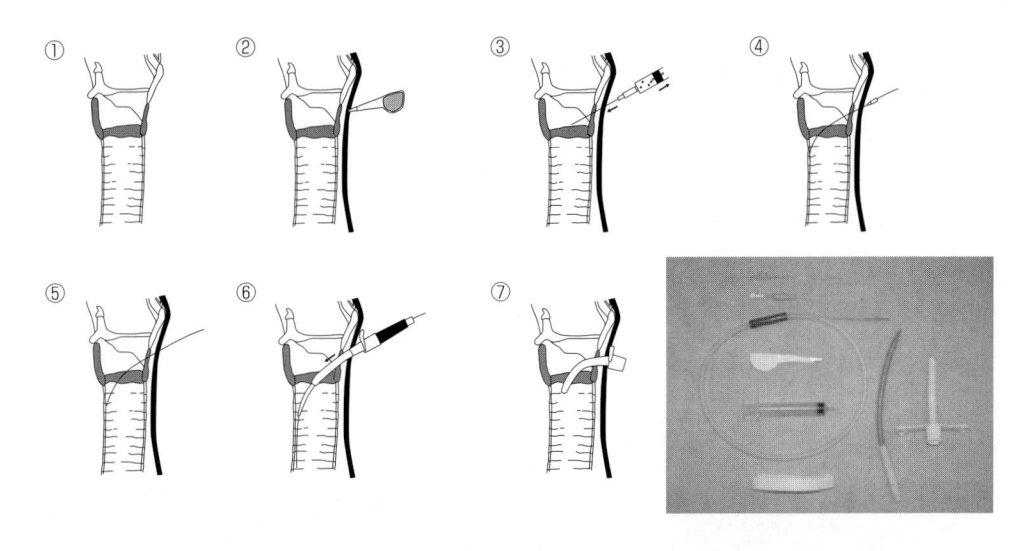

図7　Melker 経皮的輪状甲状膜切開（Cook Critical Care 社マニュアル改変）

b．気管切開（図4、8）

手技的には外科的気管切開と経皮的気管切開[2]がある。従来は外科的方法が一般的であったが近年、経皮的気管切開法が普及してきた。手技に関した合併症は経皮的方法に多く、術後後期合併症は外科的気管切開に多く[3]〜[5]1万回当たりに換算した合併症の頻度を表に示した（表2、3）。

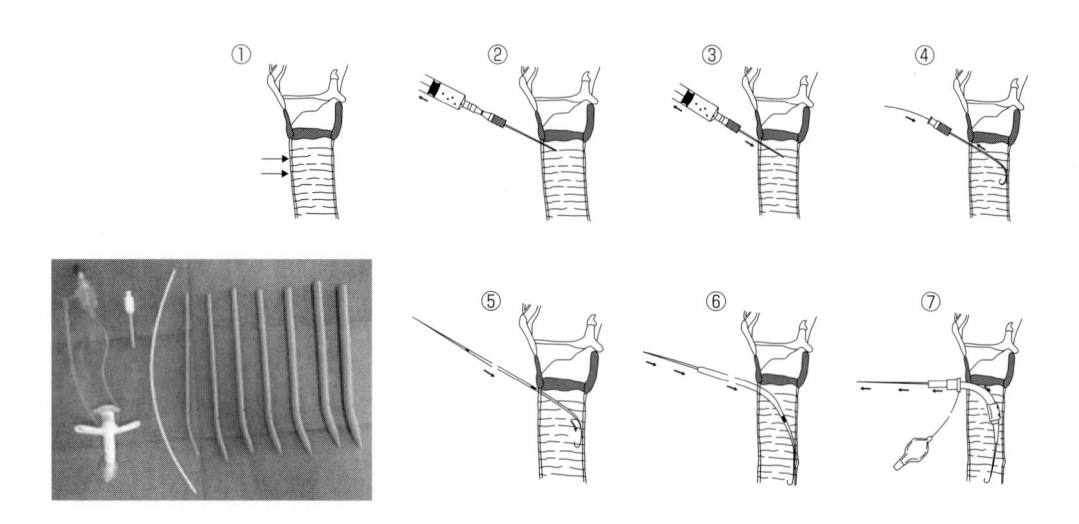

図8 Ciaglia PDT法（Cook Critical Care社マニュアル改変）
穿刺部位は第1〜3気管輪間からの穿刺が望ましく、マルチダイレータによる方法とブルーライノダイレータによる方法がある。

表2 外科的気管切開と経皮的気管切開―周術期合併症―

	外科的気管切開		経皮的気管切開
重　症	86	<	149
死亡	3	<	44
心肺停止	6	<	33
気胸	74		66
気縦隔	3		6
中等症	46	<	254
酸素飽和度低下・低血圧	23	<	77
気管後壁損傷	6	<	50
異所留置	17		44
外科的方法へ変更	NA		83
軽　症	179	<	628
出血	142		143
留置困難	6	<	220
誤挿入	11	<	160
皮下気腫	20	<	105
合　計	311	<	1031

（Dulguerov P, Gysin C, Perneger TV, et al：Percutaneous or surgical tracheostomy. a meta-analysis. Crit Care Med 27：1617, 1999より引用）

表3　外科的気管切開と経皮的気管切開―後期合併症―

	外科的気管切開		経皮的気管切開
重　症	256		278
死亡	14	<	11
気管食道瘻	0		17
縦隔洞炎	0		0
敗血症	6		6
気管内出血	71	>	39
気胸	0	<	17
カニューレ閉塞	48		39
カニューレ移動	91		50
気管狭窄	26	<	99
中等症	146	>	78
肺炎	131	>	0
無気肺	3		6
誤嚥	9		0
気管軟骨病変	3	<	72
軽　症	561	>	342
外出血	253		193
創感染	271	<	99
気管炎	23		39
合　計	963	>	698

(Dulguerov P, Gysin C, Perneger TV, et al：Percutaneous or surgical tracheostomy. a meta-analysis. Crit Care Med 27：1617, 1999 より引用)

　経皮的方法の主なものはCiaglia法、Griggs法、Fantoni法が紹介されているが、Ciaglia法（図7）は基本的には第1～3気管輪の間で経皮的に穿刺し、Seldinger法で行うものであるが、それ以外の方法と比べると、出血等手技に関した合併症は少なく、内視鏡下で穿刺部位の確認を行いながら施行するとさらに減少する。Ciaglia法と外科的気管切開を比較すると、前者の優位性が報告され、特に気管狭窄の発症が稀であるとされる。これは気管軟骨欠損が少なく、気管周辺の組織剥離があまり行われないため、気管の栄養組織が温存されるためと考えられる[6)7)]。

　外科的方法は甲状腺狭部から高・中・低位で部位別に分け、上は第2気輪軟骨より下甲状腺狭部より上で、中は甲状腺狭部で、下はそれ以下でそれぞれ行われ、通常永久気管孔に使用される事が多い。気管の切開孔は逆U字型が多く用いられる。

　経喉頭気管挿管ではチューブの違和感、煩雑な管理、喉頭等局所組織障害、気道抵抗が大きい等の弊害があるため、人工気道の留置期間が長期化する場合は気管切開が選択される。気管切開の適切な時期に関する明確なガイドラインはないが、通常2～3週間以上人工気道が必要と予測される症例で出血傾向、局所感染、患者の快適性、気道管理の容易さ等も考慮し、個々の症例で時期を決定する。気管切開により、気道抵抗、自発呼吸仕事量、auto-PEEP低下、気管吸引の容易さ等の利点もみられ、気管切開で人工

呼吸からの離脱が促進する場合もある。また気管切開の欠点は切開孔での気管狭窄、切開孔の感染と近隣組織への波及、出血等手技上の合併症がある。

(7) 人工気道の管理上の合併症予防

人工気道の管理では人工気道による合併症の発症予防が重要である。

a．固定、位置

経口気管チューブは過度の圧迫で口唇や舌に潰瘍等を形成するため注意が必要である。経鼻挿管時は鼻翼部の壊死や副鼻腔炎が発症しやすいとの報告があり、チェックが必要とされる。気管チューブの位置は長期人工呼吸を行う場合では胸部X線写真で確認するが、気管チューブ先端は気管分岐部上2～6cmが適正とされる。

b．カフ圧

上気道内容の誤嚥を防ぐ、陽圧換気時のエアリークを防ぐ、気管粘膜虚血を生じない等が適正カフ圧の条件である[15]。気管粘膜虚血を防ぐためには内視鏡所見からは30 cmH_2O 以下が勧められるが、患者が低血圧である場合には気管粘膜虚血が生じるため[16]、低圧高コンプライアンスカフの場合は通常18～25 cmH_2O の圧が適正とされる[17]。いずれにしてもカフ圧計によるチェックが必要である。カフ漏れの原因にはチューブサイズが細い、カフ損傷、気管拡張、経喉頭的気管チューブではカフの声門上留置等である。

c．人工呼吸関連肺炎 (ventilator-associated pneumonia：VAP)

人工呼吸中の患者は肺炎にかかりやすく、気管チューブカフ周囲からの分泌物誤嚥が原因の一つとされる。したがって、口腔内ケアが必要である。

d．人工気道の吸引、気道加湿、生理食塩水注入

咽頭、気管内分泌物の吸引、生理食塩水注入が気管チューブのバイオフィルム脱落を生じ、肺炎発症の原因となる可能性がある。このため十分な加湿を行い、生理食塩水や半生理食塩水注入によるトイレッティングはエビデンスが明確でないため、個々の患者で検討する。

e．気管チューブの交換

気管チューブ閉塞、カフ漏れ、ルート（経口、経鼻）の変更等で行われ、チューブチェンジャを用いる事もある。気管チューブ交換後、必ず気管挿管時と同様、呼吸音、胸の動き、呼気二酸化炭素等の確認を行う。

f．気管切開カニューレの交換

1週間以内の早期交換は皮膚からの経路が完成していないためガイドを準備して行う。特に経皮的に行ったものではダイレータ等を気管切開カニューレより挿入し、これをガイドにして交換する。交換後は気管挿管時と同様に必ず気管内にある事を確認する。

（8）人工気道の抜去

人工呼吸器から離脱し、上気道閉塞がなく、気道分泌物が減少し、その上十分な咳嗽力があれば人工気道を抜去出来る。喀痰量が多く、咳嗽力にのみ問題が残る場合は小気管切開としてミニトラックやトラヘルパー等喀痰吸引のため輪状甲状膜穿刺を行う事がある。また経喉頭気管挿管が長期に及んだ場合、喉頭機能障害が出現するが数週間以内に改善する事が多い。したがって、この間は誤燕の可能性があるため経口摂取を行わず、経管または非経口的栄養投与を行う。

気管切開患者では人工呼吸器離脱後、自発呼吸が可能になれば一方向弁つきスピーキングチューブを用いると吸気は気管切開口から行われるが、呼気は喉頭を経由して呼出されるため発声可能となる。また気管カニューレ抜去前にカフなし気管切開カニューレを用いて経過観察後に抜去すると安全である。

参考文献

1）Plammer AL, Gracy DR：Consensus conference on artificial airway in patients receiving mechanical ventilation. Chest 96：178〜180, 1989
2）野口隆之ほか：麻酔科医にとってのSurgical Airway．経皮的輪状甲状膜切開，気管切開．臨床麻酔 24：163, 2000
3）Dulguerov P, Gysin C, Perneger TV, et al：Percutaneous or surgical tracheostomy. a meta-analysis. Crit Care Med 27：1617, 1999
4）Holdgaard HO, et al：Percutaneous dilatational tracheostomy versus conventional surgical tracheostomy. a clinical randomized study. Acta Anaesthesiol Scand 42：545, 1998
5）Van Heurn LW, et al：Late complications of percutaneous dilatational tracheostomy. Chest 110：1572, 1996
6）Walz MK, et al：Tracheal lesion caused by percutaneous dilatational tracheostomy. a clinico-pathological study. Intensive Care Med 25：102, 1999
7）Friedman Y, et al：Bedside percutaneous tracheostomy in critically ill patients. Chest 104：532, 1993
8）Jenkins K：Management choice for the difficult airway by anesthesiologist in Canada. Can J Anesth 49：850〜856, 2002
9）Mori M, Fujimoto J, Iwasaka H, Noguchi T：Emergency percutaneous dilatational cricothyroidotomy after failed intubation. Anaesthesia and Intensive Care 30：101〜102, 2002

10) Caparosa RJ：Practical aspects of the cricothyroid space. Laryngoscope 66：577〜591, 1956
11) Jacson C：High tracheotomy and other errors. The chief causes of chronic laryngeal stenosis. Surg Gynecol Obstet 32：392〜398, 1921
12) Brantigan CO, Grow JB Sr：Cricothyrodotomy. Elective use in respiratory problems requiring tracheotomy. J Thorac Cardiovasc Surg 71：72〜81, 1976
13) Holst M, Hedenstierna G, Kumlien JA, et al：Five years experiance of coniotomy. Intensive Care Med 11：202〜206, 1985
14) O'Connor JV, Reddy K, Ergin MA, et al：Cricothyroidotomy for prolonged ventilatory support after cardiac surgery. Ann Thorac Surg 39：353〜354, 1985
15) 森　正和，水谷明男，野口隆之ほか：人工気道の管理．ICUとCCU 24：551〜557, 2000
16) Seegobin RD, van Hasselt GL：Endotracheal cuff pressure and tracheal mucosal blood flow. endscopic study of effects of four large volume cuff. Br Med J 288：965, 1984
17) Bunegin L, Albin MS, Smith RB：Canine tracheal blood flow after endotracheal tube cuff inflation during normotension and hypotension. Anesth Analg 76：1083, 1993
18) 沼田克雄編：入門・呼吸療法．克誠堂出版，1992
19) The LARYNGEL MASK company Ltd. ホームページ：http://www.lmaco.com/

4-5 人工呼吸

(1) 人工呼吸とは

現在行われている人工呼吸法は、何らかの方法によりガスを患者の気道に圧入させるものである。

a．自発呼吸と人工呼吸との違い

1）自発呼吸の概略

安静呼吸では換気量の大部分は横隔膜の運動によって得られる。弛緩した横隔膜はドーム様の形態であるが、収縮するとその位置が腹側へと移動し、胸腔の容積は増大する。閉鎖腔であるため胸腔内圧の陰圧度が強くなり、胸腔内に存在する肺は周囲から引っ張られて拡張し、肺胞内圧が大気圧より低下する。そのため、空気が鼻腔および口腔から流入し、吸気となる。

次いで、収縮していた横隔膜が弛緩して胸腔容積が減少すると、胸腔内圧が上昇するため肺は周囲から圧迫され、肺胞および気道内に存在していたガスが呼出され、呼気となる。このように安静時の自発呼吸では、呼気はあくまでも受動的になされている。いずれにせよ、自発呼吸では胸腔内圧は常に陰圧であり、肺胞内圧も呼気時に多少陽圧になる以外は、低く推移している（図1）。

自発呼吸では吸気時に胸腔内圧が低下するため右房圧が減少し、静脈系における中枢と末梢との圧較差が拡大する（吸気時に中心静脈圧が低下する）。以上の機序によって自発呼吸は静脈還流を促進し、その結果心拍出量を増大する。

2）機械的陽圧換気

現在行っている人工呼吸の主流である機械的陽圧換気では、気道内へガスを圧入して肺を内部から押し拡げる事により吸気ガスは各肺胞へ至る。したがって、吸気時には気道から肺胞へと強制的にガスが送気され、胸腔が拡大するため胸腔内圧と肺胞内圧の両

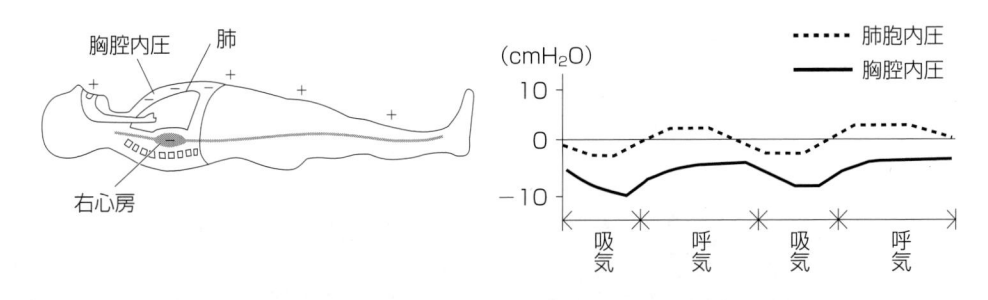

図1 自発呼吸の吸気と呼気相における肺胞と胸腔内圧の推移

者は気道内圧に平行して陽圧になる（図2）。このように人工呼吸下では、肺胞内圧および胸腔内圧は吸気時に陽圧で推移しており（胸腔内圧は吸気の後半に陽圧となる）、吸気時にそれらの圧の陰圧度を強める自発呼吸とは全く異なり、非生理的である。しかし、人工呼吸時も呼気は自発呼吸と同様に胸郭と肺のコンプライアンス（縮まろうとする力）によってなされ、人工呼吸器による積極的なガスの排出操作は行われない。

3）陽圧換気の影響

前述のように、陽圧換気下では静脈還流が阻害されて心拍出量は減少する。それ以外にも、図3に示したように多彩な機序により人工呼吸中の循環動態は抑制される。また、表1に示したようにガス交換も人工呼吸は自発呼吸より劣る（健常人において自発呼吸と人工呼吸を比較した場合）。

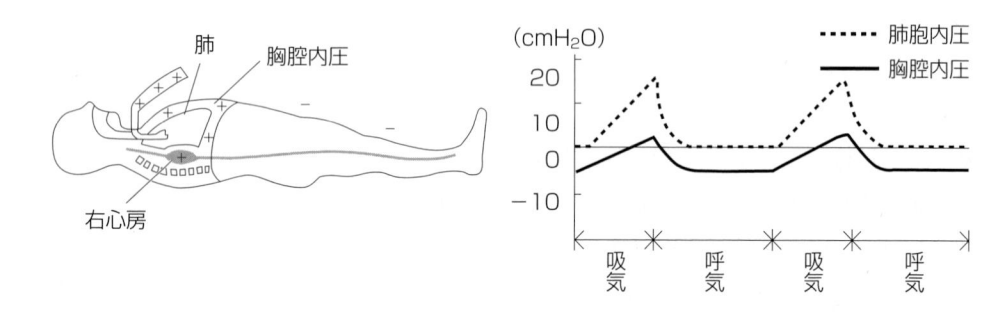

図2 人工呼吸中の胸腔内圧と肺胞内圧の推移

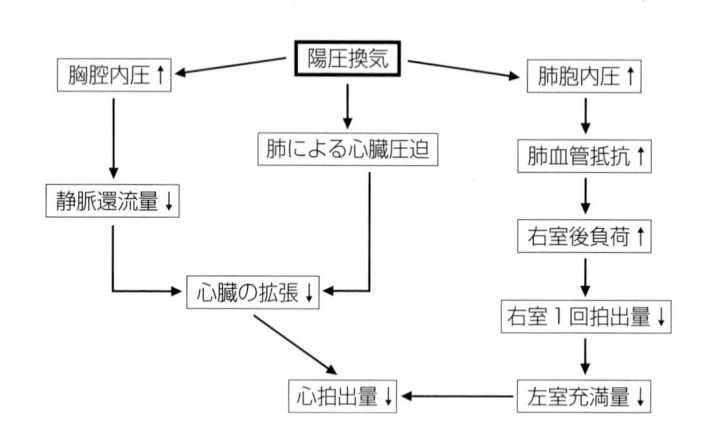

図3 人工呼吸による循環抑制作用

表1 人工呼吸によるガス交換の障害

・吸気ガス分布の不均等性増大	・死腔率増加
・換気血流比不均等分布増大	・肺コンプライアンス減少
・シャント率増加	

b．換気方式の分類

現在市販されている人工呼吸器には多彩な換気方式（モード）が備わっており、その違いは以下のように分類されている。

1）送気時に主に規定する因子

換気モードは、人工呼吸器が送気時に（吸気相）主として規定するパラメータによって量規定、圧規定さらに時間サイクル等に分類される。量規定換気（volume control ventilation：VCV）では設定した量が得られるまで、一方、圧規定換気（pressure control ventilation：PCV）では回路内圧が設定圧になるまで、または設定圧を維持するように人工呼吸器は送気する。一方、時間サイクルではあらかじめ決めた期間ガスを送気する。

2）調節換気（controlled mechanical ventilation：CMV）と部分的補助換気（patient trigger ventilation：PTV）

現在行われている換気モードは、あらかじめ設定した間隔で人工呼吸器がガスを送気するCMVと、患者の吸気努力によって人工呼吸器がトリガーされて送気を開始する部分的補助換気の二つに分類される。PTVには、従来の補助呼吸に加えて持続気道陽圧（CPAP）、同期式間欠的強制換気（synchronized IMV：SIMV）、プレッシャーサポート換気（pressure support ventilation：PSV）、EMMV、さらにPAV等の多彩な換気様式が考案されている。

c．各種換気様式（モード）

1）CMV

自発呼吸が存在しない場合に行われる換気様式であり、吸気は人工呼吸器に備えられているタイマーによって周期的に行われる。従来成人には専ら設定した1回換気量（V_T）を送気するVCVを多用してきた。一方、PCVでは気道内圧が設定値に達すると送気を中止して呼気弁を開放するのが従来の方式であるが、吸気流速波型に漸減波を用いて気道内圧と吸気時間の両者を規定するのがPCVである。

① VCV

人工呼吸器は設定した換気量を送気する。したがって、換気量の設定が十分で、かつ回路にリークがない場合は、患者が低換気に陥る危険性は少ない。

ⅰ 気道内圧

送気時はガスの流入に伴って回路内圧は上昇するが（図4）、その値は肺コンプライアンスと気道抵抗により規定される。したがって、肺コンプライアンスが減少したり（肺が固い）あるいは気道抵抗が増加すると、気道内圧は上昇する。そのため量規定型の調節換気を行う際には、換気量や換気回数を規定すると共に、人工呼吸器に装備された高圧アラームを必ず設定する。

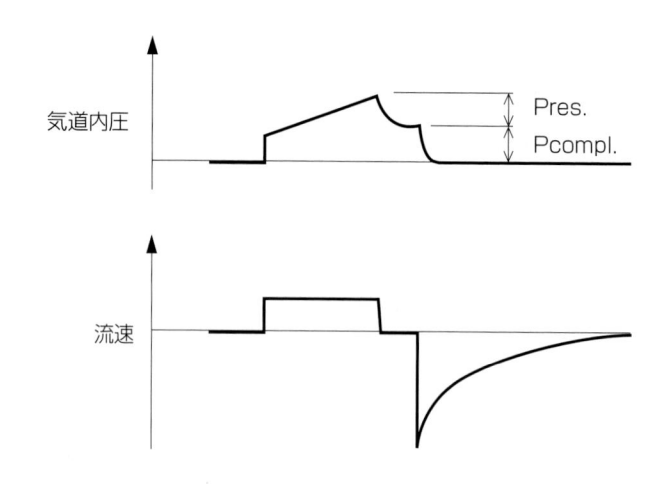

図4 流速と気道内圧の推移

ⅱ　コンプレッションボリューム

VCVでは、患者は常時設定した換気量によって換気されていると考えがちであるが、人工呼吸器の本体から設定量が送気されても、実際に患者の気道へ流入する換気量は設定値より少ない。なぜならば、人工呼吸器から送気されたガスの一部は呼吸回路内で圧縮され（加温加湿器内も含む）、患者の気道に到達しない。以上のように、人工呼吸器から送気されても、回路内で圧縮されて患者の気道に到達しない量（回路内損失）をコンプレッションボリュームという。通常、人工呼吸器は2～3 ml/cmH$_2$Oのコンプレッションボリュームを有している。

②　吸気終末休止（end inspiratory pause：EIP）またはプラトー

人工呼吸器による送気が終了しても（吸気弁を閉鎖）直ちに呼気弁を解放しないで、ある期間両弁を閉じたままに保持するのをEIPまたはプラトーと称している。通常、量規定換気施行時は一つの呼吸サイクルの10％をEIPにする（この間は吸気相）。EIPには吸気ガスの不均等分布を改善する作用がある（図5）。

③　従来の従圧式調節換気

本方式では、回路内圧が設定圧になると送気を終了するため、換気量を決める事は出来ない。その上、コンプライアンスの減少や気道抵抗の増加等によって換気量が減少する（病態が改善すればV$_T$は増加する）。このように病態の変化によりV$_T$が変動するため、重篤な呼吸不全患者にはあまり使用されない。

④　PCV

従来の従圧式調節換気と異なり、PCVでは設定した吸気時間内は気道内圧を設定した圧で維持する（図6）。すなわち、吸気開始後は速い流速によって気道内圧を設定圧にまで上昇させ、吸気時間内はその圧を維持する。PCVは吸気ガスの不均等分布を是正するし、VCVに比して低い最高気道内圧で同一の換気量が得られ（図7）、その上、平均気道内圧が高くなるため酸素化能を改善する等の利点があり、成人の重症呼吸不全

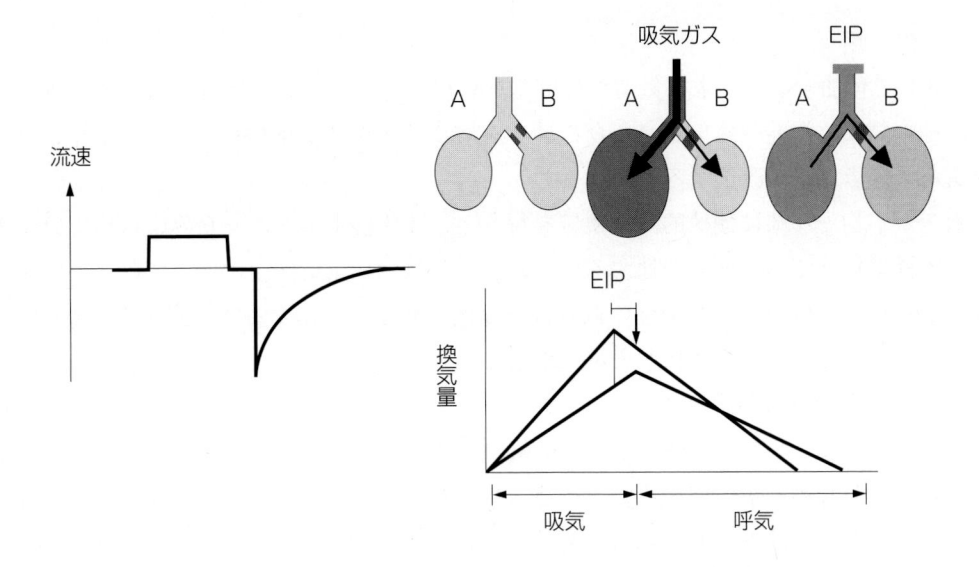

図5 EIPによる吸気ガスの分布改善

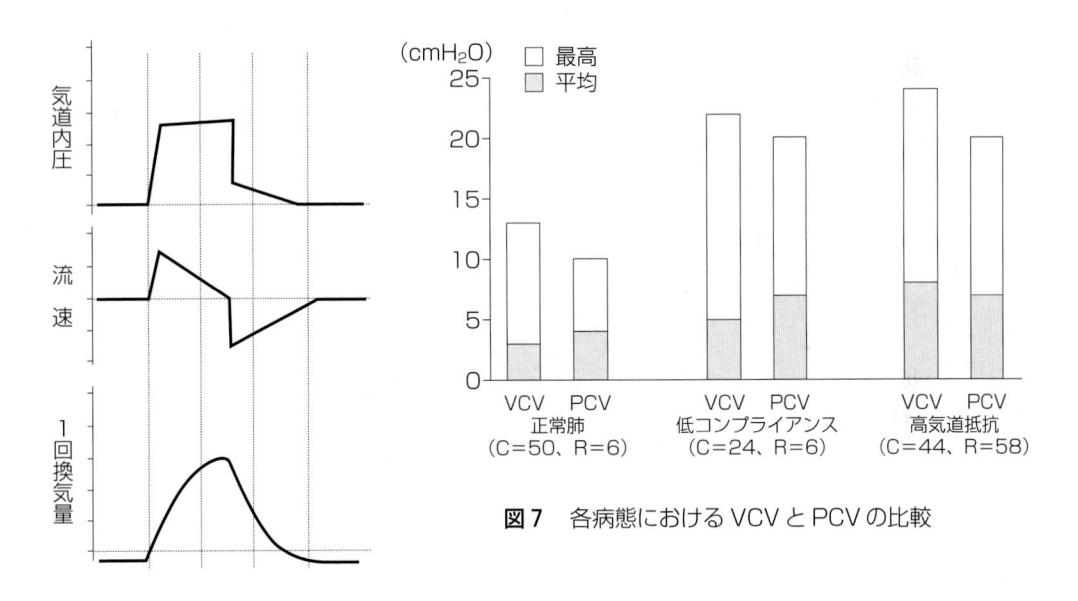

図6 PCVにおける流速と気道内圧

図7 各病態におけるVCVとPCVの比較

例に用いられている。

⑤ **持続陽圧換気**（continuous positive pressure ventilation：CPPV）

呼気時は人工呼吸器からの送気がないため気道内圧は平圧になるが、呼気終末にも気道内圧を陽圧に維持する方式をCPPVという。また呼気終末の気道内陽圧をPEEP（positive end expiratory pressure）と称している。なおCPPVは調節換気下であり、自発呼吸にPEEPを付加した場合はCPAPという（図8）。吸気酸素濃度（F_{IO_2}）を高くしても、動脈血酸素分圧（Pa_{O_2}）が80 mmHg以上にならない例に対してPEEPを付加する。

i 作　用

PEEPを付加すると、末梢気道から肺胞への陽圧効果によって肺胞が持続的に拡張され、その結果、機能的残気量ならびに肺コンプライアンスが増加し、シャント率が減少するため酸素化能が改善する。

病変が不均一な肺に機械的陽圧換気を行うと、まず健常部がふくらみ、次いで気道内圧の上昇に伴って虚脱部も開通する。しかし、呼気相に気道内圧が低下すると、吸気終末にふくらんでいた虚脱しやすい領域は再び閉塞する。したがって、PEEPにより呼気終末を陽圧に保つと、開通状態を維持出来る。

ii　PEEPレベルの設定

PEEPの至適レベルについては、最小限に抑えるべきとする意見から、肺内シャントを正常化するために最大限に高めるべきという主張がある。PEEPレベルを上昇させると、シャント率が減少してPa_{O_2}は上昇するが、心拍出量も減少する。高いPEEPによってPa_{O_2}が上昇して酸素含量が増しても、心拍出量が減ると組織への酸素供給量は減少する。一般的には5～15 cmH_2OのPEEPを付加する。

iii　副作用・合併症

CPPVには表2に示したような副作用および合併症があり[1]、施行時には十分な注意が必要である。

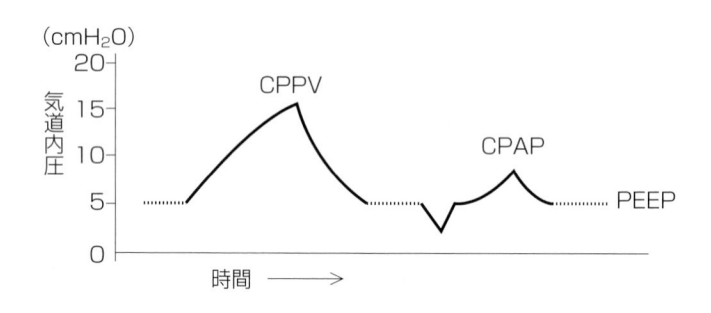

図8　CPPVとCPAP

表2　PEEPの副作用

1. 心拍出量減少 　1）右心系への静脈還流の減少 　2）心室機能低下　・心室中隔の左室側への偏位 　　　　　　　　　・体液性因子 2. 肺の圧損傷	3. 尿量減少 　1）心拍出量の減少 　2）アルドステロンの分泌増加 　3）抗利尿ホルモンの分泌増加 　4）腎血流分布の変化 4. 脳圧亢進

（山口　修，沼田克雄：最近の人工呼吸器の推移．総合臨床　33：2689，1984より引用）

2）部分的補助換気

患者の自発呼吸に、人工呼吸器が何らかの補助を行って、換気量を増加したり呼吸仕事量を減少する様式である。自発呼吸が温存されるためCMVより利点が多い。本換気モードを行うにはトリガー機構が必要であり、必ずトリガーレベルを至適な状態に設定しなくてはならない（圧トリガーでは約$-1\mathrm{cmH_2O}$に規定する）。

① 補助呼吸

本換気では、患者の吸気努力によって人工呼吸器がトリガーされると送気が開始する。従量式の補助呼吸ではトリガーされてから人工呼吸器が送気するガス量は、事前に設定されている。設定値が適切でないと患者の自発呼吸に合わないため異常な呼吸となる。例えば、患者のV_Tが送気量よりも少なかったり、または人工呼吸器からの吸気流速が患者の流速より速い場合は、自発呼吸が終了しても人工呼吸器は送気を続ける。すなわち、患者の呼吸が呼気相に移行してからも強制換気が続行される。反対に、患者のV_Tよりも人工呼吸器の送気量が少ない場合は、患者は十分な吸気量が得られないため人工呼吸器が送気を終了しても患者は吸気運動を持続する。そのため回路内圧が低下し、再度人工呼吸器がトリガーされ、オートサイクリング（1回の患者の吸気中に2度続いて人工呼吸器が吸気を行わせる）が起こる。

② CPAP

CPAPは自発呼吸で気道内圧を常時陽圧に維持する様式である。気道内圧を持続的に陽圧にするには呼気側回路の末端にPEEPバルブを接続するか、または回路最終端の一部を水の中に留置する（水深分のPEEPが得られる）。

i 利点

・**酸素化能の改善**

付加するPEEPレベルに比例して機能的残気量が増加し、Pa_{O_2}は上昇する。

・**胸腔内圧上昇の軽減**

自発呼吸を残したまま行うためCMV下のPEEP付加時（CPPV）に比して気道内圧および胸腔内圧が低く抑えられ、PEEPによる副作用が軽減する。

・**肺胞の開通**

呼気相における気道の虚脱を防止する。

・**呼吸仕事量の軽減**

肺における圧量曲線の特性によって、コンプライアンスのスロープが急峻な部位で呼吸を行うため（図9）、同じ換気量であっても吸気に要する仕事量が減少する。

ii 使用上の注意

CPAPでは回路内圧は吸気時に低下する（図10）。その低下度が大きいと、呼吸仕事量が増大する[2]と共に、酸素化能は改善されない。CPAP施行時には、吸気と呼気における呼吸回路の圧較差を$2\mathrm{cmH_2O}$以内にとどめるべきであり、そのためには回路内のガス流量を多くしたり、リザーババッグの容量を増大する。

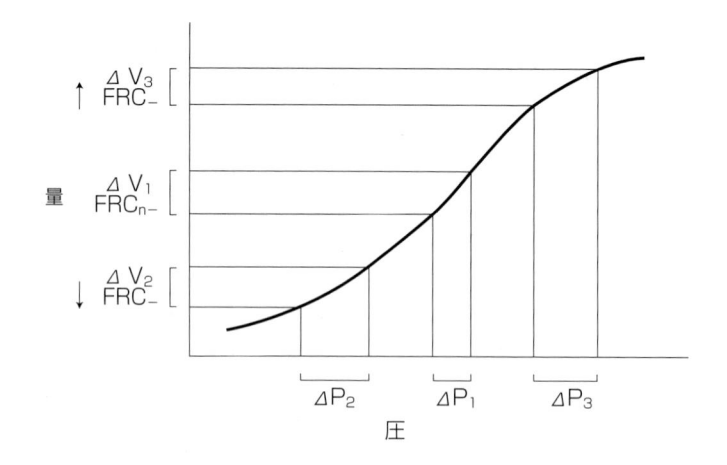

図9 CPAPによる吸気仕事量の軽減

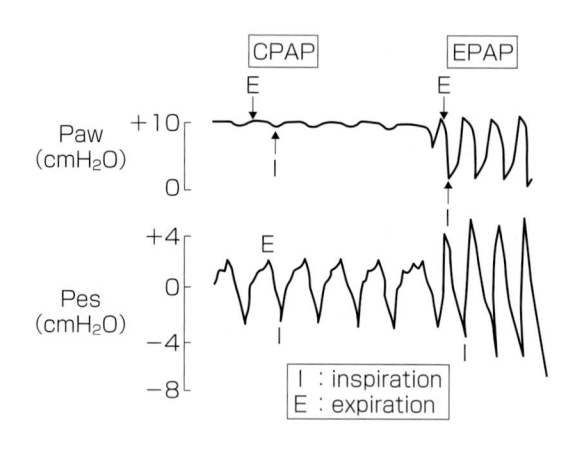

図10 CPAP時の吸気相での気道内圧低下

(Schlobohm RM, Falltrick RT, Quan SF, et al：Lung volumes, mechanics, and oxygenation during spontaneous positive pressure ventilation. The advantages of CPAP over EPAP. Anesthesiology 55：416, 1981より引用)

iii 適応

肺内シャント率の増加により、いくらF_{IO_2}を上げてもPa_{O_2}が50〜60 mmHg等の低値を呈する症例、あるいは呼吸筋の負担を減少したい例（ウィーニング中の患者）等が良い適応である。ただし自発呼吸によってPa_{CO_2}をほぼ正常レベルに維持出来る肺胞換気量の存在が必要条件となる。

③ 間欠的強制換気 (intermittent mandatory ventilation：IMV)

CMVでは、送気時以外に患者がいくら吸気努力を行ってもガスを吸入出来ないが、本換気では強制換気の合い間にも患者は自発呼吸を行える（図11）。

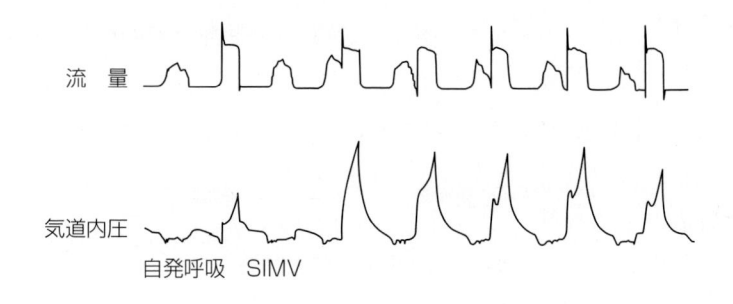

図11　IMV時の気道内圧

ⅰ　利　点
・**陽圧換気が有する欠点の軽減化**
　IMVでは、機械的陽圧換気の間に自発呼吸が存在するため、陽圧換気の欠点である胸腔内圧の上昇や肺内における吸気ガスの不均等分布等が軽減される。
・**ウィーニングの促進**
　on-off方式（人工呼吸器をはずして自発呼吸を行う期間を徐々に長くする）によってウィーニングを行うと、ウィーニング開始当初から常に最大限の努力による自発呼吸が必要とされ、呼吸筋に負荷が加わる。一方、IMVでは強制換気の回数を漸減すれば、患者への負担を徐々に増す事が出来、強制換気から自発呼吸への移行がスムーズに行われる。しかし、慢性呼吸不全例では反対にon-off方式の方が、ウィーニングによいという意見もある。
・**新生児に用いやすい**
　新生児では呼吸数が多く、その上V_Tが少ないため換気の補助を行いにくいが、定常流方式のIMVでは患児は適時自発呼吸を行えるため、IMVは新生児に適した方式である。

ⅱ　欠　点
・**自発呼吸との同調の不備**
　IMVにおける強制換気は定期的に施行され、患者の呼吸運動とは全く関係がない。したがって、換気能力が改善された症例では、呼気相に強制換気が行われると、ファイティングを起こして人工呼吸器とうまく同調しない。
・**補助呼吸の有する問題点**
　IMVでは、強制換気時の吸気流速ならびに送気量はあらかじめ規定されている（従量式の補助呼吸と同じ）。そのため、人工呼吸器からの送気と患者の吸気流速や吸気時間とが異なると、患者と人工呼吸器とが不同調になる。

④　同期式間欠的強制換気（SIMV）
　前述のように、IMVにおける強制換気は患者の吸気開始時に一致するとは限らない。このIMVが有する弊害を解消するために、強制換気を患者の吸気開始時に同調して行

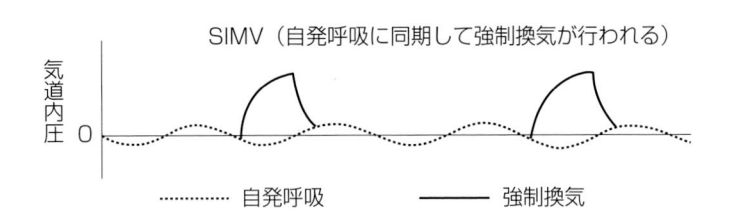

図12 SIMVの気道内圧

うのがSIMVである（図12）。したがって、SIMVでは胸腔内圧の上昇が少なく、循環動態への影響が軽減され、気胸発生の危険性も減る。その上、患者にとっても人工呼吸への違和感が減少する。しかし、SIMVの強制換気は患者の吸気に同調して開始するが、流速が患者の吸気に一致するわけではない（補助呼吸と同じ問題点がある）。

⑤ プレッシャーサポート換気（PSV）

ディマンドバルブ方式の人工呼吸器では、吸気・呼気弁の開閉の遅れ、呼吸回路と気管チューブの抵抗、自発呼吸の認知の遅れ、さらにガス供給遅延等によって、患者が吸気運動を開始してもガスの気道内への流入が遅れる。その結果、自発呼吸がスムーズに行えず、呼吸仕事量が増加する。このようにPSVは、弁および回路抵抗等によって生じる吸気仕事量の増大を軽減する事を目的に開発された換気様式である。すなわち、PSVは自発呼吸の吸気流速に合わせて人工呼吸器からの送気流量を適時調節すると共に、一定の加圧を行う事によって自発呼吸を補助する。したがって、患者と人工呼吸器との同調性が高まり、吸気仕事量が減少する。

i サポートの実際

PSVは気道内圧または回路流速の変化によって患者の吸気努力を認知すると、患者の吸気流量に対応して吸気弁を適時調節し、患者が必要とする流量を送気しながら、気道内圧を設定したサポート圧で維持する。PSVでは、患者が吸気を終了すると人工呼吸器からの送気は直ちに中止される。この呼気開始の認識法は表3に示すように人工呼吸器によって多少異なるが、吸気流速の減少、気道内圧のサポート圧よりの上昇、および吸気時間の延長等により評価している。

表3 PSVによる呼気認識法

人工呼吸器	吸気終了の基準
Servo 300	吸気流速＜最大吸気流速の5％ 吸気時間＞設定値の80％
Servo 900C	吸気流速＜最大吸気流速の25％ 吸気時間＞1回吸気時間の80％ 気道内圧＞プレッシャーサポートレベル＋3 cmH_2O
Bennett 7200a	吸気流速＜5 l/min 吸気時間＞3秒 気道内圧＞プレッシャーサポートレベル＋1.5 cmH_2O
Evita	吸気流速＜最大吸気流速の25％

ii 利点

・同調性の改善

PSVでは患者の呼吸状況に合わせて吸気ガスが送られるため、患者と人工呼吸器との同調性が改善される。

・吸気仕事量の軽減

人工呼吸器装着時に自発呼吸を行うと、患者の吸気仕事量は増大するが、PSVは人工呼吸器によって負荷される吸気仕事量を軽減する。

iii 欠点

PSVによって患者の呼吸仕事量は軽減されるが、以下のような問題点がある。

・トリガーに要する呼吸仕事量

PSV施行時も人工呼吸器をトリガーするには、患者による吸気努力が必要である。特に、肺コンプライアンスが低い例や気道抵抗が高い症例では、高速のディマンドフローを用いてPSVを行っても、トリガーに要する吸気仕事量を軽減出来ない。

・呼気認識

コンプライアンスの低い肺では、吸気流速が小さいためPSVの停止基準にすぐ達してしまう（吸気流速が低い）。したがって、患者が少ない吸気流速によって吸気を持続していても、停止機構が作動して人工呼吸器からの送気は終了する。しかし、送気が止まっても患者は吸気を続けており、胸腔内圧は再度低下し、その結果吸気仕事量は増加する。

iv サポート圧の設定法

PSVを行う場合は目的によってサポート圧の設定が異なる。例えば、SIMVまたはCPAP施行時に呼吸仕事量の軽減を意図するならば、低いサポート圧（3〜5 cmH$_2$O）で十分である。一方、PSVではサポート圧を増すと、そのレベルに比例してV$_T$が増加する（図13）。PSVによって積極的にV$_T$を増大する場合は、高いサポート圧を必要と

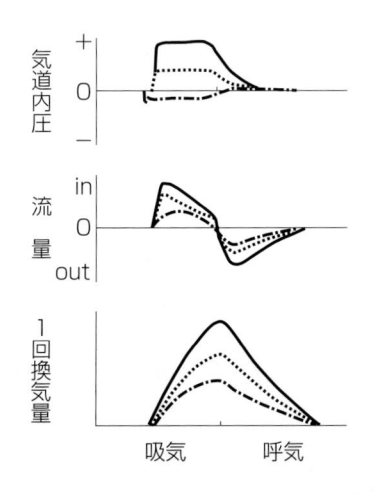

図13 PSV時のサポート圧とV$_T$

する。例えば、15〜25 cmH$_2$Oサポート圧によってPSVを開始し、病態の改善と共に徐々にサポート圧（3〜5cmH$_2$Oずつ）を減少する。

v 適 応

自発呼吸のドライブが十分あり、その上吸気トリガーに要する吸気仕事量がそれほど多くない症例が適応である。また自発呼吸が存在する換気モード（CPAP、SIMV）には、吸気仕事量を軽減するために低いサポート圧のPSVを併用する。

vi 施行時の注意点

・換気量の変動

PSVも患者の吸気努力によりトリガーされて作動する。そのため、鎮静薬あるいは麻薬等の投与によって呼吸抑制を来した例は、人工呼吸器をトリガー出来ないため無呼吸となる。一方、病態の変化の激しい急性期例、あるいは大量に気道内分泌物が存在する例等では、気道抵抗や肺コンプライアンスが変動しやすいため、V$_T$が変化する。

・リークによる高いCPAPの発生

気管チューブと気管壁との間にカフ漏れが存在し、そのリーク量が人工呼吸器の呼気認識量より多い場合には、人工呼吸器は患者の吸気の終了を認識出来ない。その結果、ディマンドバルブは開いたままとなり、設定サポート圧が維持され、サポートレベルのCPAPが生じる。

⑥ APRV (airway pressure release ventilation) とBIPAP (biphasic positive airway pressure)

APRVとBIPAPは、二つのPEEPレベルを一定の時間ごとに繰り返す換気様式である。高いPEEP相への移行時にはガスが送気され、反対にPEEPレベルが低下する場合は、ガスは呼出される。したがって、APRVとBIPAPではたとえ自発呼吸が消失しても換気量が得られると共に、いつでも自発呼吸を行える（図14）。APRVでは低いPEEP相の時間が通常1〜1.5秒と短く、周期的に高いPEEPから圧を開放する様式であるのに対し、BIPAPでは低いPEEP相がAPRVよりも長く持続する。すなわち、低いPEEP相の持続時間によってAPRVとBIPAPとを区別している。

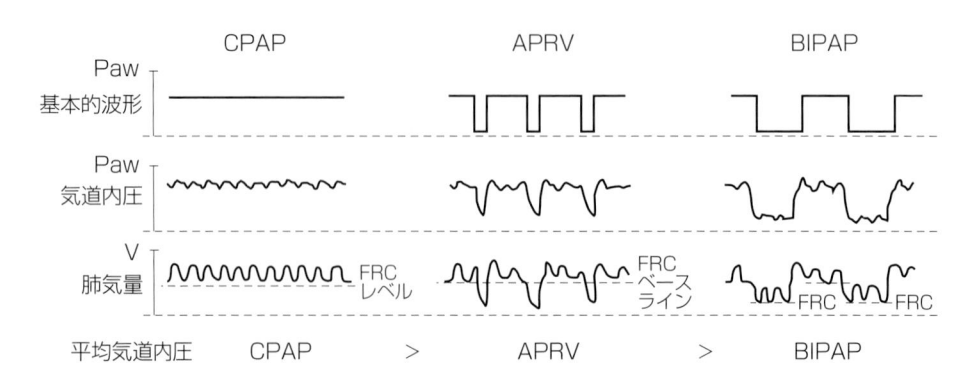

図14 APRVとBIPAPの気道内圧と換気量

重症例では高いPEEPの付加が必要であるが、CPAPだけで対処すると、肺胞換気量が不足し、CPPVやSIMVでは気道内圧の上昇による圧損傷の発生が懸念されるため、APRVとBIPAPが適応となる。また、PCVやIRV（inverse ratio ventilation）からのウィーニング時にもAPRVとBIPAPは使用出来る。極端な頻呼吸を呈する呼吸不全患者では、自発呼吸のV_Tが制限され、何らかの陽圧補助が必要であるが、SIMVでは自発呼吸の吸気と同調する事が難しい。一方、PSVでは送気ガスが患者の吸気流速に同調しにくく、自発呼吸がすべてトリガーされるという問題を生じる。このような症例（ARDS等）もAPRVやBIPAPの適応である。

⑦ **比例補助換気**（proportional assist ventilation：PAV）

自発呼吸を行うために呼吸筋が収縮して作り出している圧（Pmus）を人工呼吸器が各呼吸ごとに計測し、このPmusを一定の割合で軽減するように気道内圧を制御する。なお、Pmusは口元で測定した換気量（V）と流量（$\dot{V}$）から、以下の式で算出する。

補助換気を受けている患者では、吸気は呼吸筋の活動で得られる圧（Pmus）と人工呼吸器の動作により作られる気道内圧（Paw）の両者により行われる。一方、これらに対抗する圧は呼吸系の弾性力による圧（Pel）と気道抵抗による圧（Pres）である。したがって、これらの関係は以下の式となる。

$$Pmus + Paw = Pel + Pres \cdots\cdots (1)$$

一方、呼吸系の弾性力（Pel）はボリューム（V）と呼吸系のエラスタンス（1/コンプライアンス）（E）によりあらわされる。

$$Pel = V \times E \cdots\cdots (2)$$

また、気道抵抗による圧（Pres）はフローレート（$\dot{V}$）と気道抵抗（R）によってあらわす。

$$Pres = \dot{V} \times R \cdots\cdots (3)$$

したがって（1）式は以下のようになる。

$$Pmus + Paw = V \times E + \dot{V} \times R \cdots\cdots (4)$$

$$Pmus = V \times E + \dot{V} \times R - Paw \cdots\cdots (5)$$

ここでエラスタンス（E）と抵抗（R）が得られる場合、換気量（V）、流量（$\dot{V}$）、さらに気道内圧（Paw）等を測定すれば、各呼吸ごとのPmusを計算出来る。

以上のように、PAV施行時はエラスタンスと気道抵抗の両者を入力しなくてはならない。したがって、両者の値が実際値と大きく異なる場合は、適切な補助が行われない。

d．非侵襲的陽圧換気（noninvasive positive pressure ventilation：NPPV）

気管挿管や気管切開チューブ等の人工気道を用いないで、各種のマスク（図15）によって換気の補助を行う方式をNPPVという。施行時に多少のリークが存在しても、ガスの流量を増やせばほぼ希望するPEEPやPSVレベルが得られる。人工気道が挿入されていないため発声や水分摂取が可能で、患者の苦痛は少ない。したがって、人工気道

が原因の一つといわれている人工呼吸関連肺炎の予防にも有用である。意識が明瞭で協力が得られる症例が適応となり、誤嚥の危険性が高い症例には行わないが、ウィーニング時は良い適応である。

合併症にはマスク接触部の皮膚びらん、誤嚥、空気嚥下による胃内膨満等がある。

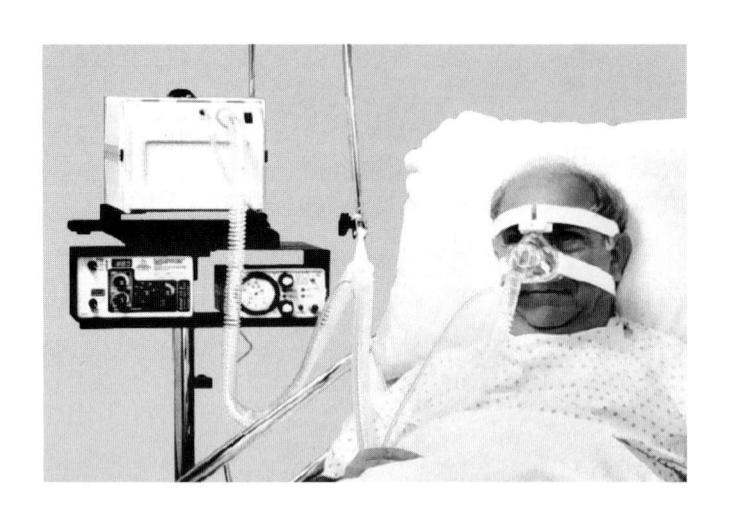

図15　NPPVのマスク

（2）人工呼吸器とは

a．人工呼吸器の構成

最近の人工呼吸器はコンピュータによる制御機能を有し、多彩な換気モードを行うと共に多くのパラメータをモニターするため、人工呼吸器の内部構造は極めて複雑で、一見しただけではその機能を理解する事は不可能である。しかし、人工呼吸器の基本的な構成は比較的単純で、大きく分けると送気機構のある人工呼吸器の本体と、送り出されたガスの通路である患者回路（呼吸回路）との二つより成り立っている（図16）。

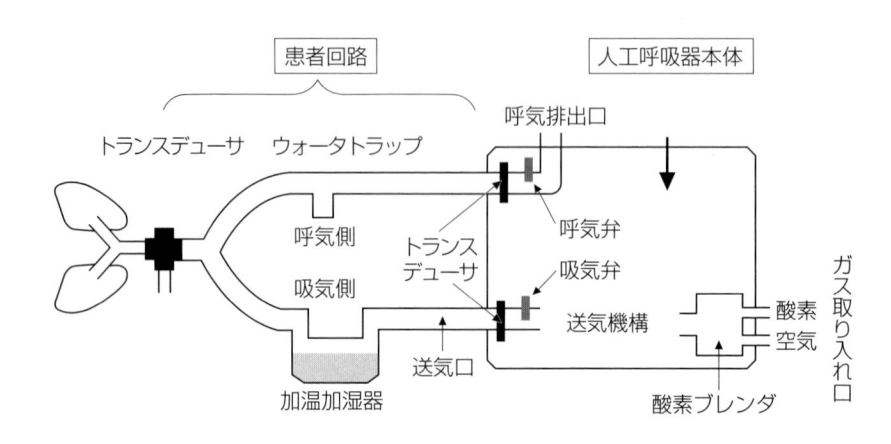

図16　人工呼吸器の構造

1）ガスの取り入れと酸素ブレンダ

人工呼吸器の本体には、送気するガスを取り込むためのガス取り入れ口がある。通常は $3 \sim 5 \, kg/cm^2$（約 $3 \sim 5$ 気圧、psi 表示の時は $15 \, psi = 1 \, kg/cm^2$）の高圧の酸素と空気が供給されている。配管されたガスはホコリや繊維くず等の微粒子物を除くため、フィルタを通る。圧力調製弁（減圧弁）により、両者は同一圧にされてから酸素ブレンダに入り、設定した酸素濃度のガスとなる。

2）吸気弁

人工呼吸器の本体よりガスを送り出す送気口の手前に、吸気弁が存在する。この吸気弁が開いている期間が吸気となるが、ただ単に開閉によりガスを送気したり断続するだけでなく、弁口の開大面積の調節により流量を制御する。送気流量を自動制御する目的は、強制換気時と自発呼吸時では異なっており、前者では人工呼吸器をフロージェネレータとして作動して設定した換気量を正確に送気する（サーボコントロールシステム）。一方、患者が自発呼吸を行う時はプレッシャージェネレータとして作動し、患者の吸気により回路内圧が下がると、内圧が自発呼吸開始前のレベルになるように、吸気弁を開いて回路への流量を調節する。

3）加温加湿器

健康人が吸っている空気は、湿度を含んでおり、口腔・鼻腔内へ吸入されると、気道において加温・加湿される。一方、人工呼吸器へ供給されるガスはドライで冷たい。その上、吸気ガスを生理的に加温・加湿する気道は、人工気道によりバイパスするため、そのまま送気すると乾燥した吸気ガスにより気道は損傷する。したがって、患者回路の吸気側に加温加湿器を設置する。

4）ネブライザ

加温加湿器を用いても飽和水蒸気以上の湿度を与える事は出来ないが、ネブライザにより水を粒子として吸入ガスに混入すれば加湿能力を向上出来る。また、本器を用いると気管支拡張薬、喀痰融解薬、気道洗浄薬等の薬液を気管内へ直接噴霧出来る。

5）モニター

気道内圧、換気量、F_{IO_2}、吸気温度等をモニターする。これらのパラメータの設定値と実測値の両者を示す機種が多い。換気量については吸気と呼気の値が表示される機種が多いが、回路のYピースと気管チューブとの移行部で測定しないと、患者の得る換気量を知る事は出来ない（測定値＝実際の換気量＋コンプレッションボリューム）。また定常流を用いた場合は、呼気側で測った換気量は患者の呼出量に定常流を加えた量になる。

気道内圧の表示も最高値だけでなく平均気道内圧、PEEPレベル、さらにEIP時の圧等が表示される。

6）呼気弁およびトランスデューサ

呼気の排出口の直前に呼気弁およびトランスデューサがあり、後者により呼気量およ

び気道内圧を測定する。吸気時には、吸気弁が開大すると共に呼気弁が呼気出口を完全に閉鎖し、回路からのガス漏れを防ぐため、人工呼吸器から送気されたガスが患者の気道へ流入する。一方、呼気時には呼気弁は十分に開いて肺胞および気道内のガスの排出を促す。

b．吸気努力の認知（トリガー）

自発呼吸を温存する換気モード（SIMV、PSV、CPAP等）では、患者の吸気努力を感知してから人工呼吸器は送気を始める。この現象をトリガーという。すなわち、患者が吸気を行うと回路内圧が低下するため、この回路内圧の変化をトリガーに用いる方式（圧トリガー）が以前より用いられていた。圧トリガーでは、通常トリガーレベルは－1～－2cmH$_2$Oに設定する。一方、患者の吸気により生じる回路内の流量の変化を用いるフロートリガーがある[3]。

フロートリガーでは、呼吸回路内にある程度の定常流を流し、その変化を吸気側と呼気側の2ヵ所でモニターしている（図17）。自発呼吸がない時は吸気側と呼気側で測定した流量は等しいが、自発呼吸が出現すると、患者の気道へガスが流入するため呼気側の流量は減少する。すなわち、両者における流量差の発現を吸気開始とし、トリガーに用いている。

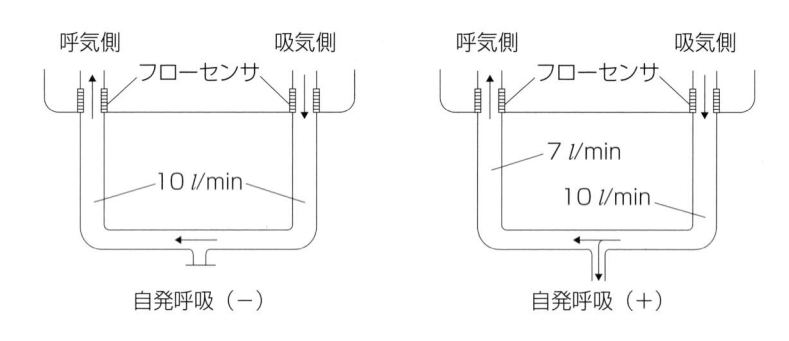

図17 フロートリガー
(安本和正：呼吸トリガーについて．Clinical Engineering 1：834～835, 1990より引用)

c．アラーム

人工呼吸器の作動状況に何らかの不都合が生じた時は、視覚または聴覚により直ちに異常の発生を知らせる機能が備わっている。すなわち、ガス源の異常、電源異常、作動不良、回路のはずれや漏れ等による回路内圧の低下（低換気）や異常な圧上昇、無呼吸、吸気ガス温上昇等を知らせる機能である。したがって、人工呼吸施行時には、適切なアラームの設定が必要である。

（3）人工呼吸管理法

a．人工呼吸の適応

　人工呼吸の実施は①肺胞換気量の維持、②呼吸仕事量の減少、さらに③ガス交換能の改善等を目的として行う。したがって、自発呼吸が不足しているかまたは消失している症例、強い努力呼吸を呈する症例、さらにF_{IO_2}を増加しても十分なPa_{O_2}が得られない症例等が人工呼吸の適応となる。しかし、その適応は急性呼吸不全例と慢性呼吸不全例では異なっている。急性呼吸不全例における人工呼吸開始の基準を表4に示した。一方、慢性呼吸不全例における人工呼吸の開始は、高二酸化炭素血症に加え、①意識障害、②呼吸数（RR）の異常（RR＞40またはRR＜6）、③pH＜7.20、④強い低酸素血症（Pa_{O_2}＜45 mmHg）、⑤呼吸筋の疲労を示唆する腹部と胸部のシーソー様呼吸の存在、⑥去痰不能等が適応基準とされている。急性呼吸不全例における人工呼吸開始の決定には、通常Pa_{CO_2}値を採用しているが、慢性呼吸不全例にはPa_{CO_2}よりもpHの低下を判定に用いている。

表4　急性呼吸不全における人工呼吸の適応

酸素化の指標	呼吸予備力の指標
Pa_{O_2}＞70 mmHg（F_{IO_2}＝0.4） Pa_{O_2}＞300 mmHg（F_{IO_2}＝1.0） A-aD_{O_2}＜350 mmHg（F_{IO_2}＝1.0） 肺内シャント率	1回換気量＞3 ml/kg 肺活量＞12〜15 ml/kg 最大吸気力＞－25 cmH$_2$O
換気の指標	その他の指標
死腔換気量（V_D/V_T）＜0.6 Pa_{CO_2}＜55 mmHg （急性呼吸不全） Pa_{CO_2}＜70 mmHg （慢性呼吸不全）	循環動態安定 感染鎮静化 酸塩基平衡是正 栄養状態良好（意識良好）

b．人工呼吸器からの離脱

　人工呼吸器を装着した時から人工呼吸管理の目的は、人工呼吸器をはずして自発呼吸に戻す事である。ごく短期間人工呼吸を施行した場合は、患者の病態が回復した後に人工呼吸器から離脱するのは比較的簡単であるが、長期間人工呼吸が施行された例、または低肺機能患者等では離脱が難しい事がある。

1）ウィーニングの定義

　人工呼吸管理下から自発呼吸へと移行する時期をウィーニングという。しかし、その開始時期の定義は一定でなく、肺の酸素化能が改善し、F_{IO_2}およびPEEPレベルを下げ始めた時を示す場合と、それよりもっと後の段階で、より具体的に人工呼吸から自発呼吸へと移行する時期（例えばIMVを開始する時）をウィーニングとする意見がある。最近の呼吸管理では、人工呼吸開始当初から調節換気を行わず、自発呼吸を温存した換

気法を用いる事が多く、ウィーニングの定義が難しくなっている。

2）ウィーニング開始の時期と条件

① 循環動態の安定

呼吸と循環とは車の両輪に例えられるように、一方に障害が発生すると、他方側へも悪影響を及ぼす。したがって、ウィーニング開始時には循環動態の安定は不可欠である。

② 感染の鎮静化

肺に感染が存在する例では、必ず感染が鎮静化してからウィーニングを開始する。

③ 酸塩基平衡の是正

肺胞低換気を伴う呼吸不全例では、二酸化炭素の蓄積によるpHの低下を重炭酸イオンの増加によって代償している。ウィーニング開始時に代償性の代謝性アルカローシスが存在すると、二酸化炭素を蓄積してpHを正常化するため、自発呼吸が出にくくなる。したがって、ウィーニング開始前に必ず重炭酸イオンのレベルを是正しなくてはならない。

一方、人工呼吸によってPa_{CO_2}が患者の平常時よりも低いレベルで維持されると、呼吸中枢への刺激性が減るため自発呼吸が出にくくなる。

④ 意識レベルの改善（呼吸抑制作用を有する薬剤の排除）

人工呼吸下の患者では、疼痛や気管挿管等の苦痛に対し麻薬や鎮静薬が投与されている事が多い。また、中枢神経の病変や代謝性脳症等を合併している事もある。これらの病態では、呼吸中枢が抑制されておりウィーニングを行いにくい。ウィーニングに際しては、治療状況の変化をある程度理解出来るほどに意識レベルが回復している事が望まれる。筋弛緩薬の投与は、ウィーニング開始前に必ず中止する。また鎮静薬・鎮痛薬等呼吸中枢を抑制する薬物の使用は注意深く行う。

⑤ 栄養状態の改善

投与カロリーの不足や栄養素のアンバランス等によって栄養状態が悪化すると、呼吸器系に多彩な障害が招来される。特に、呼吸筋の萎縮や機能低下が生じると共に、換気応答能も障害され、ウィーニングの実施が難しくなる。したがって、ウィーニング開始前に栄養状態を改善する。

3）ウィーニングの実際

ウィーニングの進め方は、患者の有する酸素化能と換気力の程度によって異なる。酸素化能が障害されたため高いF_{IO_2}やPEEPが付加されている症例では、それらを病態の推移を観察しながら減少させる。例えば、気胸・皮下気腫等の圧外傷が存在する症例やその発生が懸念される症例には、PEEPレベルを出来るだけ早く下げなければならない。一方、肺胞が虚脱しやすく、少しでもPEEPを減少するとPa_{O_2}が著しく低下する場合は、酸素濃度を先に下げる。酸素濃度が40％以下でPEEPを10 cmH$_2$O以下に設定しても、十分なPa_{O_2}が得られるようになったならば、次には自発呼吸を出すように努力する。したがって、筋弛緩薬の投与を中止、鎮静薬を減量する。

① on-off方式

IMVが導入される以前のウィーニングは、専らこの方式によって行われていた。人工呼吸器をはずして自発呼吸の時間を徐々に増やす方法（最初は約5分間を自発呼吸とする）をon-off法と呼んでいる。

② SIMV

SIMVではその回数を多くして自発呼吸がなくなると調節換気となり、反対に回数を少なくして強制換気数を0にすれば自発呼吸となる。このようにSIMVは調節換気と自発呼吸との間をスムーズに移行する方式であり、ウィーニングに適した換気様式とされている。ウィーニングに当たっては、強制換気回数を漸減する。

③ PSV

本換気法は回路抵抗等によって生じる患者の吸気仕事量を軽減する事で横隔膜の疲労を防ぐため、ウィーニングに適していると思われる。したがって、ウィーニングに際してはPSVのサポート圧を5cmH$_2$O程度ずつ段階的に下げながら行う。

参考文献

1) 山口　修, 沼田克雄：最近の人工呼吸器の推移．総合臨床 33：2689, 1984
2) Schlobohm RM, Falltrick RT, Quan SF, et al：Lung volumes, mechanics, and oxygenation during spontaneous positive pressure ventilation. The advantages of CPAP over EPAP. Anesthesiology 55：416, 1981
3) 安本和正：呼吸トリガーについて．Clinical Engineering 1：834〜835, 1990

4-6 機器の管理とトラブルシューティング

(1) 保守管理の必要性[1) 2)]

　人工呼吸器は呼吸という生命に直結する機能を代行または補助する装置であるため、保守管理や操作が適切に行われなければ診療に支障を来すだけでなく、時には患者に致命的な障害を与える危険性がある。この事から呼吸療法を安全、かつ効果的に遂行するには、呼吸療法に関連する装置や器材を正しく操作する事は当然の事であるが、同時に日頃から適切な保守管理を行うと共に、発生した異常に対するトラブルシューティングについても熟知しなければならない。

(2) 保守管理の体制

　医療機器の保守点検については、医療法施行規則の改正[3)]により、医療機関自らが適切に実施すべきものであり、また同時にこの業務を外部委託しても差し支えないと規定している。この事は同時に使用者側の責任を明確にしたものである。
　したがって、医療機器の信頼性や安全性を向上させ、その機器の持つ機能を長期にわたって維持し、異常や危険性を防止するためには適正な保守管理が実施出来るような体制を整え、図1のように購入から運用、保守、廃棄という人工呼吸器をはじめとする医療機器のライフサイクル全体を集中的に管理する事が望ましい[4)]。

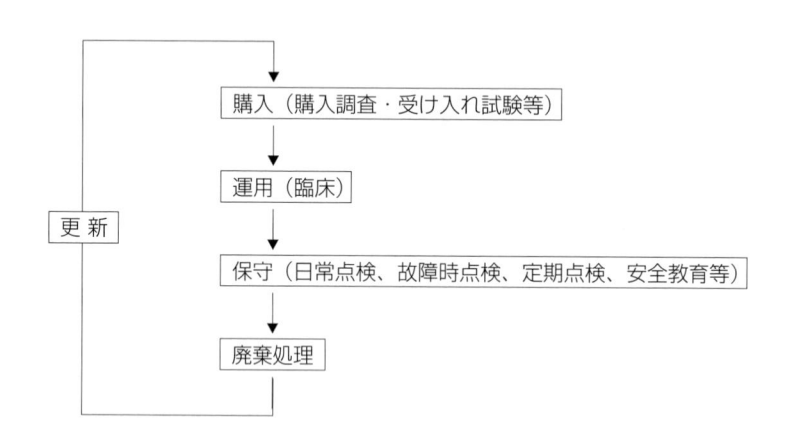

図1 医療機器の管理体制（ライフサイクルにわたる管理）

(3) 人工呼吸器使用中に起こり得る危険性

　人工呼吸器使用中にトラブルが発生した際に、早期発見にして迅速で適切な対処が行われない場合には、換気不良等による低酸素症や高二酸化炭素症等の致命的な障害を来

す危険性がある[5]。

1）動力源のトラブル

人工呼吸器には全く異常はなく、人工呼吸器を作動させる電源設備の異常（停電、電圧低下・上昇、電導ノイズ等）、また医療ガス配管設備の異常（停止、供給圧低下、水の噴出、供給される酸素濃度の異常等）が発生した場合、人工呼吸器は正常に作動せず、低換気または換気停止を生ずる危険性がある。

2）機器本体のトラブル

人工呼吸器が正常に作動しないため、低換気または換気停止を生ずる危険性がある。

3）呼吸回路のトラブル

一方向弁が損傷等により正常に作動しない場合や、呼吸回路の不完全な接続によりリークが生じると十分な換気が行われず、低換気または換気停止を生ずる。この呼吸回路のトラブルの中で呼吸回路からのリークが最も多いトラブルである。

4）酸素濃度のトラブル

酸素ブレンダの異常により吸入ガスの酸素濃度が異常に上昇または低下した場合、酸素中毒や低酸素症等を引き起こす可能性がある。

5）加温加湿器のトラブル

吸気ガスの温度が異常に上昇した場合は、気道熱傷や過剰な加湿が起こる可能性がある。また加湿が低下した場合には無気肺や気道閉塞等を引き起こす危険性がある。

6）電気による危険性

感電事故を起こす危険性がある。

7）電磁波障害

携帯電話等から発する電磁波により誤動作や停止を起こす危険性がある。

8）誤使用（ヒューマンエラー）による危険性

高性能の人工呼吸器でも、その取り扱い方法（操作、呼吸回路、警報等）を十分に理解せずに使用した場合、本来の機能が十分に発揮されず、低換気または換気停止を生ずる危険性がある。特に最近は多機能で操作が複雑な機器も多いため、これらによるトラブルが増加する傾向にある。以下に人工呼吸器の保守点検方法とトラブルシューティングについて解説する。

（4）保守点検方法

前項で述べたトラブルや危険性を未然に防止するには、日頃からチェックリストに順じて的確な保守点検（始業点検、使用中の点検、終業点検および定期点検）の実施が重要である。基本的な点検項目には外観点検、作動点検、機能点検、電気的安全性試験がある。この保守点検について平成13年3月27日に、厚生労働省医薬局長から「生命維持装置である人工呼吸器に関する医療事故防止対策について」の通知（医薬発第248号）

があり[6]、以下のような使用前、使用中、使用後のチェックリストが示された。このチェックリストに従って人工呼吸器の保守点検を行う。

a．始業点検

　始業点検とは人工呼吸器を患者に接続する前に、現場において人工呼吸器や呼吸回路・加温加湿器ならびに付帯するすべてのものが正しく作動する事を確認するものである（表1-A、B、C、D、E）。最近の人工呼吸器では自己診断機を装備した機種もあり、その機能を活用する事も必要である。人工呼吸器本体の外観点検では、ディスプレイやパネル等の表示部、各ダイヤルやスイッチ、バクテリアフィルタ等の破損、亀裂、紛失、汚れがない事をまず確認しなければならない。また、呼吸回路は、蛇管（ホース）、ウォータトラップ、Yピース、各種モニターライン、加温加湿器（各部のパッキングを含

表1-A　駆動源

点検項目	内　容	合	否
1．供給電源の警報の確認	電源プラグがコンセントに差し込まれていない状態で、電源スイッチを入れた時、供給電源の警報が鳴ること。 （例：電源遮断、供給電圧低下など）		
2．電源の確保	電源プラグやコードに破損などがないこと。 電源スイッチを切った状態で、電源プラグを所定の電源コンセントに差し込む（電源コンセントは非常電源を用いることが望ましい）。		
3．供給ガスの警報の確認	空気および酸素の耐圧管に破損などがないこと。 空気または酸素のいずれかの耐圧管をガス供給源につなぐ時、供給ガスの警報が鳴ること。 （例：供給ガス圧低下、空気・酸素供給圧異常など）		
4．供給ガスの確保	空気と酸素耐圧管を所定のガス供給源につなぐ。 双方の供給圧が適正な時、供給ガスの警報が鳴らないこと。供給ガス圧力計がある機種では、双方の値を確認して記録する。		

表1-B　呼吸回路・加温加湿器

点検項目	内　容	合	否
1．呼吸回路の接続確認	清潔で破損などがない完全な呼吸回路セットを、取扱説明書に従って正しく接続する。		
2．加温加湿器の準備と確認	取扱説明書に従い、加湿チャンバーのセットアップ、滅菌蒸留水の注入など必要な操作をする。 人工鼻を使う場合は、使用前の点検がすべて終了してから使用直前に所定の部位につなぐ。		
3．気道内圧計のゼロ指示確認	人工呼吸器を作動させていない状態で、気道内圧計がゼロを示していること。		
4．テスト肺の接続	清潔で破損などがないテスト肺を呼吸回路の患者接続部につなぐ。		
5．加温加湿器の動作確認	加温加湿器の電源スイッチを入れて、温度設定など必要な設定を行う。		

表1-C 換気動作の確認

点検項目	内　容	合	否
1．電源投入	電源スイッチを入れた時、電源ブレーカー作動やヒューズ遮断がないこと。		
2．呼吸回路の気密度の確認	呼吸回路内を一定の圧力で保つ気密チェックができる機種で行う。酸素濃度、呼吸回数、換気・呼気時間、一回（分時）換気量（従量式で行う時）、最大吸気圧（従圧式で行う時）、PEEP/CPAP		
3．換気条件の設定	調節呼吸のみとなる換気モードを選び、必要な条件設定を行う。 　　酸素濃度、呼吸回数、吸気・呼気時間、一回（分時）換気量（従量式で行う時）、最大吸気圧（従圧式で行う時）、PEEP/CPAP		
4．換気動作の目視確認	3．で設定した条件で作動していることをテスト肺の動きを見て確かめる。この時、異常な動作音や異臭がしないこと。		
5．酸素濃度の確認	酸素濃度計を用いて供給酸素濃度を測って記録し、許容される誤差内にあること。		
6．換気量の確認	換気量モニターやスパイロメーターを用いて、一回または分時換気量を測って記録し、設定値が許容される誤差内にあること。		
7．気道内圧の確認	気道圧モニターや気道内圧計で最大吸気圧、PEEP〔CPAP（持続気道陽圧）時の差圧〕を測って記録し、設定値と実測値が許容される誤差内にあること。		
8．手動換気の確認	手動換気を行うごとに呼吸回路にガスが送られ、テスト肺が膨らむこと。		

表1-D 警報動作の確認

点検項目	内　容	合	否
1．気道内圧警報の確認	C）3．で設定した換気条件に従って上限および下限警報を設定する。換気条件を変えないでそれぞれの警報設定を変える時、警報が鳴ること。（例：気道内圧上限・下限、低圧・高圧）		
2．換気量警報の確認	C）3．で設定した換気条件に従って上限および下限警報を設定する。換気条件を変えないでそれぞれの警報を変える時、警報が鳴ること。（例：1回または分時換気量上限・下限）		
3．酸素濃度警報の確認	C）3．で設定した酸素濃度に上限・下限警報を設定する。濃度設定を変えないでそれぞれの警報設定を変える時、警報が鳴ること。（例：酸素濃度上限・下限）		
4．回路はずれ時の警報確認	患者接続部を大気開放にした時、気道内圧の低下を示す警報が作動すること。（気道内圧下限、低圧、あるいは無呼吸）		
5．消音動作の確認	気道内圧あるいは換気量に関する警報を作動させ、消音スイッチを押してから所定の時間が過ぎた時、再び警報が鳴ること。		

表1-E 使用直前の最終スイッチ

点検項目	内　容	合	否
1．加温加湿の状態	患者接続部において、適正な温度にガスが暖められ、かつ十分な湿度があること。		
2．ネブライザー動作の確認	ネブライザーから噴霧される薬液が患者接続口に到達していること。 ネブライザー動作により、換気条件の見直し・変更の必要がある機種では、取扱説明書に従って行う。		

む）に破損、亀裂、紛失等がないかを確認した後、回路にねじれや折れがないように正しく確実に組み立てる。不完全な場合はリークの原因となる。装着した呼吸回路のウォータトラップは必ず患者より低い位置で、カップが下向きになるように設置する。

b．使用中の点検

使用中の人工呼吸器や加温加湿器が設定通りに作動している事、ならびに呼吸回路に異常が発生していないかを確認する（表2-A、B、C）。呼吸回路内に水分が多量に貯留し、患者の気道内に流入すると、ファイティングや細菌繁殖の原因となる。貯留した水分は絶対に加温加湿器へ戻さず、ウォータトラップや呼吸回路の接続部から適時捨てる。吸気側呼吸回路に水分が貯留する場合は、過剰加湿が考えられるため加温加湿器の設定

表2-A　呼吸回路・加温加湿器

点検項目	内　容	合	否
1．呼吸回路の確認	呼吸回路のチューブやコネクター類の接続がしっかりしており、ひび割れや破損がなく、リークがないこと。		
2．加温加湿器の動作確認	設定温度や湿度で安定していること。滅菌蒸留水の補給を要する機種では加湿チャンバー内の水位をチェックすること。人工鼻の場合、交換時期に備えて新しいものを用意する。		
3．呼吸回路内の過剰水分の排出	呼吸回路内に水の貯留などが見られる時、回路内ウォータートラップからこれらを排出する。必要であれば、呼気弁も点検すること。		

表2-B　換気動作の確認

点検項目	内　容	合	否
1．換気条件の設定	医師から指示された設定条件が維持されていること。		
2．換気動作の目視確認	患者の胸の動きと気道内圧計の指示を見て、所定の換気動作が行われていること。また、異常な動作音や異臭がないこと。		
以下3．～6．は患者より呼吸回路をはずして行う場合もあるので、必ず容態を確認し、医師の許可を得ること。			
3．酸素濃度の確認	酸素濃度計を用いて供給酸素濃度を測って記録し、許容される誤差内にあること（±10％）。		
4．換気量の確認	換気量モニターやスパイロメーターを用いて、一回または分時換気量を測って記録し、設定値と実測値が許容される誤差内にあること（±10％）。		
5．気道内圧の確認	気道圧モニターや気道内圧計で最大吸気圧、PEEP〔CPAP（持続気道陽圧）時の差圧〕を測って記録し、設定値と実測値が許容される誤差内にあること（±10％）。		
8．手動換気の確認	手動換気を行うごとに呼吸回路にガスが送られ、テスト肺が膨らむこと。		

表2-C　警報設定の確認

点検項目	内　容	合	否
1．警報条件の設定	医師から指示された設定条件が維持されていること。		

を調節する。また機器本体の冷却用ファンがある機種では、冷却ファン用フィルタに目詰まりがないかを確認する。

c．使用後（終業）の点検

使用後に人工呼吸器本体や呼吸回路および加温加湿器の外観的な点検を行い、不具合や破損が生じていないかを点検する（表3-A、B）。また人工呼吸器本体は清拭、呼吸回路は洗浄して消毒または滅菌し、次の使用に備える。呼吸回路の滅菌および消毒方法については各メーカーが推奨する方法で行う。呼気側呼吸回路のバクテリアフィルタの汚れはネブライザの使用頻度等によりフィルタ抵抗が著しく増加し、気道内圧の上昇を来す可能性があるため、再使用の際には点検する。

表3-A　呼吸回路・加温加湿器

点検項目	内容	合	否
1．呼吸回路の取りはずし	ディスポーザブルのものは廃棄し、リユーザブルのものは定められた方法で消毒又は滅菌を行う。		
2．加湿チャンバー、人工鼻の取りはずし	これらはディスポーザブルである場合が多いので、廃棄する。		
3．機種固有部品の扱い	取扱説明書に従い、新品との交換、あるいは消毒や滅菌を行う。		
4．加温加湿器の作動停止	必ず先に電源スイッチを切り、電源コンセントから電源プラグを抜くこと。破損した箇所がないこと。薬液や血液で汚染された箇所があれば、清掃すること。		

表3-B　人工呼吸器

点検項目	内容	合	否
1．人工呼吸器の作動停止	必ず先に電源スイッチを切り、電源コンセントから電源プラグを抜くこと。破損した箇所がないこと。空気と酸素耐圧管を供給ガス源からはずす。耐圧ホースや接続部に不具合や破損がないこと。薬液や血液で汚染された箇所があれば、清掃すること。		
2．定期点検時期の確認	積算時間計あるいはメンテナンス記録を見て、製造元等の定期点検時期にある場合、速やかに定期点検を実施する。		
3．取扱説明書	人工呼吸器や加温加湿器、および付帯するものについての取扱説明書がいつでも見られる状態になっていること。		

d．定期点検およびオーバーホール

人工呼吸器の性能を維持するには、故障や劣化で作動不良になる前に、故障の有無にかかわらず定期点検やオーバーホールを行う。この点検は専門的な知識と技術が必要なため、通常は専門家（メーカまたは臨床工学技士）が行うが、この点検間隔はメーカまたは使用時間（1,000時間または半年、2,500時間等）によって異なるため、人工呼吸器

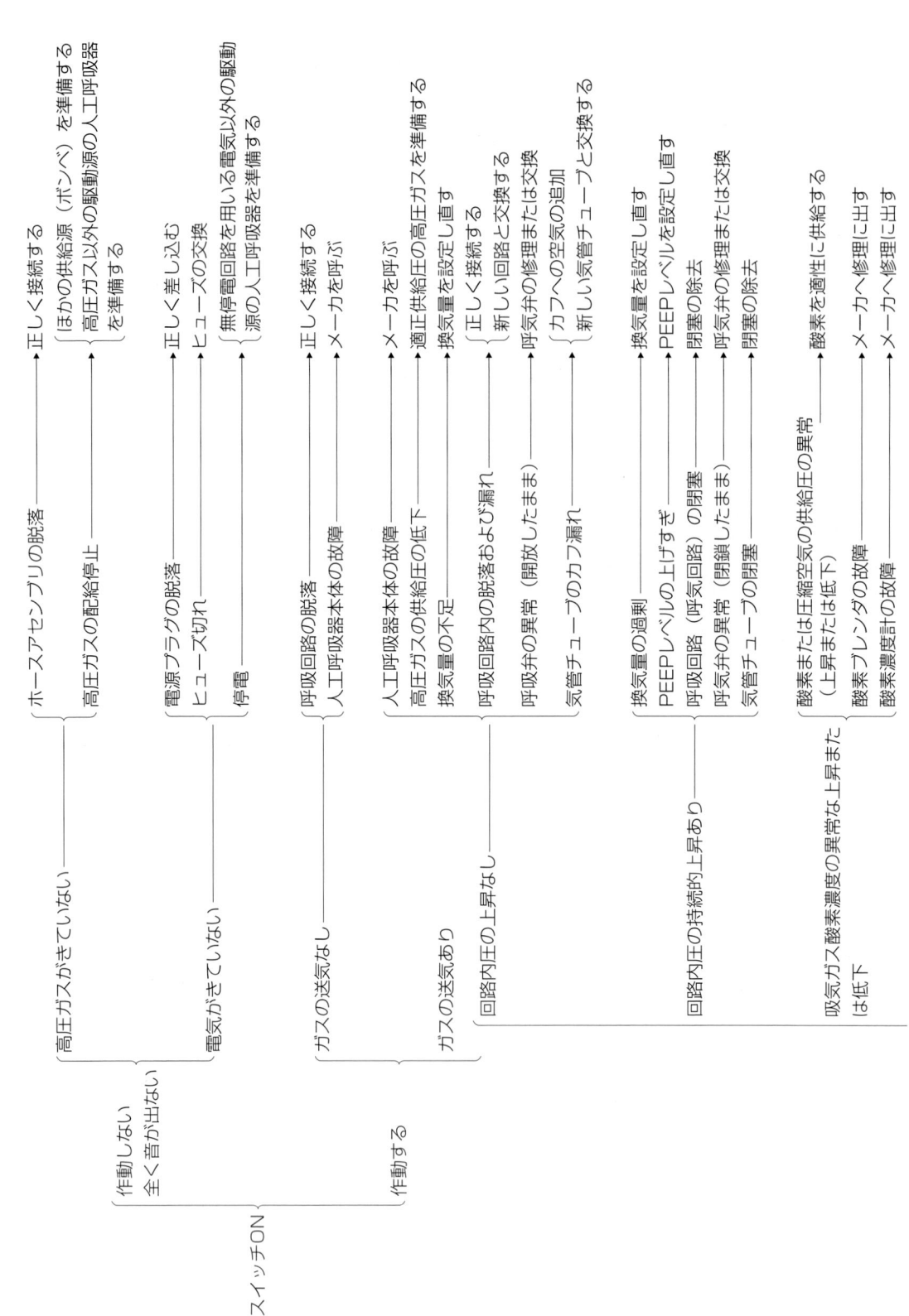

4-6 機器の管理とトラブルシューティング

スイッチON
- 作動しない
  - 全く音が出ない
    - 高圧ガスがきていない
      - ホースアセンブリの脱落 → 正しく接続する
      - 高圧ガスの配給停止 → {ほかの供給源（ボンベ）を準備する／高圧ガス以外の駆動源の人工呼吸器を準備する}
    - 電気がきていない
      - 電源プラグの脱落 → 正しく差し込む
      - ヒューズ切れ → ヒューズの交換
      - 停電 → {無停電回路を用いる／電気以外の駆動源の人工呼吸器を準備する}
  - ガスの送気なし
    - 呼吸回路の脱落 → 正しく接続する
    - 人工呼吸器本体の故障 → メーカを呼ぶ
- 作動する
  - ガスの送気あり
    - 回路内圧の上昇なし
      - 人工呼吸器本体の故障 → メーカを呼ぶ
      - 高圧ガスの供給圧の低下 → 適正供給圧の高圧ガスを準備し直す
      - 換気量の不足 → 換気量を設定し直す
      - 呼吸回路内の脱落および漏れ → {正しく接続する／新しい回路と交換する}
      - 呼気弁の異常（開放したまま） → 呼気弁の修理または交換
      - 気管チューブのカフ漏れ → {カフへの空気の追加／新しい気管チューブと交換する}
    - 回路内圧の持続的上昇あり
      - 換気量の過剰 → 換気量を設定し直す
      - PEEPレベルの上げすぎ → PEEPレベルを設定し直す
      - 呼吸回路（呼気回路）の閉塞 → 閉塞の除去
      - 呼気弁の異常（閉鎖したまま） → 呼気弁の修理または交換
      - 気管チューブの閉塞 → 閉塞の除去
    - 吸気ガス酸素濃度の異常な上昇または低下
      - 酸素または圧縮空気の供給圧の異常（上昇または低下） → 酸素を適正に供給する
      - 酸素ブレンダの故障 → メーカへ修理に出す
      - 酸素濃度計の故障 → メーカへ修理に出す

症状	原因	対処
回路内温度の異常な上昇または低下	温度調節ダイヤルの誤設定	温度調節ダイヤルを設定し直す
	サーモスタットの異常	メーカへ修理に出す
回路内湿度の異常な上昇(水分貯留)または低下	温度調節ダイヤルの誤設定	温度調節ダイヤルを設定し直す
	回路内ウォータートラップの欠如	ウォータートラップを設置する
	回路内ウォータートラップの位置異常	ウォータートラップの位置を正す
ネブライザの機能停止	ネブライザへの高圧ガスの供給忘れ	ネブライザへの高圧ガス供給チューブを接続する / ネブライザへ高圧ガスを供給する
	ネブライザ内の目詰り	新しいネブライザに交換する
	薬液なし	薬液補充
	ネブライザの故障	新しいものと交換する
	人工呼吸器本体の故障	メーカを呼ぶ
人工呼吸器本体内より異常雑音あり	人工呼吸器本体の故障	メーカを呼ぶ
モニター装置(スパイロメータ、回路内圧力計等)が作動しない	センサとモニター装置の接続忘れ	センサとモニター装置を接続する
	モニター装置の故障	メーカを呼ぶ
警報装置が作動しない	スイッチの入れ忘れ	スイッチを必ず入れる
	スイッチを意識的に切る	スイッチを必ず入れる
	警報装置の故障	メーカを呼ぶ
補助呼吸、SIGH、PEEP、IMV等特殊機構が作動しない	本体の故障	メーカを呼ぶ

図2 人工呼吸器使用時のトラブルシューティング

(渡辺 敏,沢 恒,釣宮豊城:ME早わかりQ&A 人工呼吸器・麻酔器・酸素療法機器・吸入療法機器・医療ガスの安全.桜井靖久監修,渡辺 敏編.南江堂,p68〜69, 2001より引用,一部改変)

の使用頻度等を考慮して計画的に行う。定期点検は少なくとも年2回は実施すべきであり、定期点検用チェックリストに従って実施し、その記録を保管する。また定期点検時には以下の測定用具が必要である。

1）テスト肺またはテストバッグ
気道抵抗やコンプライアンスを変えられるものが望ましい。またテストバッグは当該人工呼吸器のメーカが推奨するものを使用する。

2）換気量測定器
専用の測定器の使用が望まれるが、購入が困難な場合はライトレスピロメーター等を利用するとよい。

3）圧力計
換気圧や呼吸回路内圧、また呼気弁作動圧等を確認する。

4）酸素濃度計
吸入酸素濃度を確認する。

5）温度・湿度計
加温加湿器の性能を確認する。

6）電気的安全性試験装置
人工呼吸器および加温加湿器の漏れ電流、絶縁抵抗、接地線抵抗、消費電流等の電気的安全性を測定する。

（5）トラブルシューティング

人工呼吸器の使用中に起こるトラブルは、患者に致命的な障害を与える危険性があるため、出来る限り早期に対応しなければならない。起こり得るトラブルのうち人工呼吸器に関連するのは、呼吸回路内圧（気道内圧）、換気量、さらに加温加湿器等に関連するトラブルが多く、これらに対する迅速な判断と処置が重要である。図2[7)]には一般的な人工呼吸器のトラブルの原因と対策を示した。

また、現在市販されている人工呼吸器は多種多様で、機能も大きく異なっているため機種ごとにトラブルマニュアルを作成する必要がある。人工呼吸器使用時に人工呼吸器本体のトラブルが起こった場合は、以下のような対応が必要である。

1）患者の安全を確保
トラブル発生時には、まず患者に異常がないかを確認する。また同時に患者に声かけをする等の配慮が必要である。

2）トラブルの原因を調査
トラブルの原因が人工呼吸器にあると思われる時は、人工呼吸器の使用を直ちに中止し、用手蘇生器（アンブバッグ、ジャクソンリース回路等）により人工呼吸を続け、代替の人工呼吸器を準備する。

3）当該人工呼吸器に「再使用禁止」を表示

人工呼吸器のパネル面等に「故障」、「故障につき使用禁止」等の表示をし、当該人工呼吸器の再使用を防止し、第2、第3のトラブルを防止する必要がある。

4）故障内容を記録

トラブルが発生した状況を簡潔明瞭に記録し、後に点検修理担当者（院内に担当者がいればその部門、なければ当該人工呼吸器のメーカおよび代理店等）に提示する。この内容には、その後の点検修理等が円滑に行われるように、どのような設定条件の時に発生したか、またその時の状態（異常値、警報の有無、異常な音、異常な臭い等）を記録する。

参考文献

1) 廣瀬　稔，楠　宣世：人工呼吸器の集中管理と保守点検．Clinical Engineering 1（1）：57～61，1990
2) 廣瀬　稔：人工呼吸器の構造とそのメンテナンス．メディカ出版，p27～46，1998
3) 「医療法施行規則の一部を改正する省令の施行について」：厚生省健康政策局長通知（健政発第263号）．平成8年3月26日
4) 小野哲章：今後の機器管理の課題．病院設備　44（3）：277～279，1987
5) 渡辺　敏：呼吸療法装置の取扱いと保守．ＭＥ機器の基礎知識と安全管理　改訂第2版，南江堂，p272～287，1993
6) 「生命維持装置である人工呼吸器に関する医療事故防止対策について」：厚生労働省医薬局長通知（医薬発第248号）．平成13年3月27日
7) 渡辺　敏，沢　桓，釘宮豊城：ＭＥ早わかりＱ＆Ａ　人工呼吸器・麻酔器・酸素療法機器・吸入療法機器・医療ガスの安全．桜井靖久監修，渡辺　敏編．南江堂，p68～69，2001

4-7　呼吸理学療法

（1）呼吸リハビリテーション

　わが国の慢性閉塞性肺疾患（chronic obstructive pulmonary disease：COPD）患者の推定人数は約530万人で、今後も増加すると考えられる[1]。この増加はわが国だけなく、欧米諸国や発展途上国も同様であり、欧米では近い将来、死亡原因の第3位はCOPDになると推測されている。このような理由から世界保健機関（WHO）と米国国立心肺血液研究所（NHLBI）はCOPDへの認識を高め、この疾患の罹患率および死亡率を低下させる事を目的にCOPDに対する世界戦略（GOLD）を報告した[2]。その中で、中等度〜重度のCOPDには気管支拡張薬と同様にリハビリテーションが治療の第一選択となっている。その理由は、呼吸リハビリテーションはEBMの立場から下記のような効果が報告されているからである。

・運動能力が増大する（evidence A）
・自覚的呼吸困難を軽減する（evidence A）
・健康関連QOLを向上する（evidence A）
・うつ気分や不安を軽減する（evidence A）
・生存率を改善する（evidence B）

　わが国においても2001年に日本呼吸管理学会、日本呼吸器学会から「呼吸リハビリテーションステートメント」[3]が、2003年には先の2学会に日本理学療法士協会も加わり「呼吸リハビリテーションマニュアル－運動療法－」[4]が刊行されるに至っている。

　このステートメントの中で呼吸リハビリテーションとは、「呼吸器の病気によって生じた障害を持つ患者に対して、可能な限り機能を回復、あるいは維持させ、これにより、患者自身が自立できるように継続的に支援していくための医療である」と定義され、その内容は教育・指導と呼吸理学療法/運動療法で構成されている。

（2）呼吸理学療法

　理学療法は、その対象は身体に障害がある者（児）であり、その目的は基本的動作能力の回復をはかる事である。呼吸障害者にこの基本的動作能力が喪失すると、他の骨・関節、神経・筋疾患の障害とは異なり、動作に伴う酸素需要量の増加により、主として換気・ガス交換障害等によって酸素摂取量が増加出来ず、酸素負債による「息切れ」を生じ動作の継続が出来なくなる。呼吸器障害が進展すると、基本的動作から入浴やトイレ等でも息切れが生じるようになり、患者の活動量を著しく低下させる。活動量の低下は、下肢筋群を中心とした廃用性症候群を導き、筋機能を低下させ、さらに息切れを増

表1 骨格筋機能不全の原因

慢性の低酸素血症・高炭酸ガス血症
・栄養障害
・炎症（局所、全身）：酸化ストレス
・全身ステロイド：5 mg/日（持続/間欠投与）
・活動量の低下
・加齢
・電解質の不均衡（K↓、Mg↓）

（American Thoracic Society/European Respiratory Society：Skeletal Muscle Dysfunction in Chronic Obstructive Pulmonary Disease. Am J Respir Crit Care Med 159：S1～S40, 1999より引用，一部改変）

強する悪循環を形成し、最終的にはADLやQOLまで低下させる。この筋機能の低下は、廃用性だけではなく、骨格筋自身にも機能不全徴候がみられ、その根拠も示されている[5]（表1）。

呼吸理学療法とは呼吸障害のために基本的動作能力が障害された者に対し、基本的動作能力の回復等を通して、実用的な日常生活における諸活動の自立をはかるために、種々の運動療法・実用歩行訓練・日常生活活動訓練・物理療法等を組み合わせ、個々の症例に応じて実施する理学療法である。

呼吸理学療法の方法には運動療法と運動療法のコンディショニングのためのリラクセーション訓練、体位排痰法、呼吸訓練、胸郭可動域訓練がある。

本章ではその基本手技について、その目的、適応、方法および問題点について概説する。

呼吸理学療法の目的は①呼吸が楽になる、②痰が楽に出る、③日常生活の息切れが軽減する、等である。したがって理学療法開始に当たり、呼吸介助法や安楽肢位等のリラクセーション手技を用い、息切れの軽減を実際に体験させる事が大切である。呼吸理学療法が「呼吸介助法に始まり呼吸介助法で終わる」といわれる理由はここにある。

（3）運動療法[4]

運動療法の目的は呼吸困難の軽減、運動耐用能の改善、健康関連のQOL、ADLの改善である。これらの効果は、薬物療法により症状が改善した症例においても上乗せ改善効果が認められている。

運動トレーニングには、過負荷、特異性および可逆性の原則がある。過負荷の原則とは、組織あるいは器官の機能を向上させるためには普段より強い負荷を与える必要があり、現在の筋力・筋持久力以上の負荷が必要になる。特異性の原則では、トレーニングの効果は行った運動様式および使用した筋（群）に依存する。すなわち筋力をつけるには筋力増強訓練を、筋持久力をつけるには筋持久力訓練が必要になる。可逆性の原則に

より、トレーニングを中止した場合は、時間と共にその効果は消失するので、維持のプログラムやホームプログラムが必要となる。したがって運動療法の処方はその頻度（frequency）、強度（intensity）、持続時間（time）および運動療法の種類（type）を明らかにする必要がある。運動療法の処方には1回/2日以上の頻度で、20分間以上の持続時間が必要な事は明らかになっているが、強度や運動の種類に対しては一定の知見が得られていない。

a．運動処方
1）筋力（1repetition maximum：1 RM）の測定

上肢・下肢筋力は1RM測定が用いられるが、高齢者や呼吸器障害者は5〜8RMを用いて1RMを推定する。測定方法は、被検者にウォーミングアップとして亜最大または最大努力の50％、すなわち予測最大筋力の50％に相当する重量を使って数回挙上を行う。数分間の休憩をはさみ、1RMを見つけるために最大5回試験する。能力の最大を推測して、それより少し低い重量や抵抗から徐々に増やして決定する。上記方法は、ACSMの方法を日本呼吸管理学会等が一部改変したものである。医療従事者の指導・監視下であれば1RMは安全に実施出来るが、わが国においては安全性等の十分な検討が行われていないので、下記の中止基準、注意事項（表2）を参考に十分に注意して行う。

表2　筋力測定の中止基準と注意事項

中止基準
- 心拍数の過度増加
- 収縮期血圧の10 mmHg以上低下
- 過度の血圧上昇（収縮期血圧＞250 mmHg、または拡張期血圧＞115 mmHg）
- Sp_{O_2}（経皮的動脈血酸素飽和度）の90％以下への低下
- 高度の呼吸困難出現
- 動悸、喘息、めまい等リスクある呼吸循環器系および中枢神経系症状出現
- 強い筋肉痛、強い関節痛等リスクある筋・骨格系症状出現
- その他、患者が試験の中止を要求

注意事項
- 事前に筋、関節機能異常の有無を調査
- 測定が数日に渡る場合は、間隔2日以上

b．peak $\dot{V}_{O_2}$の決定

peak $\dot{V}_{O_2}$を決定するには運動負荷試験が必要であり、その目的には①運動機能障害の重症度評価、②運動制限因子の評価、③運動処方の基礎データ、④治療効果の判定等がある。運動負荷試験には設備や有資格スタッフを要する検査室での負荷試験から、十分な運動負荷装置や施設を用いずに行うフィールドテスト（six-minute walk test：

6MWT、shuttle walking test：SWT）がある。ここではマニュアルに施行が望ましいと紹介されている6MWTとSWTを概説する。

1）6MWT

フィールドでの歩行テストには、これまで12分間、6分間等さまざまな方法が用いられてきた。最近Solwayらは、6MWTが簡便性、患者への負担度、さらに日常生活での活動性の評価において最も優れていると報告している。

米国胸部学会（American Thoracic Society：ATS）は2002年8月に「ATSステートメント：6分間歩行テストのガイドライン」を発表し、このステートメントで先行研究を総括すると共に、その方法を詳細にわたって標準化している[6]。6MWTの主な検査目的は患者が6分間で出来るだけ長く歩ける距離を測定する事である。したがって6MWTは、peak $\dot{V}_{O_2}$ を決定したり、運動制限因子を解明するためのものではない。しかし、日常生活における機能障害の重症度を評価する事に適している。

2）SWT

英国のSinghら（1991）によって開発されたフィールド・ウォーキング・テストで、9mの間隔をCDからの発信音に合わせて往復歩行し、1分後ごとに速度を増加させる漸増負荷試験である。このテストは最大歩行距離、あるいは運動時間が運動能力評価の指標となる。本法は、6MWTよりもpeak $\dot{V}_{O_2}$ との相関が高く、また再現性も良好であり、運動処方が出来る利点を持っている。SWTには「シャトル・ウォーキング・テスト日本語版」が必要である[7]。

① **SWTによるpeak $\dot{V}_{O_2}$ の予測式**

peak $\dot{V}_{O_2}$（ml/kg/min）＝ 4.19 ＋ 0.025 × SWTでの歩行距離（m）

② **運動処方への応用例**

・SWT：250mの患者に70％peak $\dot{V}_{O_2}$ の運動処方をする場合

peak $\dot{V}_{O_2}$（ml/kg/min）＝ 4.19 ＋ 0.025 × SWT（250m）
　　　　　　　　　　　　＝ 10.4 ml/kg/min

70％peak $\dot{V}_{O_2}$（ml/kg/min）＝ 10.4（ml/kg/min）× 0.7
　　　　　　　　　　　　　　　＝ 7.28 ml/kg/min

表3より7.28 ml/kg/minは約3 km/hの歩行速度に相当するので、1 kmを20分で歩けば、70％peak $\dot{V}_{O_2}$ の負荷量になる。

c．満たしておきたい運動療法の開始の条件

すべての呼吸不全患者に運動療法が適応出来るわけではない。運動療法を開始するためには①呼吸困難感がない、②十分に排痰が行われている事が必要である。可能ならば横隔膜呼吸が立位まで可能な事（グレイド4[8]以上）、十分なエネルギー所要量（2,000 cal/日）が確保されている事が望ましい。

表3 SWTの各レベルと予測 peak $\dot{V}_{O_2}$ と歩行速度の関係

レベル	距離 (m)	速度 (km/h)	$\dot{V}_{O_2}$peak (ml/kg/min)
1	0〜30	1.8	4.4〜4.9
2	40〜70	2.4	5.2〜5.9
3	80〜120	3.0	6.2〜7.2
4	130〜180	3.6	7.4〜8.7
5	190〜250	4.2	8.9〜10.4
6	260〜330	4.8	10.7〜12.4
7	340〜420	5.4	12.7〜14.7
8	430〜520	6.1	14.9〜17.2
9	530〜630	6.7	17.4〜19.9
10	640〜750	7.3	20.2〜22.9
11	760〜880	7.9	23.2〜26.2
12	890〜1020	8.5	26.4〜30.2

（日本呼吸管理学会呼吸リハビリテーションガイドライン作成委員会ほか編：呼吸リハビリテーションマニュアル．運動療法．日本呼吸管理学会・日本呼吸器学会・日本理学療法士協会，p82, 2003より引用）

d．訓練中の呼吸困難対策

訓練中に呼吸困難感が強くなる症例には、口すぼめ呼吸や横隔膜呼吸等呼吸訓練（出来なければゆっくり、大きな呼吸）、呼吸介助および安楽肢位等を併用し運動療法中の呼吸困難を抑制する事が重要である。それでも息切れが強い患者では、インターバルトレーニングを用いる。この呼吸困難感を最小限に抑えて運動療法を行うためには次のような工夫をすればよい。

①動作中はすべて口すぼめ呼吸と横隔膜呼吸をする。
②動作はすべて呼気で行う。
③筋力増強を目的とする場合は筋を可能な限り単独で鍛える。
④上記の方法でも呼吸困難を感じる患者には、各動作の間に1〜2回の横隔膜呼吸を取り入れる。
⑤酸素療法適応患者では運動時の酸素流量（安静時の1.5〜2倍）を投与する。

e．COPD患者の運動処方

慢性呼吸不全患者の運動療法を行うに当たってその運動強度、頻度、トレーニングの時間、運動の種類および期間を処方する事が必要である。運動強度は低負荷法（peak $\dot{V}_{O_2}$ 40〜60％負荷）であれば50％ peak $\dot{V}_{O_2}$、高負荷法（peak $\dot{V}_{O_2}$ 60〜80％負荷）であれば70％ peak $\dot{V}_{O_2}$ で処方する。頻度は2日に1回以上、週3回以上の通院が困難な外来呼吸理学療法では、不足分をホームプログラムとして指導する。トレーニング時間が20〜60分間継続する事が出来ない重度呼吸困難患者では、2〜3分間高負荷（60〜80％ peak $\dot{V}_{O_2}$）で、同程度の休息を与えるインターバルトレーニングが推奨されてい

る。方法は歩行等のように多くの筋群の活動を含んだ運動で、期間は少なくとも6～10週以上継続する事が必要である。

（4）コンディショニングのための呼吸理学療法手技

a．リラクセーション訓練

　リラクセーション訓練は努力性呼吸を認める症例、COPD、気管支喘息等を対象にし、全身の筋の弛緩をはかると共に呼吸補助筋の活動を抑制し、不必要な酸素消費の減少、呼吸困難感や心理的健康状態の改善、さらに呼吸機能の改善をはかる事が目的である[8]。その方法には、漸進的筋弛緩法、バイオフィードバック、自律訓練、催眠、ヨガおよび超越瞑想法等患者が自ら実施するものと、呼吸筋ストレッチ、マッサージ等治療者が行うものがある。

　リラクセーションの手段が実際に呼吸補助筋の活動を抑制し、酸素消費を減少するという生理学的な根拠は得られていない。COPD患者に対するリラクセーションの単独効果は、呼吸困難と心理的健康状態に認められている。

b．呼吸訓練

　呼吸訓練は、呼吸数と1回換気量、さらに呼吸運動の強調部位を意識的に変化させる事により、呼吸調整を行う方法である。呼吸訓練の中でもよく用いられる口すぼめ呼吸や横隔膜呼吸は、呼吸数を減じ、換気量を増やし、その上、Sp_{O_2}を増加させる。それにより息切れの緩和やパニックコントロールにも有効である。日常生活においても、歩行時や階段昇降時に呼吸パターンを意識させるとADLが向上する。

1）口すぼめ呼吸（pursed lip breathing）

　横隔膜呼吸と併用され、しばしばCOPD患者に用いられる。一部の患者では自然によく行われており、呼気時に口唇をすぼめながらゆっくりと呼出を行う方法である。口すぼめ呼吸は、呼気時間の延長による呼吸数減少と1回換気量増大、分時換気量減少、酸素当量減少、血液ガス改善等の効果がある。この呼吸パターンの改良は肺胞低換気を改善する。

　口すぼめ呼吸によるこれらの効果は、気道内圧の上昇により気道の虚脱を防ぎ、気道閉塞が是正される。

2）横隔膜呼吸（diaphragmatic breathing）

　腹式呼吸の名称でよく知られた呼吸法である。しばしば口すぼめ呼吸と併用されている。呼気時に高位にある横隔膜を吸気時に腹部をふくらませるように収縮させ、横隔膜の可動範囲を上下に増加させる事により肺の伸縮度を高める。その効果は安静時1回換気量増加、呼吸数減少、換気効率やガス交換の改善、Sp_{O_2}上昇、運動耐容能増加、呼吸困難感減少等である。一般的に呼吸困難感の減少等、自覚症の改善は認められるが肺機

能には変化がない。近年、慢性肺疾患に対する横隔膜呼吸訓練の有効性は疑問視されている。安静時と比較し、横隔膜呼吸では1回換気量や呼吸数には有意差を認めないだけでなく、機械的効率が悪く、胸腹部の協調性の低下により換気効率の低下がみられ呼吸困難感の増加をもたらす等、重度のCOPDではかえって呼吸効率を悪化させる可能性が示唆されている。また、肺の過膨張により横隔膜の可動性が低下している者は、横隔膜呼吸を行うと呼吸困難感が増強するため用いない。さらに、横隔膜呼吸を用いると直ちに呼吸数の減少と換気量の増大は起こるが、長期間施行した場合の効果については十分な裏づけがない。

3）問題点[9]

呼吸訓練は主としてCOPDを対象として日常の臨床でよく用いられている手段である。口すぼめ呼吸や横隔膜呼吸等による呼吸コントロールによって労作時の呼吸困難感が軽減される症例をよく経験する。しかし、横隔膜呼吸訓練はわが国では多用されているが、ヨーロッパでの実施は少ない。そのため、呼吸困難感軽減の生理学的な根拠を検討した報告もほとんどない。口すぼめ呼吸や横隔膜呼吸の生理学的な影響を検討した研究報告での共通所見は、1回換気量の増大と呼吸数の減少である。

今後、各呼吸訓練法の適応、また各手技の定義、評価方法等を明確にした比較対照試験が必要である。

c．呼吸筋トレーニング

呼吸筋トレーニング（ventilatory muscle training：VMT）とは、呼吸筋力や運動耐容能が低下した患者および労作時の呼吸困難感を認める患者を対象に、吸気時に抵抗をかけたり（吸気抵抗負荷法）、持続的に過呼吸をさせる（過換気法）事により、呼吸筋の筋力および持久力の増強をはかる方法である。方法には吸気抵抗負荷法、過換気法および腹部重錘負荷法がある。

吸気抵抗負荷法は、吸気抵抗が加わる狭窄のあるチューブ（PFLEX®等）を通して呼吸する方法や閾値負荷法（Threshold®）がある。負荷量は最大吸気圧（P_{Imax}）の30％以上の負荷強度がよい。

d．胸郭可動域訓練

胸郭可動域訓練の目的は、胸郭の可動性と柔軟性を改善し、呼吸運動に伴う呼吸仕事量を軽減する事である。その方法には徒手胸郭圧迫法（呼吸介助法）、徒手胸郭伸張法、関節モビライゼーション、呼吸筋ストレッチ等がある。

1）徒手胸郭圧迫法

呼気に同調して患者の胸郭を用手的に圧迫する方法である。主に息切れや酸素飽和度の改善のために行われるが、胸郭可動域訓練として用いられる事もある。上部胸郭圧迫法（介助法）、下部胸郭圧迫法、一側胸郭圧迫法等がある。

2）徒手胸郭伸張法

米国のRancho Los Amigos Hospitalで開発された方法である。肋骨捻転法、胸郭捻転法、胸郭側屈法、背部過伸展法、シルベスター法等があり、わが国では肋骨捻転法とシルベスター法がよく用いられている。肋骨捻転法は、肋間筋の伸張と肋椎関節の可動性改善を目的としており、呼気に同調して下位肋骨と上位肋骨を反対方向に捻転する。シルベスター法は、上部胸郭の伸展性の拡大と大胸筋のストレッチのために、座位、背臥位で両手を頭の後ろに組み、肘を広げながら吸気を行い、呼気は肘を閉じる手法である。

3）呼吸筋ストレッチ体操

MoserらのBetter Living and Breathingを改良した千住らの呼吸体操や本間らの呼吸筋ストレッチ体操等がある。胸郭可動域訓練は運動療法や呼吸筋トレーニングと併用される場合が多く、単独の効果を分離して論じる事が困難である。今後の課題として、①胸郭可動域訓練単独の効果の科学的検証、②呼吸理学療法プログラムへの導入の意義等について、検討する事が求められている。

e．排痰法の指導

排痰法の基本的な考え方は、分泌物の排出障害、すなわち生理的排出機能レベルを越えた分泌物貯留に対し、粘液線毛輸送能等生体が本来有する分泌物排出機能を補助あるいは代用する事である。各手段の選択基準は、排出障害の機序、貯留分泌物の性状と量、貯留部位、介助の必要度等で選択する。

1）体位排痰法

分泌物の貯留している肺区域を上方となるような体位を患者にとらせ、重力の作用により分泌物の移動を促す。治療時間は20〜30分である。通常各種排痰手技や自動周期呼吸手技（後述）、咳嗽等を併用する。1日当たりの喀痰量が30 ml以上の症例が適応となる。

体位排痰法は効果的な方法として一般的に最もよく用いられているが、体位排痰法の単独効果に関してはあまり検討されていない。体位排痰法により排痰量の増加や気道クリアランスの改善を認めたとする報告はあるが、肺機能、動脈血液ガス等の改善はみられないという報告が多い。さらに効果的な咳嗽と気道クリアランスには差がないという報告もある。しかし体位排痰法にFETを加えた方法で、嚢胞性肺線維症患者において肺機能の改善を認めたという報告がある。

2）各種排痰手技の方法

① 軽打法

体位排痰法と共に最もよく用いられる用手的排痰手技である。治療者の手をお椀のように丸くし、痰のある部位に相当する胸壁上を叩く。呼気のみに行うという報告もあるが、吸気と呼気の両方で施行した場合での効果の違いは明らかでない。施行時間は一般

的に、一つの肺区域につき1～5分ずつ施行すべきとされる。

② 振動法

軽打法と同様、本法と併用して用いられる排痰手技である。治療者の手を分泌物の貯留部位に相当する胸壁に当て、患者の呼気に合わせて細かな振動を加える。

③ 用手呼吸介助手技/スクイージング（squeezing）

わが国独自の方法である。治療者の手を、痰の貯留部位に合わせて上部胸郭、下部胸郭、または一側胸郭に当て、患者の呼気に合わせ、胸郭運動を妨げないように圧迫し、吸気時には圧迫を解放する。これにより呼気流速を高め痰の移動を促進し、受動的に吸気を行いエアエントリーを改善させる。施行時間は分泌物の性状にもよるが、2～5分程度とされる。スクイージングは用手呼吸介助手技をより排痰手技として修正した方法である。

④ 根 拠

軽打法を併用した体位排痰法により喀痰量の増加や、気道クリアランスの改善が報告されているが、肺機能、動脈血液ガスの改善には否定的な報告が多い。さらに慢性気管支炎患者では1秒量の悪化を認めたとする報告もある。

振動法を検討した報告はあまりみられないが、軽打法と同様喀痰は改善するものの、肺機能、動脈血液ガスの改善は認めないと報告されている。

軽打法と振動法はいずれも胸壁上に加えた振動を気道壁に伝達させる事によって、分泌物を振るい落とす事をその作用原理としているが、排痰手技として用手呼吸介助手技、スクイージングを科学的に検討した報告はほとんどなく、現時点ではその適応や有効性を検討出来ない。

3）自動周期呼吸手技（active cycle of breathing technique：ACBT）

気道分泌物の浄化を目的とした自己排痰法の一種である。特別な器具、介助者を必要とせず貯留した気道分泌物を患者自らが排出する事に大きな特徴がある。

この手技は喀痰量が多い患者のうち意欲が高い、患者の協力が得られる、病態が安定している、十分な呼吸コントロールが出来る、十分な神経筋機能がある症例に適応される。

ハッフィング（Huffing；forced expiratory techinique：FET）とほぼ同じ内容であるが、呼吸コントロール（breathing control：BC）、深吸気運動（thoracic expansion exercises：TEE）、FETの三つの手技を組み合わせて、その一連のサイクルを強く意識する手段である。chesham frameでの体位排痰姿位で行い、BC→TEE→BC→TEE→BC→FET→BCの周期で行う。

4）器具を用いる排痰法

① Flutter®バルブ

気道内に高頻度の振動を伴う約10～25 cmH$_2$Oの陽圧呼気により気道分泌物の移動を促す。

吸気後2〜3秒間呼吸を止め、マウスピースに向かって円錐部の中のボールが振動するよう呼気を行い、これを4〜15回繰り返す。この一連の動作を10〜20分間行い、咳嗽やFETにて喀痰を排出する。

② positive expiratory pressure（PEP）

呼気抵抗のある一方向弁のフェイスマスクを用いて末梢気道に呼気陽圧を発生させる事で、肺内のガス分布を改善し含気の低下した区域を拡張させ、咳嗽とFETにて分泌物を排出する。

低圧（15〜30 cmH₂O）もしくは高圧（60〜80 cmH₂O）になるようマノメータにて抵抗を調節する。安静呼気位までゆっくりと呼気を5〜20回行う。この時呼気を吐ききらないよう注意する。吸気と呼気の比は1：3か1：4が望ましい。続いて咳とFETを行い、患者が喀痰を排出するまでこの手順を繰り返し、20分以内に終了する。

③ intrapulmonary percussive ventilation（IPV）

25〜40 psiの圧の空気を100〜225 cpmの割合で気道へ送るものである。

④ high frequency chest wall oscillation（HFCWO）

ベストを装着し、胸郭に陽圧の空気振動を与え喀痰を促す。高齢者でも容易に装着出来、在宅で気道クリアランスが可能である。

⑤ incentive spirometry

吸気量や吸気流速を事前に設定し、患者の視覚によるフィードバックを利用して深吸気を促す。最大吸気位にて2〜3秒保持させる。

5）現時点での推奨[10]

排痰法の目的は、咳嗽の繰り返し等排痰に伴う負担の軽減、自覚症の改善、排痰の自己コントロールによる日常生活の改善、気道感染の予防に集約出来る。最終的には患者が自宅でも継続して実施出来るよう、自己排痰法を修得する事が目標となる。

体位排痰法をはじめとする排痰手技は、慢性的な分泌物排出障害を示す喀痰量の多い患者においてのみ有効である。その適応としては、多量の喀痰を生じる気管支拡張症、COPD（慢性気管支炎タイプ）、慢性下気道感染症等である。これらの患者のうち、1日の喀痰量25 ml以上が目安となり、自己喀出が不十分な場合、重度の換気障害、分泌物が粘稠な場合等で適用する必要性が高い。

また、各種の排痰手段（体位排痰法とFET、AD、PEP等）の効果に大差はないと考えられている。介助者の有無または必要性、患者の好み、手技に対する反応や習熟度等を考慮して、体位排痰法や排痰器具を用いる方法等を選択する。

f．ADL訓練

呼吸理学療法は、運動療法、呼吸訓練および排痰法の効果を実際のADLの中で活用する事が出来なければ無意味である。ADLの指導は、実際の日常生活の中で息切れを感じる動作に対して運動療法のプログラムを立てる事である。加えて患者の家屋状況を

表4 ADL指導の基本

- 呼吸と動作を同調させる。
- 呼気と動作開始を同調させる。
- 動作の途中で休みを入れる。
- 一つの動作終了後は安静状態に戻してから次の動作を開始する。
- 動作方法を変える。
- 動作の簡略化をはかる。
- 環境を整備する。

十分把握して、屋内外の環境を改善する事も重要である。特に息切れを感じる作業は、椅子に腰掛けて行い、上肢をよく使う動作は腰の高さで行うように指導する。例えば、洗濯物を干す時や炊事等は座って腰の高さの台で行わせるとよい。

このように姿勢や道具の使用等を工夫する事によって、同じ動作でも作業強度は異なる。ADL指導の基本的な考え方を表4に示した。

参考文献

1) 福地義之：COPDの疫学．意外に多い発生頻度．治療 85：2283〜2289，2002
2) Global Imitative for Chronic Obstructive Lung Disease. Global Strategy for the Diagnosis, Management and Prevention of Chronic Pulmonary Disease. NHLBI/WHO workshop report. Bethesda. National Heath, Lung and Brood Institute, April 2001（http://www.goldcopd.com）
3) 日本呼吸管理学会/日本呼吸器学会：呼吸リハビリテーションに関するステートメント．日本呼吸管理学会誌 11：321〜330，2001
4) 日本呼吸管理学会呼吸リハビリテーションガイドライン作成委員会ほか編：呼吸リハビリテーションマニュアル．運動療法．日本呼吸管理学会・日本呼吸器学会・日本理学療法士協会，2003
5) American Thoracic Society/European Respiratory Society：Skeletal Muscle Dysfunction in Chronic Obstructive Pulmonary Disease. Am J Respir Crit Care Med 159：S1〜S40, 1999
6) ATS statement：Guideline for the Six-minute Walk Test. Am J Respir Crit Care Med 166：111〜117, 2002
7) 千住秀明，Sue C Jenkins，高橋哲也訳：シャトルウォーキングテスト The Shuttle Walking Test．長崎大学医学部保健学科理学療法学専攻千住研究室，2000
8) Senjyu H, Yokoyama S, Sukisaki T, et al：Assessment of the pattern on breathing using scalene palpation. Physiother Theor Pract 18：95〜104, 2002
9) 柳原幸治，額谷一夫，山田拓実：呼吸リハビリテーションの基本手技とその理論．Clinical Rehabilitation 別冊呼吸リハビリテーション．p72〜98，1999
10) 神津 玲：呼吸理学療法の再点検．腹式呼吸指導の功罪を中心に．高知県理学療法 9：2〜11，2002
11) 千住秀明，山田純生：呼吸理学療法の効果と限界．理学療法学 29：322〜326，2002

5 感染の防止

はじめに

　最近のSARSの猛威は、わが国をはじめ世界の国々が原因の究明やその感染防止に対し、世界的な協力が不可欠な事を改めて認識させられた災害ともいえる最大関心事である。交通手段の進歩は社会、経済の発展や人的交流に大きな役割を果たしてきたが、結果的に地域感染症が瞬く間に世界的に拡大し、わが国もその例外でなくなり、新興・再興感染症が注目されている所以である。加えてテロによる生物兵器の存在も現実として受け入れざるを得ない状況にある。SARSに関しては当初は起炎微生物も不明であり、感染経路も定かでなく、結果的に感染防止対策も具体的に立たぬうちに、感染の拡大と不安が先行した状態となった。まさに地下鉄サリン事件と大きな差異はない。今回死亡者に医療従事者がいた事実は、医療従事者はこのような状況ではまず起炎微生物に多量に曝露される機会が極めて高く、さらに感染の媒体になる可能性がある事を示している。したがって被害拡大を未然に防止する上でも感染防止対策を徹底しなければならない。これはSARSに限らず院内感染症をはじめとしてあらゆる感染症に共通している重要課題である。

　感染対策の基本は、病原体、感染力に見合った菌量、感染経路、侵入口のこれらの一つを遮断する事である。

（1）予防対策

　1996年のCDC（米国疾病予防管理センター）ガイドラインではまず①全患者に標準予防策（スタンダードプリコーション）を適応し、②さらに疫学的に重要な感染症患者には感染経路別予防策を追加する。感染経路別とは感染経路を空気感染、飛沫感染、接触感染の三つに分けて行うものである[1]、とある。

a．スタンダードプリコーションとは

　1983年CDCは隔離予防策のガイドラインを公表したが、この頃HIV感染が問題となり、医療従事者にHIVの感染者が出た事から、医療従事者を保護する考え方として、「すべての血液・体液はHIV感染の危険あり」とみなして患者に対処する事が一般的となり、ユニバーサルプリコーションが提唱された。ユニバーサルプリコーションの概念

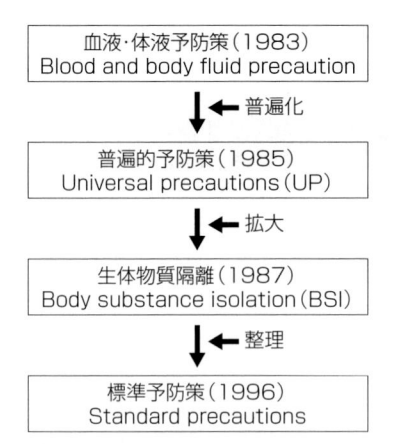

```
血液・体液予防策(1983)
Blood and body fluid precaution
          ↓ ← 普遍化
普遍的予防策(1985)
Universal precautions(UP)
          ↓ ← 拡大
生体物質隔離(1987)
Body substance isolation(BSI)
          ↓ ← 整理
標準予防策(1996)
Standard precautions
```

図1 標準予防策の成り立ち

(日本環境感染学会監修：病院感染防止マニュアル．薬事日報社，p 5，2001より引用)

はその後血液、体液のみならず喀痰、尿、便、膿等患者のすべての湿性生体物質まで拡張された。これがスタンダードプリコーションである（図1）。スタンダードプリコーションでは「手洗い」の優位性が強調されている。これを土台にして感染経路別の予防対策が取られる事となった。

1）空気感染

空気感染では予防対策として「N-95レスピレータ」の着用が基本である。N-95のNは"not oil-proof"の意味で、95は平均直径0.3 μm以上の粒子を少なくとも95％除去し得る能力を示している。一方、N-99では99.97％除去が可能とされ、結核症に多大に曝露される状況下では推奨される[2]。ただし、使用時にはフィットテストの実施が大切である。生理学的影響には吸気時の抵抗があり、特に活動時では問題となるが、呼吸器疾患を有する事は禁忌にはならない。患者が搬入される初療室では、室内が陰圧換気となる事が望ましい。また、気管挿管がなされた場合、人工鼻（heat-moisture exchanger：HME）の装置による微生物除去効率は極めて高く、推奨される。

入院が必要とされる場合には個室隔離とし、その個室は陰圧換気とする。入室時には、N-95マスクを着用する。また、患者の移動は必要な場合のみに制限し、その際にはサージカルマスクを着用する。

2）飛沫感染

飛沫感染は直径5 μmより大きい飛沫粒子により感染を起こすもので、咳嗽、くしゃみ、気管内吸引等、約1 mの距離内で濃厚に感染を受ける可能性があるとされている。微生物にはインフルエンザ菌、髄膜炎菌、ジフテリア菌、マイコプラズマ、インフルエンザウイルス、風疹ウイルス等がある。防止対策の原則は隔離であるが、不可能な場合には逆隔離（集団隔離）、あるいはベッド間を約2 m離した技術隔離を行う。なお、特別な空調や換気は不必要であり、ドアも開けたままでよい。空気感染との相違を図2に

示した。

3）接触感染

接触感染防止は患者との直接接触あるいは環境表面や医療器具等との間接接触によって伝播する可能性が高いと考えられる微生物による感染症の場合に適用される。典型例がMRSA（メチシリン耐性黄色ぶどう球菌）、VRE（バンコマイシン耐性腸球菌）等である。対策は個室隔離を原則とするが、物理的に無理な場合には逆隔離（集団隔離）を実施する。手洗いの遵守、気道分泌物の吸引の際には閉鎖式吸引システムを導入し、開放式使い捨て吸引カテーテルであれば手袋を装着して無菌的に行う。マスクは患者の1m以内に接近する時や医療行為を行う時に着用する。交差感染対策として医療器具や患者使用物の消毒あるいは専用化、ディスポーザブル化、廃棄処分を行う。必要な検査等での患者の移送時には周囲への感染伝播が最小限となるようにシーツ等で覆う等の対策を講じる。

本稿では、呼吸療法の観点から以下に人工呼吸管理での感染防止対策を中心に述べる。人工呼吸管理を受ける患者の多くは重症な疾患や病態を持ち、救急・集中治療領域で管理される。さらにこれらの患者は生体防御能の低下から易感染状態であり、モニターおよび治療目的に種々のカテーテルの挿入が行われ、長期の入院が余儀なくされる。結果的に感染症発症のリスクが極めて高い状態といえる（表1）。

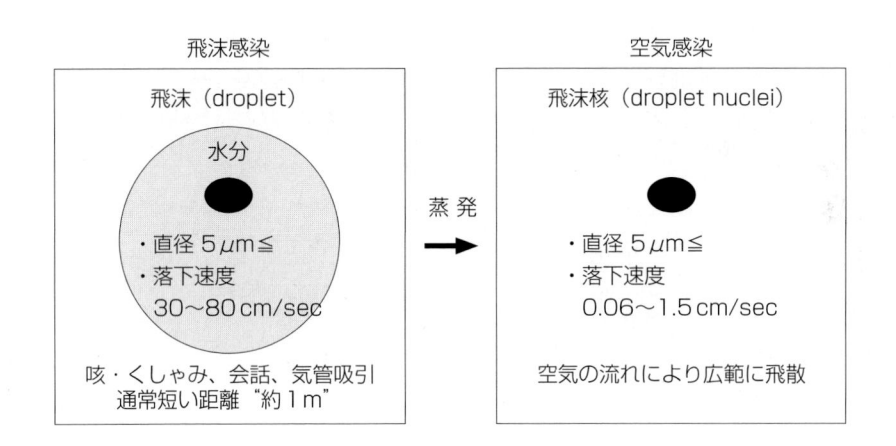

図2　空気感染と飛沫感染の差異

(向野賢治：病院における隔離予防策のためのCDC最新ガイドライン．インフェクションコントロール別冊．小林寛伸監訳．メディカ出版，p33～37, 1996より引用)

表1　救急・集中治療領域での患者の特性

- 生体防御能の低下　………　易感染状態
- 人工呼吸管理　………　ventilator-associated pneumonia
- 種々のカテーテル挿入　……　catheter-related sepsis（CRS）
- 入院の長期化

b．VAP について[3]

　人工呼吸器により呼吸管理を行っている患者では、その多くが気管挿管あるいは気管切開によって管理されている。人工呼吸管理の適応は肺感染症による呼吸不全例をはじめとして、予防的あるいは続発性呼吸不全例である。この人工呼吸管理中の合併症の一つである肺炎の発症は患者の予後を左右し、さらに人工呼吸管理期間や集中治療室（ICU）在室日数の延長等は医学的に問題であり、予防対策が極めて重要である。この人工呼吸器関連肺炎をVAP（ventilator-associated pneumonia）と呼ぶ。VAPは気管挿管あるいは気管切開による人工呼吸開始48時間以降に発症する肺炎と定義され、気管挿管、気管切開、人工呼吸管理前には肺炎はない事が条件である。また、発症時期により気管挿管4日以内の早期VAPと5日以降発症の晩期VAPに分類されている（表2）。晩期VAPでは起炎菌が耐性菌である可能性が高い事を考慮しなければならない。発症機序として外因性因子では人工呼吸器および付属品の汚染と、気管チューブを介しての口腔内容物の吸引による内因性因子の関与が指摘されている（図3）。リスク因子の減少により予防が可能である。

表2　VAPの定義と分類

ventilator-associated pneumonia
人工呼吸器関連肺炎

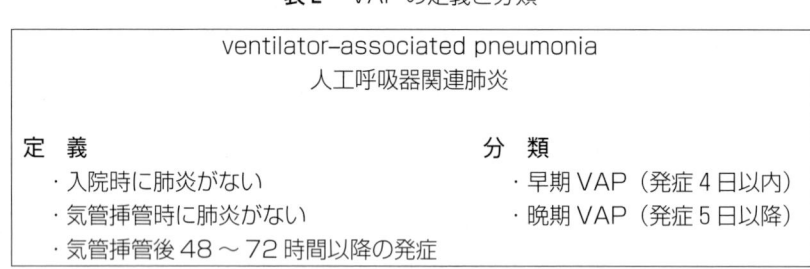

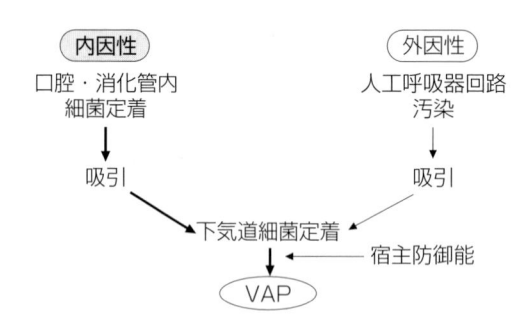

定　義	分　類
・入院時に肺炎がない	・早期VAP（発症4日以内）
・気管挿管時に肺炎がない	・晩期VAP（発症5日以降）
・気管挿管後48〜72時間以降の発症	

図3　VAPの発症機序

（相馬一亥：人工呼吸器関連肺炎．日本呼吸器学会「呼吸器感染症に関するガイドライン」成人院内肺炎診療の基本的考え方．p41〜46, 2002）

1）疫　学

肺炎はICUで極めて頻度の高い感染症であるが、人工呼吸管理開始48時間以降での発症率は8〜28％と幅がある。内科系成人を対象にしているICUでのVAP発症率は1%/dayで上昇するとの報告や、より大規模な検討では人工呼吸管理開始後5日目まではVAPの発症率は増加、以後は低下するともいわれる。

VAPの発症には宿主、人工呼吸管理期間、起炎菌の強さが関係する。リスク因子は長期人工呼吸管理、再挿管、発症前の抗菌薬投与、原疾患（熱傷、外傷、中枢神経疾患、呼吸器疾患、心臓疾患）、明らかな誤嚥、筋弛緩薬の使用が重要である（表3）。なお、原疾患では頭部外傷患者でのVAP発症率が極めて高い事が報告されている[4]。VAPと関連性があるとされるその他の項目は気管チューブの低いカフ内圧、ICUからの移送、仰臥位等である。

2）罹病率と死亡率

VAPに対して早期に適切な抗菌薬が投与されたか否かが罹病率、死亡率に影響し、VAP発症群では予後は不良である。VAPが死亡に直接関与したか否かの検討では有意な結果は得られていないが、VAP発症群ではICU滞在日数は生存、死亡にかかわらず長期化している。

3）発症機序

VAPの発症には内因性因子の関与が極めて大きい。口腔内の病原性細菌の定着（コロニゼーション）が重要視され、気管チューブの外側を介して声門下の口腔内分泌物の流入、さらに気管チューブでバイオフィルムを形成、人工呼吸によって気道末梢へ播種される事が予測されている。さらに、胃内容物の逆流（特に経鼻胃管留置例）によっても気道内へ播種される（図4）。

4）予　防

先に述べたリスク因子の回避が中心となる。以下具体的な方策について要点を述べる。

① 薬剤によらない方法（表4）

ⅰ 手洗い、手袋、ガウンについて

予防にまさる戦略はない。医療スタッフの認識と予防プログラムの作成と徹底が重要である。手洗いは予防に最も有効な手段の一つであるが、通常の患者ケアでの手袋、ガウンの着用は不必要とされる。

表3　VAPのリスク因子

・原疾患（宿主防御能）	・筋弛緩薬の投与
・人工呼吸管理期間	・仰臥位
・再挿管	・その他
・抗菌薬の前投与	

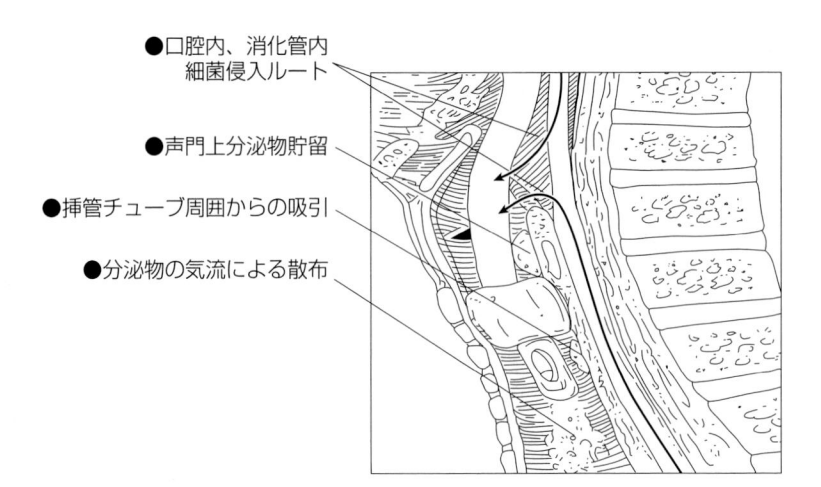

- 口腔内、消化管内細菌侵入ルート
- 声門上分泌物貯留
- 挿管チューブ周囲からの吸引
- 分泌物の気流による散布

図4　VAPの機序

表4　薬剤によらないVAPの予防対策

① 手洗い、手袋、ガウン
　　医療スタッフの認識
　　予防プログラムの作成と徹底
　　手洗いはVAPの予防に最も効果的手段の一つ
② 患者体位
　　セミファーラー位
　　事故抜管、再挿管の回避の工夫
③ 胃内容
　　腹部膨満の回避
　　腸管運動抑制薬の制限
　　経鼻胃管のトライツ靱帯より肛門側への留置
　　経鼻胃管のサイズによる胃内容物の誤嚥の頻度に差はなし
④ 気管挿管
　　経口気管挿管が原則
⑤ 声門下部吸引
　　VAPの発症リスク低下
　　　連続的吸引：29％→13％
　　　間欠的吸引：32.5％→18.5％
⑥ 吸引カテーテル
　　閉鎖式吸引カテーテル
　　　　　　VS
　　開放式使い捨て吸引カテーテル
⑦ 人工鼻（HME）
　　人工鼻によりVAPの発症率は低下傾向
　　1週間までは安全に使用し得る
⑧ 体位変換、呼吸療法
　　有効性は現状で一定の見解なし

ii 患者体位

仰臥位では誤嚥のリスクが高いので、セミファーラー位が望ましい（30～40度の挙上）。事故抜管、再挿管の事態を避ける工夫が重要となる。

iii 胃内容物

VAPの機序として胃内容物の逆流そして吸引も指摘されており、腹部膨満を避け、腸管運動を抑制する薬剤投与を制限する。経腸栄養を施行する場合には可能であれば経鼻胃管をトライツ靱帯より肛門側へ留置する。なお、経鼻胃管のサイズによる胃内容物の誤嚥の頻度の検討では差がない。

iv 気管挿管について

VAP予防の点からは経口挿管と経鼻挿管で差はないが、経鼻挿管は副鼻腔炎の発症頻度が高く、48時間以上の留置は避けるが、原則として気管挿管は経口とする。

v 声門下部吸引の有効性

本法を施行しなかった場合にはVAP発症リスクが有意に上昇する事が報告され、側孔つきの気管チューブの使用が推奨される。なお、連続的吸引が不可欠か否かは未定である。また、気管チューブの抜去時や気管チューブを動かす前にはカフ上の分泌物を吸引・除去する事が望ましい。

vi 吸引カテーテル

現在気道分泌物吸引カテーテルには閉鎖式吸引カテーテルと開放式使い捨て吸引カテーテルシステムがあるが、VAPの発症率に有意な差は得られていない。しかし、コスト面と呼吸管理上は閉鎖式吸引カテーテルシステムが推奨される。

開放式を使用する場合には当然気道吸引前後での手洗いと手袋着用による無菌的操作が必要である。

vii 人工鼻（HME）（図5）

近年、人工鼻の使用が増加しているが、人工鼻によりVAPの発症率は減少傾向にある事が示されている。ただし、目詰まりの問題があるが、1週間までは安全に使用し得る事も報告されている。

viii 体位変換

体位ドレナージによりVAPを予防する対策が検討され、特殊なベッドも導入されて

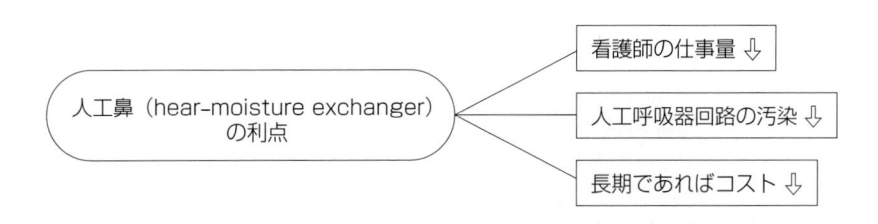

人工鼻（hear-moisture exchanger）の利点 → 看護師の仕事量⇩
人工呼吸器回路の汚染⇩
長期であればコスト⇩

図5 人工鼻の利点

いるが、有効性について結論は得られていない。また、肺理学療法についても低酸素血症の出現の問題もあり、有効性は不明である。

② 薬剤による方法（表5）

i 急性胃粘膜病変

いわゆるストレス潰瘍予防目的に制酸薬、H_2ブロッカーが人工呼吸管理中の患者に投与されるが、胃内容 pH の VAP 予防への関与については一定していない。現段階では経腸栄養の酸性化は避ける方がよい。

ii 抗菌薬

VAP 発症前の全身的抗菌薬投与は耐性菌出現の問題がある。特に耐性 *Pseudomonas aeruginosa*、MRSA の下気道への定着は VAP の発症に極めて関連性が深い事が指摘されている。耐性菌の出現を抑制するために不必要な抗菌薬投与は避ける事が第一である。

iii 抗菌薬の併用療法

併用療法は耐性菌の出現の抑制に効果的といわれたが、証明はされていない。併用療法は多種類の病原菌の存在、あるいは耐性菌が病原菌と強く疑われる症例に限定すべきであろう。

iv 予防的抗菌薬投与

局所的な吸入療法による抗菌薬投与についてはその有効性は認められておらず、また耐性菌の出現も問題である。選択的消化管内除菌（selective digestive tract decontamination：SDD）は VAP の発症率、死亡率の減少に効果的と報告されているが、耐性菌と副作用の問題が解決されていない。

表5 薬剤による VAP の予防対策

①急性胃粘膜病変予防薬
　アルサルミン®、H_2ブロッカー
②予防的抗菌薬
　不必要な抗菌薬投与の回避
③抗菌薬の併用療法
　適応
　　多種類の病原菌の存在
　　耐性菌が起炎菌
④易感染性対策
　○選択的消化管内除菌（SDD）
　　全身投与＋局所投与→下気道感染症の発症と死亡率低下
　　局所投与→下気道感染症の発症率低下
　○選択的口腔内除菌
　　晩期 VAP 低下
　　耐性菌の出現が問題
　○免疫グロブリン製剤
　　有効性の報告があるが、高価な点と副作用の問題

V　口腔内洗浄

　口腔内、特に歯垢（dental plaque）のコントロールに対してクロルヘキシジン（chlorhexidine）の有効性が指摘され、VAPの発症予防に有効性が示されてきた。心臓血管外科手術後の患者のVAP予防に有効性が示されており、期待は出来よう。しかし、chlorhexidine耐性の細菌の定着や感染症の発症のリスクを伴う事が懸念される。なおわが国では禁忌である。最近、SDDと同様な数種類の抗菌薬を使用した口腔内洗浄によりVAP発症率が低下したと報告されている[5]。

　次にVAP発症の外因性因子である人工呼吸器ならびに付属品の汚染対策について述べる。

c．医療機器からの感染症対策[7]

　人工呼吸器や付属品からの感染防止対策は器材の滅菌、消毒、洗浄である。洗浄は有機物や汚れの物理的な除去、滅菌は病原体を完全に除去、破壊する事であり、消毒は滅菌と洗浄の中間に位置づけされ高水準、中水準、低水準の3段階に分類される。CDCガイドラインでの消毒水準分類を表6に示した。器材の種類はクリティカル器材（滅菌を行う）、セミクリティカル器材（滅菌あるいは高水準消毒）、ノンクリティカル器材（洗浄必要なら低水準消毒）に分類されるが、呼吸療法器材の多くは粘膜あるいは健常でない皮膚に接触する事からセミクリティカルである（表7）。なお、クリティカル器材は

表6　消毒水準分類

滅菌 (sterilization)	いかなる形態の微生物生命をも完全に排除または死滅させる。
高水準消毒 (high-level disinfection)	芽胞が多数存在する場合を除き、すべての微生物を死滅させる。
中水準消毒 (intermediate-level disinfection)	芽胞以外の結核菌、栄養型細菌、多くのウイルス、真菌を殺滅する。
低水準消毒 (low-level disinfection)	ほとんどの細菌、ある種のウイルス、真菌は殺滅するが、結核菌や芽胞等を殺滅しない。

表7　器具分類

器具分類	用途	例
クリティカル器具 (critical items)	無菌の組織や血管に挿入するもの	手術用器具、循環器または尿路カテーテル、移植埋め込み器具、針等
セミクリティカル器具 (semi-critical items)	粘膜または健常でない皮膚に接触するもの	呼吸器系療法の器具や麻酔器具、軟性内視鏡、喉頭鏡、気管挿管チューブ、体温計等
ノンクリティカル器具 (non-critical items)	健常な皮膚とは接触するが、粘膜とは接触しないもの	ベッドパン、血圧計のマンシェット、松葉杖、ベッド柵、リネン、食器、テーブルの表面、聴診器等

無菌の組織や血管に挿入するものであり、ノンクリティカル器材は健常な皮膚とは接触するが、粘膜とは接触しないものである（表8）[6]。また、感染症の患者が使用している機器には感染症の種類が医療従事者に一目でわかるように、機器の表面パネルに色別したマークあるいは表示を貼り付けるとよい（表9）。

　器材の消毒の原則は、①人工呼吸器の本体を滅菌・消毒する必要はないが、VAPの原因である事が疑われる時は、直ちに呼吸器内部の回路も含めて、本体表面の細菌検査をし、滅菌・消毒を施行する、②人工呼吸器回路は再使用して、新規患者に装着する時には滅菌する、③人工呼吸器回路を同一患者に使用する際の回路の交換の最適頻度については未だ一定の見解はないが、1週間ごとに交換しても決してVAPのリスクは増加しない、④人工呼吸器に関連したディスポーザブル製品の再利用は行わない、⑤回路内の結露は患者側へ流入しないように除去する、⑥周辺器具の消毒は通常の分類に従って行う、⑦セミクリティカル器材はオートクレーブあるいはエチレンオキシドガス（EOG）による滅菌、あるいは75℃、30分間の消毒を行う。また、呼吸バクテリアフィルタは人工呼吸器の駆動源として用いられる空気あるいは医療ガスからの微生物を除去し、機器からの感染を防止し、さらに患者からの呼吸回路を通じて大気中に排除される呼気中の微生物を除去する目的に使用されるが、定期的に交換が必要である。

　人工呼吸器の周辺機器の衛生管理では①ネブライザの薬液注入部は高水準あるいは中水準による消毒を行い、滅菌水で洗浄後に空気乾燥を行う、②吸入薬剤は無菌的に混合する、③加温加湿器には滅菌水を使用する。なお、ネブライザの適応となるのは気管支拡張薬のみである。喀痰融解薬や去痰薬等は有効性が不明なだけではなく、人工呼吸器の呼気弁や呼気流量計の作動に障害を及ぼす。加温加湿器の水補給は可能であれば閉鎖式の補給システムを用いる。

表8　器具分類と消毒水準

クリティカル器具	滅菌が必要。
セミクリティカル器具	高水準消毒が必要。ただし、一部のセミクリティカル器具（健常でない皮膚に接触する水治療タンク、粘膜に接触する体温計）は中水準消毒でよい。また、歯科用セミクリティカル器具は加熱滅菌する。
ノンクリティカル器具	低水準消毒または洗浄、清拭を行う。

表9　使用中の機器の取り扱い

空気感染の恐れのあるもの（結核、水痘、麻疹）…………	赤色
血液感染の恐れのあるもの（肺炎、HIV、梅毒等）…………	黄色
接触感染の恐れのあるもの（MRSA、VRE、緑膿菌等）……	緑色

感染症の危険のある患者に使用中のME機器には、原因微生物が一目でわかるように表面に感染経路別に定められた色別テープを必ずつける。

使用後の機器取り扱いは通常の場合には、機器本体を塩化ベンザルコニウムにて清拭する。呼吸回路および付属品等は分解する事が可能で、かつ水洗い可能な部分はすべて塩化ベンザルコニウム中に1時間浸す。その後ブラシを用いて洗浄し、水道水にて十分洗い流した後、乾燥機にて完全に乾燥させる。ただし、EOG、オートクレーブで滅菌を行う場合には本滅菌法で滅菌可能な呼吸回路または付属品を必ず確認する事が大切である。なお、再生可能なバクテリアフィルタはオートクレーブにて行う。

おわりに

人工呼吸管理に関わる感染症としてVAPを中心に、その防止対策を内因性および外因性因子の両面から述べた。まとめを表10に示したが、医療従事者すべての感染予防の知識の習得と実践が何より大切である。

表10 VAPのリスク因子とその予防対策

リスク因子	予防対策
気管挿管	NPPV
再挿管	NPPVによる再挿管の回避
経鼻挿管	経口挿管
臥位	半座位
鎮静薬，筋弛緩薬	回避
呼吸器回路の交換	1回/週
加温加湿器	HME

参考文献

1）有賀　徹，吉池昭一：救急医療におけるスタンダードプリコーション．救急医学 24：625～629, 2000
2）Martyny J, Glazer CS, Newman LS：Respiratory protection. N Engl J Med 347：824～830, 2002
3）相馬一亥：人工呼吸器関連肺炎．日本呼吸器学会「呼吸器感染症に関するガイドライン」成人院内肺炎診療の基本的考え方．p41～46, 2002
4）Cook DJ, Walter SD, Cook RJ, et al：Incidence of and risk factors for ventilator-associated pneumonia in critically ill patients. Ann Intern Med 129：433～440, 1998
5）Bergman DCJJ, Bonten MJM, Gaillard CA, et al：Prevention of ventilator-associated pneumonia by oral decontamination. Am J Respir Crit Care Med 164：382～388, 2001
6）小林寛伊編：消毒と感染のガイドライン．へるす出版，p19～22, 1999
7）国立大学病院集中治療部協議会編：ICU感染防止ガイドライン．p40～51, 2003
8）日本環境感染学会監修：病院感染防止マニュアル．薬事日報社，p 5, 2001
9）向野賢治：病院における隔離予防策のためのCDC最新ガイドライン．インフェクションコントロール別冊．小林寛伸監訳．メディカ出版，p33～37, 1996

6 呼吸療法のためのモニター

(1) 呼吸系モニター

a. パルスオキシメータ

パルスオキシメータは皮膚の外から光を当て動脈血酸素飽和度をモニターする器具である。その値はSp_{O_2}と表示され、脈波から心拍数がカウントされる。利点は非侵襲的、連続モニター、データがすぐに得られる、較正が不要、測定技術がほとんど不必要な事である。Sp_{O_2}と動脈血酸素分圧(Pa_{O_2})との関係を表1に示す。$Sp_{O_2} \geqq 97\%$の患者が95%を示した時、早期アラームレベルと考え対処を始める。90%未満になるのは危険レベルである。早急に値がさらに低下することがしばしばあるからである。

1) 測定原理[1)~4)]

指先に光を当てると通過する間に光は吸収される。光の透過性はランバート・ベールの法則に従い、ある化合物の入射光と透過光の対数比は通過距離(光路長)と化合物の濃度に比例する。センサーにある発光ダイオードから赤色光(660 nm)と赤外光(940 nm)が放射されると、赤色光は還元型ヘモグロビン(Hb)で大きく吸収されて透過光が少なくなる(吸光度が大きい)。一方、赤外光は反対に酸化Hbの方が大きな吸光度を示す。透過光は光電管で測定される。赤色光と赤外光の吸光度の比をとると、比0.4はSp_{O_2} 100%、比が約3.4であればSp_{O_2} 0%等を示し、Sp_{O_2}を求める事が出来る。組織や静脈血で光が吸収される割合は一定で、吸光度の脈波は動脈のみにより形成されると考え処理するのがパルス(脈波)オキシメータである。ほかに反射型のパルスオキシメータがあり、まだ臨床使用は一般的でないが、額、頬、前腕、胸、背中、気管、消化管等測定可能な場所が多い。

表1 酸素飽和度(Sp_{O_2})と酸素分圧(P_{O_2})の関係

Sp_{O_2} (%)	P_{O_2} (mmHg)	特徴
97	90	
95	80	早期アラーム値
93	70	
89	60	危険レベル
83	50	
75	40	混合静脈血
50	27	P_{50}

P_{50}はSp_{O_2}が50%の時のPa_{O_2}をあらわす。

2）測定上の注意点

Sp_{O_2}に影響する因子を表2にあげた[1)5)]。センサーの装着不良ではSp_{O_2}は低値に、例えば実際値が99％でも91％と表示される。センサーが指先を部分的にしかカバーしていないと、発射光の一部は組織内を通過する事なく受光部に入り、この現象は月食の半影のようであることから半影効果と呼ばれる。体動は静脈血や周辺組織の吸光度を変化させ、Sp_{O_2}に誤差を生じる。最近の機種では規則正しい体動については測定エラーが少ないが、激しい運動ではまだ誤差が大きい。

色素で最も大きな影響を与えるものはメチレンブルーで、次にインドシアニングリーンであり、インジゴカルミンの影響が最も小さい。1回静注では変化時間は短い。リンパ管を緑色に染めて周囲組織と区別しやすくするパテントブルーは、皮下注するためSp_{O_2}の低下時間が長い。測定値が異常を示したら、①正しい脈波が描かれているか、②センサーが指にきちんと装着されているか（発光部を爪側につけ受光部は皮膚に密着さ

表2　パルスオキシメータ Sp_{O_2}に影響する因子

1．センサーの装着不良
　半影効果により、測定値が低下、例えば99％⇒91％、または測定不能。
2．異常ヘモグロビン（Hb）
　一酸化炭素Hbは酸化Hbと似た吸光度を持ち、誤って高く表示される。
　メトヘモグロビンはSa_{O_2}が85％以上では測定値を低下させ、85％以下の時は高く表示させる。
3．体動（測定不能、測定値の信頼度低下）
4．色素
　メチレンブルー：1％5ml静注で、平均最低値65％に。3分以内に復帰。
　インドシアニングリーン：0.25％5ml静注で、91％に低下。
　インジゴカルミン：0.8％5ml静注で、平均95％に低下。
　パテントブルー：この色素は640nmに吸収ピークを持つ。
　　　　　　　　　5％3ml皮下注で平均5％低下し、2％以上の低下は
　　　　　　　　　80〜340分間持続する。1％3ml皮下注で1％低下[6)]。
5．末梢循環不全
　寒冷、低血圧では脈波信号が小さく、測定不能や測定値が低く表示される。
6．爪カラー
　青や緑はSp_{O_2}を低くし、黒色は光を通しにくくする。
7．電気メス
　問題を生じたら、センサーは術野や対極板から離れた位置に置く。
8．室内光
　蛍光灯はSp_{O_2}を高くまたは低く表示させる。
9．貧血
　Sa_{O_2}が正常の場合、貧血は表示値に影響しない。
　低酸素血症では不明。
10．センサー貼付位置
　足指では手指、鼻、額より50秒ほど遅れて表示される。
11．影響しない因子
　高ビリルビン、胎児ヘモグロビン

せるよう指の腹側につける)、③患者の血液、結膜、心電図等を観察し、低酸素血症がないかを観察する、④センサーを医療従事者の手につけ正しい値を示すか、⑤センサーケーブルと延長チューブのコネクタが緩んでいないか、⑥吸入酸素濃度(F_{IO_2})を上げるとSp_{O_2}が上昇するか、⑦動脈血ガス分析、等で確認する。Sp_{O_2}は動脈血酸素飽和度(Sa_{O_2})の低下より遅れて変化するので、表示値よりさらに低いSp_{O_2}を示す可能性を考慮する。

b．気道二酸化炭素測定(カプノメトリ) [1)～4)]

カプノメータの多くは、呼気終末二酸化炭素分圧($P_{ET{CO_2}}$)、吸気二酸化炭素分圧($P_{I{CO_2}}$)、二酸化炭素呼出曲線、呼吸数を連続的に測定する(図1、時間カプノグラム)。$P_{ET{CO_2}}$は正常ではPa_{CO_2}より2～5mmHg程度低く、普通この関係は一定であるので、$P_{ET{CO_2}}$をモニターする事でPa_{CO_2}を推測出来る。二酸化炭素呼出曲線は縦軸に二酸化炭素分圧(P_{CO_2})、横軸に時間をとり、呼吸中の二酸化炭素変化を描く。図1に示すように、第1相は呼気の始まりで死腔内の二酸化炭素を含まないガスが排出される時期で、基線に一致する。第2相は上行脚で死腔ガスに肺胞ガスがしだいに多く混じる過程を示し、第3相は肺胞内ガスが排出される。第4相は吸気相で二酸化炭素は急激に低下する。カプノメータには総合ガス分析器として亜酸化窒素、揮発性麻酔薬、酸素濃度等も測定するもの、換気量と二酸化炭素濃度から求めた二酸化炭素呼出量を横軸に、P_{CO_2}を縦軸にとり1呼吸ごとの二酸化炭素呼出量や、死腔量が求められるものがある。

1)測定原理

赤外線吸収、質量分析、ラマン散乱、音響分光等で測定出来るが、現在はほとんどの器械が赤外線吸収法を用いている。二酸化炭素分圧が高いほど、波長4.26μmの赤外線が吸収される量が増加する。

2)測定上の注意点

センサーに水分が入ると高値や故障を起こすので、ウォータトラップを置く。カプノメータはセンサーの位置により、メインストリーム型とサイドストリーム型に分かれ、後者が多い。メインストリーム型は気管チューブ近くの呼吸回路にセンサーがあり、ケーブルでモニターにつながれる。メインストリーム型の長所は測定遅れ時間がない事で、欠点は①10ml程度の死腔量が増加する、②センサーは気管チューブや回路に重みをかけるので、接続はずれを起こしやすい、③酸素と二酸化炭素しか測定出来ない、④気管挿管がない患者では使用しにくい、ことである。サイドストリーム型は呼吸回路の側孔から一定速度でガスを吸引し、本体内で測定する。吸引サンプル量は50～500ml/minである。サイドストリーム型の長所は、①非挿管患者でも容易に測定出来る、②ウォームアップ時間が短い、③較正は時に行うのみでよい、④死腔量が少ない、⑤多くのガスの測定が出来る、⑥患者から離れて測定出来る(核磁気共鳴画像室での使用に都合がよい)、ことである。

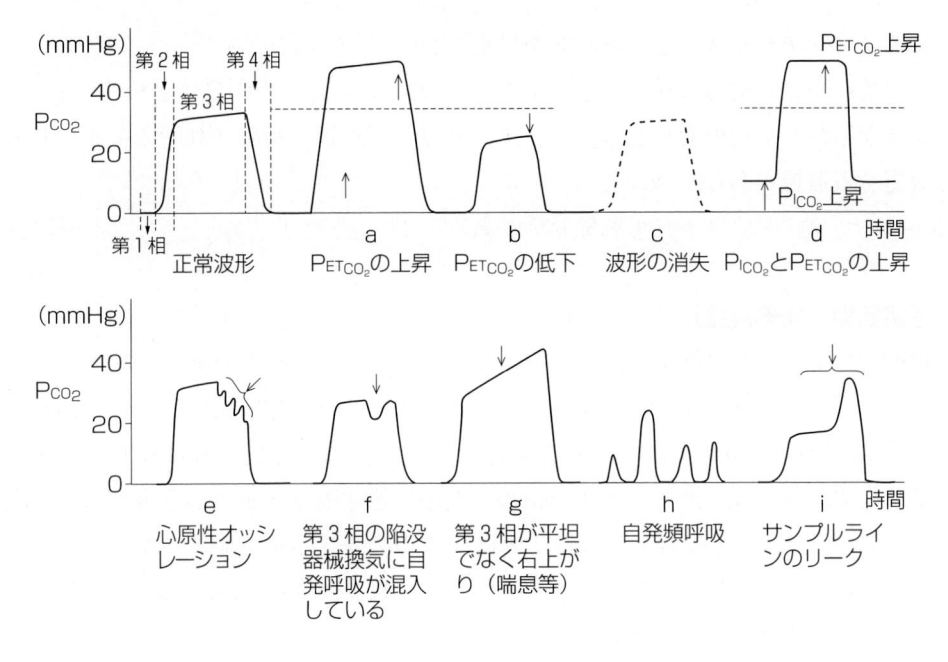

図1 よくみられるカプノグラム

図1によくみられるカプノグラムを示す[3]。a）P_{ETCO_2}は上昇するが形が正常な時は、低換気、二酸化炭素気腹、重曹の静注、高熱が考えられる、b）P_{ETCO_2}は低下するが形が正常である時は、過換気、肺塞栓、呼吸死腔の増加が考えられ、鑑別のためPa_{CO_2}を測定する、c）波形の消失時は無呼吸、回路のはずれ、食道挿管、サンプルラインの閉塞、d）P_{ETCO_2}とP_{ICO_2}は共に上昇するが形が正常である時は、機械的死腔の増加、呼気弁異常、再呼吸（二酸化炭素吸収剤の消耗、二酸化炭素吸収装置をバイパス）等が考えられる。

Pa_{CO_2}-P_{ETCO_2}が大きく増加する事がある。その原因は①肺疾患、②肺塞栓や心停止のように肺血流の減少によりP_{ETCO_2}が低い時、③側臥位は換気血流不均等を増大させP_{ETCO_2}を低くするため、④自発の頻呼吸では肺胞気が得られず、P_{ETCO_2}は見かけ上低く表示されるため、⑤右左シャント、⑥カプノメータ測定不良、⑦薬物投与：アセタゾルアマイド、等である。

c．酸素濃度計[3]

酸素濃度計は、①吸気ガスの低酸素と高濃度酸素の防止、②酸素化能の評価、例えばPa_{O_2}/F_{IO_2}（P/F比）の計算に用いる、③酸素チューブや呼吸回路のはずれの発見、に有効である。

1）測定原理

①燃料電池：使いやすく安価である。酸素が化学反応を起こし、この際生じた電流変化を捉え酸素を測定する。電池寿命は使用時間と酸素濃度の積で決まり、％時間であら

わされる。メンテナンスとして電池を交換する。

②常磁性：酸素は磁場に入ると引き付けられ集まる（これを常磁性という）。これを利用し鏡が回転し角度の変化を起こす、またはガスの通過が制限され圧力差が生じる事から測定する器械がある。

ほかに③ポラログラフィ、④質量分析がある。

d．呼吸回数（換気回数）

呼吸回数は1分間の呼吸サイクル数をいう。自発呼吸数は胸壁の動きを見て計算されるが、簡単に見えて不正確である事が多い。無呼吸は低出生体重児でしばしば観察される。15秒以下の無呼吸は正常でも起こり得るが、20秒以上の無呼吸は病的と考えられる。また術後患者に硬膜外モルヒネを投与した後に無呼吸発作が生じる事がある。成人において30回/min以上の自発呼吸は、呼吸管理の必要を示す。表3に、年齢と呼吸・循環の基準値を示した[7]。速く浅い呼吸指数（呼吸数÷換気量＝回/min/l）は人工呼吸からの離脱の指標の一つで、100以下が開始規準である（表4）[8]。

表3　年齢と呼吸・循環諸量

安静時	成熟新生児	1歳	5歳	12歳	成人
呼吸数（回/min）	43±7	24±6	23±5	18±5	12±3
1回換気量（ml）	17±2	78	270	480	420〜500
Pa_{O_2}（mmHg）	60〜90	80〜100			80〜100
死腔量（ml）	7.5	21	49	105	126〜150
酸素消費量（ml/kg/min）	6±1.0	5.2±0.9	6±1.1	3.3±0.6	3.4±0.6
心拍数（回/min）	133±18	120±20	90±10	70±17	75±5
血圧（mmHg）	80±46	96±66	94±14	113±59	
ヘモグロビン（g/dl）	16.5±1.5	12±0.75	12.5±0.5	13.5±1.0	14.0±1.0

（Motoyama EK：Respiratory physiology in infants and children. Anesthesia for infants and children. 5th ed. edited by Motoyama EK, Davis PJ. CV Mosby, St Louis, p26〜27, 1990より引用）

表4　人工呼吸からの離脱の指標

項　目	数　値
換気力学	
肺活量	>10〜15 ml/kg
1秒量	>10 ml/kg
最大吸気圧	<−20〜−30 cmH$_2$O
呼吸数	<25〜30 回/min
1分間の換気量	<10 l/min
呼吸数÷1回換気量	<100 回/min/l
ガス交換能	
A-aD$_{O_2}$	<350 mmHg
Pa$_{O_2}$/F$_{I{O_2}}$	>200 mmHg
死腔率	<0.6

1）測定原理

①胸郭運動（インダクティブプレチスモグラフやインピーダンス法）、②カプノメータ、③鼻や口に温度センサー、④ガス流量、⑤前頸部のマイクロフォン、⑥SpO_2の低下（4％以上）等で測定される。

2）測定上の注意点

人工呼吸器に表示される呼吸数は器械の換気数と自発呼吸を数えているが、自発呼吸は人工呼吸器をトリガーしないとカウントされない。

e．気道内圧計[2)3)]

気道内圧には最高気道内圧（ピーク圧）、吸気終末休止圧（P_{EIP}、EIP：end-inspiratory pause、吸気終末ポーズ圧、プラトー圧）、平均気道内圧、呼気終末圧（最低気道内圧、ベース圧）、呼気終末陽圧（positive end-expiratory pressure：PEEP）がある。P_{EIP}は人工呼吸器の送気が終了しても吸気弁と呼気弁を閉じたままにし、肺内ガスが再分配された状態における圧で、肺は膨張したままになるのでふくらみにくい肺胞が開き、気道内圧は肺胞圧をあらわすようになる（図2）。プラトー圧は静的肺胸郭コンプライアンスの計算に利用される〔1回換気量÷（プラトー圧－呼気終末圧）〕。平均気道圧は酸素化能を決定する因子の一つである。気道内圧アラームは低圧と高圧が代表的で、前者は呼吸回路の接続はずれ、回路の大きな穴、挿管チューブのカフ量不足、事故抜管等の発見に有効である。回路の接続はずれは稀ではなく、人工呼吸器使用時にはアラームが作動するか（15秒内にアラーム音が鳴るか）否かを必ずテストする。人工呼吸器は作動を開始するとアラームが自動設定されるタイプが望ましい。低圧アラームを低い圧で設定すると、アラームが作動しない事がある。細径気管チューブ（内径3mm以下）は気管から抜けていても、チューブの気道抵抗が高く低圧閾値より高くなるからである。縦軸に気道内圧、横軸に時間をあらわす気道内圧曲線は、換気パターンの認識や気道内圧アラーム設定に有用である（図2）。

1）測定原理

①ブルドン管：扁平な金属管を円弧状に曲げたもので、ここに圧力が加わると金属が伸びようとし、その力で指針を回転させ圧力を表示する。ブルドン管はガスボンベの圧力計としても広く用いられている。

②ダイアフラムとひずみゲージ：ひずみにより電気抵抗が変化する性質を利用したもの。

③圧電素子：圧力が加わると圧力に比例した電荷を生じる。

④ダイアフラムと静電容量の変化。

2）測定上の注意点

呼吸回路の口元のYピース部で測定するのがよい。人工呼吸器内部の呼気弁近くで測定する方式も多くみられる。

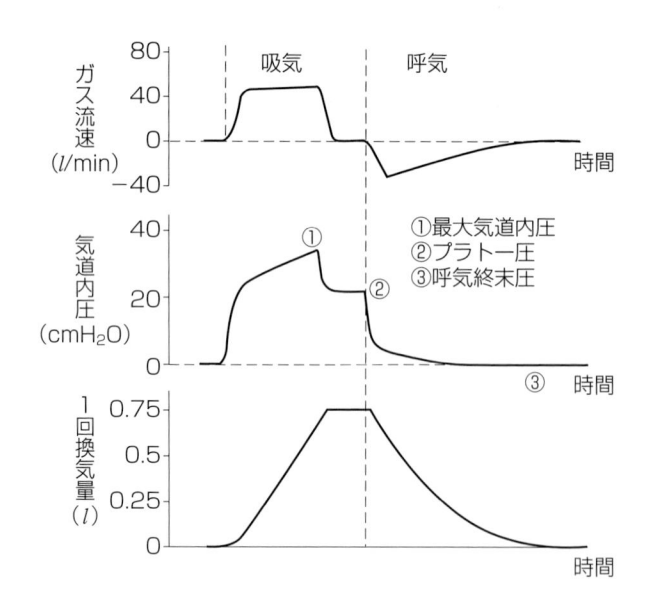

図2　ガス流速、気道内圧、換気量曲線

f．換気量[2)3)9)]

1回換気量は吸気時間で体内に入るまたは呼気時間で体外に出ていくガス量を指す。分時換気量は1回換気量の1分間の合計である。肺活量＞10〜15 ml/kgは人工呼吸離脱時の指標として有用である。

1）測定原理

①羽根車式換気量計：一定口径管の中に羽根車があり、気流があると羽根車が回る。光線を当てると羽根車により光が中断され、点滅回数は回転数をあらわす。回転数はガス量に比例する。1回換気量、換気回数、分時換気量が得られる。小型で構造が簡単、どこでも測定出来る利点がある。慣性の影響を受け、気流が遅いと実際より少ない換気量を表示し、気流が速いと過大表示をする。

②ニューモタコグラム：1925年FleischはFleisch型気流計を考案した。これは気流管に多数の細管からなる抵抗を入れ、層流を作り抵抗の両側で生じた圧差から気流を測定する。Hagen-Poiseuilleの式は層流における圧勾配は円管の長さ、ガス粘度、流速に比例し、円管半径の4乗に反比例する事を示している。差圧トランスデューサはFleisch型のほかに、メッシュスクリーン、オリフィス（variable orifice）型等があり、流量を積分して換気量を計測する。オリフィス型はガス流が多いほど穴を閉鎖している弁が大きく曲がり、弁内外の圧変化から換気量を求めている。

③熱線流量計：気流管の内部に熱した金属線を張り、その周囲にガスが流れると、熱が失われる。時間当たりのガス量が多いほど熱が失われ、熱線温度を一定に保つための電流が増加する。

④超音波流量計：二つの方法がある。1) 気道に障害物を置くとガス流に応じた渦巻

き流が生じる。超音波を流れに対し垂直に当てると、渦巻き数に応じた超音波の変化を探知し換気量を測る。2）超音波を流れに対し斜めに当てると、通過時間は流量、ガス温等により変化するのを応用する。

2）測定上の注意点

①圧縮ガス量：人工呼吸の陽圧ガスの一部は圧縮または呼吸回路を膨張させるのに使われ、肺に入らないでそのまま呼出される。このガス量は圧縮ガス量（コンプレッションボリューム）と呼ばれる。口元のYピース部で測定すると、圧縮ガス量を考慮しなくてよい。最近の人工呼吸器は始業点検時に圧縮ガス量を自動的に計算し、使用中は補正した換気量を表示する機構を持っている。

②メッシュスクリーン：これが水滴や痰で閉塞されると、スクリーン前後の圧差が大きくなり換気量が多く表示されるので、交換する。

③BTPS、ATPS、STPDの変換：ガス量は同じ条件で表示する必要がある。BTPS（体温大気圧水蒸気飽和状態）は気体が肺内に存在する時のように、体温37℃、気圧は大気圧で、水蒸気で飽和された状態である。ATPS（室温大気圧水蒸気飽和状態）は測定時の室温、大気圧下に水蒸気で飽和された状態で、人工呼吸器換気量やベッドサイドのスパイロメータの値がこれに当たる。STPD〔標準状態（0℃、760mmHg、乾燥状態）〕は0℃、1気圧で、水蒸気圧が0の状態のガス量である。

g．吸気時間、吸気後休止時間（吸気終末ポーズ時間）、吸呼気相比（吸・呼気比）

吸気時間は吸気相の時間をいい、ガスが気道内に入り始めてから呼息が始まるまでの時間である。吸気後休止時間は肺が膨張したままで圧やガス量が一定で、ガス流がゼロである吸気時間の事である。吸呼気相比は吸気時間と呼気時間の比である。吸呼気相比1：2は吸気時間が呼吸サイクルの1/3である事をあらわす。吸気時間（T_I）÷1呼吸時間（T_{TOT}）はduty cycleと呼ばれ、一般的換気パターンでは0.2〜0.4である。

h．吸気流速と吸気流量波形パターン[1]

吸気流速は時間当たりのガス量を示す。流量パターンには一定（直角）、正弦波、漸増波、漸減波がある。成人の流量は30〜100 l/minで、低流量では患者呼吸仕事が増大する。気道抵抗は（最高気道内圧－プラトー圧）÷気流量から求められる（単位：$H_2O/l/sec$）。

i．聴診器[10]

1818年Laennecの発明以来、心音と呼吸音のモニター器具として広く利用されてきた。胸壁前聴診器、食道聴診器、片耳聴診器が使用されている。現在では左右肺の呼吸音の違いから片肺挿管、気管支スパスム、分泌物貯留の診断等で使われる。

j．吸気ガスの湿度と温度

気道加湿を適正にするためには、吸気ガスの絶対湿度（mgH_2O/l）、相対湿度（％）と温度の測定が必要である。絶対湿度はガス中の水分量をあらわし、相対湿度はある温度での飽和水蒸気量を100％とし、現在含まれる水分量をパーセントであらわしたものである。

1）測定原理
乾湿球湿度計（乾湿計）、静電容量型センサーが使われる。

2）測定上の注意点
ガスが一方向に流れる部位での湿度測定値は信頼性が高い。しかし90％応答時間が2秒ほどと遅いので、吸気と呼気が交互に流れる部位では互いが影響を受け、値の信頼性が低い。一方向弁をつけた吸呼気分離回路を使うのがよい。

k．血液ガス分析とCOオキシメータ[1)4)5)]

血液ガス分析器はpH、P_{O_2}、P_{CO_2}を直接測定し、塩基過剰（base excess）等は計算から求める。尿のガス分析や電解質測定も可能であり、尿電解質は体外に排泄された量を知るのに有用である。COオキシメータはパルスオキシメータの較正と、各種Hbの診断に使われる。

1）測定原理
血液サンプルと電解質液との間に膜を置いたのが酸素電極のクラーク電極である（1953年）。溶液中のP_{O_2}に応じて電流が流れる。pH電極はガラス膜が水素イオンと接触すると電位を発生する原理を利用している。pH電極はシバリングハウス電極とも呼ばれ、二つの電極間の電圧差を測定する。二酸化炭素電極はガラス電極を膜で覆い、荷電のない二酸化炭素分子だけを通過させ二酸化炭素が重炭酸液のpHを下げる事から、電位差を測定してP_{CO_2}を求める。各種電解質は電極法で測定出来る。

グルコースはグルコースオキシダーゼにより分解され、過酸化水素とグルコン酸になり、過酸化水素の量に応じ電流が流れる事から、グルコース濃度が測定出来る。

COオキシメータは535～670 nmの範囲の4～6波長の光をサンプルに当て、入射光と透過光の比から、還元型Hb、酸化Hb、一酸化炭素Hb、メトHb等各種のHb値を測定する。

2）較正とメンテナンス
1例をあげると、1点較正は4時間ごと、2点較正が8時間ごとに行われる。アシドーシス、正常、アルカローシス、高酸素血症の標準液で毎日1回は精度管理を行う。時にガスによる較正も行われる。週に1回は次亜塩素酸にて電極の除蛋白と汚染除去を行う。

3）温度補正
検体はガス分析器の電極温37℃で測定されるので、患者体温に補正する必要がある。ただし体温が37℃±2℃では変化が小さい。例えば体温が35℃で補正しない場合の値

が185 mmHgの時、補正後は177 mmHgとなる。このように37℃より体温が低いと、補正前は高く表示される。患者体温30℃でPa_{O_2}＜80 mmHgの時に温度補正を行わないと、P_{O_2}は60％も大きく表示される[1]。逆に患者が発熱している時は温度補正をしないと過小評価する。

4）測定上の注意点

①動脈カテーテルから採血する時は、ヘパリンを加えた生理食塩液（ヘパリン生食液）による影響を防止するために、耐圧チューブ内液量（死腔量）の3倍の血液を捨ててから検体を採取する（25 cm長の耐圧管の死腔量は約1 ml）。もし生食液が混入した血液を測定した時は希釈の影響を受け、Hb、カリウム、Pa_{CO_2}は誤って低いデータを示す。

②検査用紙には後で数値を評価するため、採血日・時刻、測定時の条件（$F_{I_{O_2}}$、人工呼吸モード、自発呼吸）、体温を記入する。

③ヘパリン採血では血液量が少ないと、電解質（特にカルシウム）が低値を示すので注意する。

④気泡の測定値への影響は小さい。

Ⅰ．酸素流量計

①ボールメータ、②ロタメータ、③浮子がなくダイヤルを数値に合わせるタイプがある。流量は①ではボールの真中で、②では浮子の上端位置を読み取る。③は酸素ボンベの流量計でみられ、一次圧であるガスボンベ圧が変化しても、減圧弁通過後の二次圧は3〜1.5 kg/cm^{2}と一定圧となるので、穴の大きさにより流量が決定される。

Ⅲ．モニターの表示形式

モニターの表示はアナログ、数字であらわすデジタル、バーグラフのほかに、スクリーンに波形が描かれる方式がある。グラフィックディスプレイの例は図2のようで、横軸に時間、縦軸に流量、気道内圧、換気量をとる曲線は人工呼吸器の作動状況・モード、同調性、トリガーの状況や、異常の発生がわかりやすく有用である。図3は横軸に気道内圧、縦軸に換気量の圧量曲線である。

Ⅳ．呼吸筋力[9]

最大吸気力は吸気筋の最大収縮力をみるもので、閉鎖管に対して吸気努力をさせ、最大陰圧を測る。健常成人男性で100 ± 30 cmH$_2$O、女性で70 ± 30 cmH$_2$Oである。年齢と共に低下する。横隔膜は1回換気量の2/3を司り、最大経横隔膜圧（横隔膜内外圧差）＝胃内圧－食道圧は横隔膜の強度を測る。

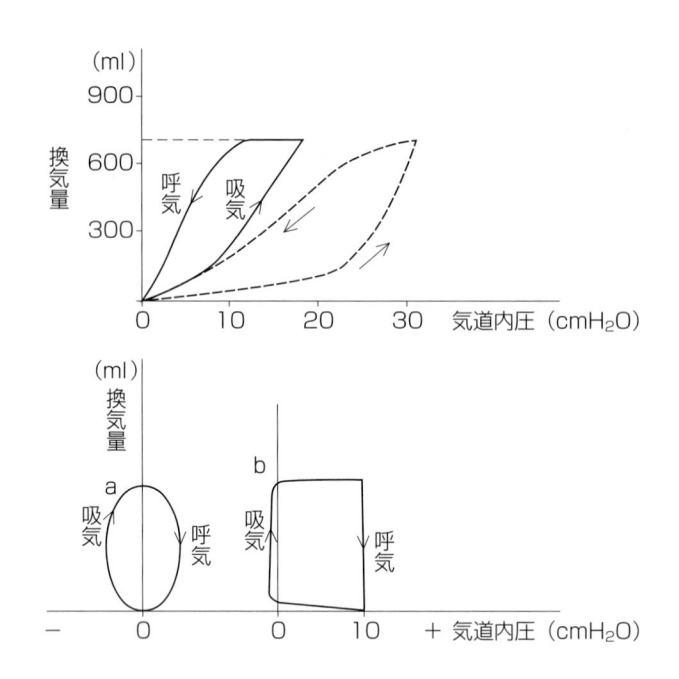

図3　圧量曲線
上図は調節換気。破線はコンプライアンス低下を示す。下図は自発呼吸。bはPEEPを伴った自発呼吸。

（2）循環系モニター

a．心電図

　心電図は心拍数、不整脈、心筋虚血を監視する。異常波形を覚える事ですぐに判断出来るようにしておく。3点誘導法は簡便で正と負の電極と接地電極の3個を体に貼る。誘導ダイヤルや電極を貼る位置を変化させ、四肢誘導、変形胸部誘導を選択する事が出来る。

1）測定上の注意点

　①P波がよく見える電極位置を選ぶ。P波は不整脈診断に大切である。
　②不整脈がみられたら、モニターモードから診断モードに変更する。12誘導心電図をとる。
　③明瞭な波形が得られない時は電極の乾燥も考える。
　④異常が出た時は必ず心電図記録をとる。
　⑤術中心電図のST変化は必ずしも心筋虚血をあらわすものでない。体位変換などST変化を起こす多くの原因がある。

b．脈拍数（心拍数）

　脈を手で触れる事で数、リズム、強さをみる。成人で100回/min以上は頻脈、60回/min以下は徐脈である。もしR波が小さく心拍数にカウントされない時は、電極の誘

導を変えてみる。ダブルカウントは心電図のR波とT波を共に数え、心拍数を2倍に表示するものである。対策は誘導や電極位置を変える事で、R波感度を高め、T波の振幅を小さいものにして解消させるか、カウント閾値でR波とT波を区別する。

c．血圧測定
1）非観血的測定法（間接法）[4)10)]

①触診法：Riva-Rocciは1896年に上腕に巻いた圧迫帯（カフまたはマンシェット）をゆっくりとふくらませていくと脈が触れなくなり、この圧が収縮期圧である事をあらわした。

②聴診法：Korotkoff（1905年）はマンシェット遠位部の上腕動脈上においた聴診器を用いる事で、収縮期圧と拡張期圧の間でコロトコフ音が聞こえる事を見つけた。収縮期圧と等しくなった時に聞こえ始める音はスワンの第1点、音が小さくなり聞こえなくなる点はスワンの第5点と呼ばれる。

③振動法（自動血圧計）：カフ内圧を収縮期圧より高くし、その後圧力を下げてくると、カフ内圧に1心拍ごとに小さな振動が重なるようになる。振動の幅が大きく増加する点が収縮期圧であり、最大振幅がみられたポイントが平均血圧、振幅が最も大きく減少する点、または収縮期圧と平均血圧から計算する事で拡張期圧が求められる。利点は①カフを巻き、測定間隔を指定するだけで、以降は自動的に測定されるので、血圧測定業務から解放される、②騒音が激しい場所でも測定出来る、③低血圧でも測定可能域が広い、等である。

① 測定上の注意点

①カフ圧の低下速度：低下速度は1心拍当たり2～3mmHgとする。

②カフの幅：幅が狭すぎると高く測定される。カフの幅は上腕中央の周径の40～50%を選択、上腕直径の1.5倍とする。

③カフの高さ：カフの位置が心臓より高いと、低めに測定される。反対に低いと測定値が高くなる。水銀血圧計の高さは測定値に影響を与えない。

④血液透析のためのシャントがある腕にはカフを用いた血圧測定をしない。

⑤不整脈：不整脈に伴う変動により、測定値が不正確となりやすい。代表例は心房細動にみられる。さらにゆっくりとカフ圧を下げる必要がある。

⑥カフの外からの接触：手術中のように、カフが手術者の下腹部等よって圧迫や接触されると、測定不能や誤って低値を表示する事がある。

⑦側臥位：背臥位にしカフをベッドの高さで測定したところ、120/80 mmHgであったとする。右側臥位になると、右上腕の血圧は120/80 mmHgに近い圧を示すが、左上腕の血圧は100/60 mmHg近くに低下する。同様に左側臥位では右腕の血圧は背臥位より約20 mmHg低い値となる。これはカフ位置の高低に基づく現象である。

⑧拡張期圧は冠動脈灌流圧として重要である。しかし自動血圧計の拡張期圧はしばし

ば不正確である。

⑨もし測定値が低血圧を示すなら、触診法等他の方法で測定する。早期治療を行う。

2）観血的測定法（直接法）[3) 4) 10)]

カテーテルを動脈内に挿入し、カテーテルに導管をつなぎ体外のトランスデューサまで液体を満たす事で、圧力を伝播させる方法である。動脈カテーテル挿入の適応は、①血圧の変動が激しく連続測定が必要な時、②血液の頻回検査が必要な時である。観血的血圧を連続的に観察すると、収縮期圧は呼気終末と比べ、吸気時の血圧は最初に少し上昇し、次に低下する。この呼吸による血圧変動は収縮期圧変動（systolic pressure variation）と呼ばれる。吸気プラトー圧を20 mmHgと一定に保った時に、収縮期圧変動は正常では10 mmHg以下であるが、循環血液量不足時には15〜20 mmHg以上の差を生じる。収縮期圧変動は循環血液量不足の早期モニターとして知られている。

①測定部位

非観血的の血圧に左右差があれば、高い方の腕の橈骨動脈にカテーテルを挿入する。動脈圧は大動脈から末梢動脈に移行するにつれ、いくつかの変化が起こる。末梢動脈波は大動脈圧より急峻で遅れて出現し収縮期圧が高くなり、重複切痕（dicrotic notch）は遅れてあらわれ、拡張終期圧が低くなり脈圧が大きくなる。カテーテルの挿入は一般的には橈骨動脈や足背動脈を第一選択とする。橈骨動脈より足背動脈の圧が高い。

②測定上の注意点

①ゼロバランスをとる。トランスデューサを中腋窩線の高さにし、大気に開放してゼロボタンを押す。使い捨てのトランスデューサでは精度基準が達成されており、100 mmHgや200 mmHg較正は不要である。もし必要ならば液面をトランスデューサより30 cmH$_2$O高くし、圧が22 mmHgと表示すればよい。

②もし異常値が出れば、トランスデューサの高さを確かめる。0点が13.6 cm高ければ、見かけ上の血圧は10 mmHg低下する。

③収縮期血圧が低下し、かつ脈圧が小さい波形であれば、動脈カテーテルの先端が血管壁に当たっているか、先端が凝血塊で詰まり気味である事が多い。壁当たりの場合、カテーテルを少し引き抜くか、手を背屈させる。

④観血的血圧計と非観血的血圧計の測定値が一致しない時、どちらが正しいか判断に困る事がある。まず間接法に問題がないかをチェックし、問題がない時は間接法を基準にする。

⑤動脈ラインの閉塞防止のため、持続的にヘパリン生食液を注入する時は、成人では輸液バッグを300 mmHgで加圧する（注入速度は3 ml/h程度）。この圧でフラッシュデバイスを開放した時の最高流量は100〜200 ml/minである。乳児以上の小児では100 mmHgの圧でヘパリン生食液を加圧し、新生児ではシリンジポンプでヘパリン生食液を持続注入する。

⑥動脈からの出血に注意する。針の刺入部創、留置針の抜け、接続部のはずれが出血

の原因であることが多い。

d．中心静脈カテーテル[4) 10)]

　中心静脈とは胸腔内の太い静脈を指し、上下の大静脈等である。中心静脈カテーテルは①中心静脈圧（CVP）の測定、②高カロリー輸液路、③薬物の投与路、④ガス塞栓のガスを吸引、⑤大量輸液路、⑥心臓ペーシング、⑦一時的血液透析、⑧採血路、⑨末梢静脈路が確保出来ない時に用いられる。CVPは右室機能、血管内血液量の指標に使われる。最も利用されるカテーテル挿入路は鎖骨下静脈、内頸静脈であり、大腿静脈、外頸静脈、肘静脈は少ない。最多合併症は感染である。動脈穿刺は内頸静脈穿刺で2～9％、鎖骨下静脈穿刺の場合4％程度とされる。鎖骨下静脈穿刺では気胸や血胸も注意が必要な合併症である。

1）測定上の注意点

　①トランスデューサの0点は前腋窩線か、第4肋間の胸骨端の下5cmの高さとし、圧の経時的変化に注目する。

　②陽圧人工換気は胸腔内圧を上げ、CVPを高くするので、呼吸の影響をなくすには呼気終末で測定する。

　③胸部X線を撮り、先端位置や合併症がないかを確認する。

e．バルーンつき肺動脈カテーテル[4) 10)]

　スワンガンツカテーテルと一般的に呼ばれ、基本的には4個の孔（ルーメン）と温度センサーを持つカテーテルである。ルーメンの一つは肺動脈圧の測定、二つ目は先端から30cm手前に孔がありCVPや輸液、心拍出量測定の冷水注入路、三つ目はバルーン膨張、四つ目は温度センサーで血液温と心拍出量測定のためにある。このカテーテルによりベッドサイドで循環諸量が測定出来るようになった。適応はショックの原因と治療、肺水腫の鑑別（心原性、透過性亢進）、輸液療法、心臓手術患者管理等である。CVP、肺動脈圧、肺毛細管楔入圧、心拍出量、混合静脈血のガスが測定出来、計算によって体・肺血管抵抗、1回拍出量、心室1回仕事係数等が求められる（表5）。心拍出量は心機能の重要な指標で、熱希釈式ではスワンガンツカテーテルと測定装置を使用する。連続的に心拍出量を測定出来る機種もある（ビジランス®）。その他混合静脈血の酸素飽和度や右室駆出率の測定、心臓ペーシングが可能なカテーテルがある。

　合併症には感染、血栓、心臓や肺動脈の穿通、穿孔、不整脈等がある。

1）測定上の注意点

　①呼吸性変動がわかりやすい記録用紙からデータを読み取る。

　②肺動脈カテーテルの先端が末梢に位置すると、バルーン膨張で動脈破裂を起こす事がある。破裂を防ぐにはカテーテルを引き抜き、バルーンをゆっくりふくらませる。

　③バルーンの空気注入量は指示量を越えないようにする。

表5　肺動脈カテーテルから得られるデータ

項　目	略語と計算式	正常値
右房圧	RAP	2～10mmHg
右室圧	RVP	15～32/0～8mmHg
肺動脈圧	PAP	15～30/5～16mmHg
肺毛細管楔入圧	PCWP	5～15mmHg
心拍出量	CO	4～7l/min
心係数	CO/体表面積	2.5～4.2l/min/m^2
1回拍出量	CO/心拍数	50～110ml/心拍数
体血管抵抗	MAP－RAP/CO	900～1,500 dynes×sec/cm^5
肺血管抵抗	PAP－PCWP/CO	40～150 dynes×sec/cm^5

④心拍出量測定の冷水は過量にならないように注意する。

（3）体温モニター[3]

　体温は疾患、全身麻酔、循環不全等と関連して変動する、重要なバイタルサインである。軽度低体温は32～35℃と定義される。低体温による生体への影響は臓器が保護されるほかに、パルスオキシメータや脳圧モニターの精度が低下する、血液粘度が上昇する、血液凝固能障害、免疫システムが障害され、創感染や創傷治癒遅延が起こる等である。

1）測定原理

　①サーミスタ：弱い電流を流し、温度変化による抵抗値の変化（例えば36℃で1,412Ωが、39℃では1,249Ω）を測定する。

　②熱電対：二つの異なった金属を接続し接点に生じる電圧の変化から温度変化を知る。電流は流していない。

　③赤外線：体から放射される赤外光を測定する。体温には核心温（core temperature）と皮膚温がある。核心温は脳や胸腔・腹腔臓器等重要臓器の体温であり、環境温が変化しても普通一定に保たれる。一方皮膚温は表面温、外殻温と呼ばれ、周囲の影響を受けて温度が変化する。小児の体温は腋窩で測る事が多く、安静がとれない時は鼓膜温を、全身麻酔時は直腸温、低出生体重児では胸腹部につけた皮膚温センサーで一般的に測定される。

2）測定上の注意点

　①測定部位が同一でも方式が異なった器具を使用すると、異なった測定値を表示する事がある。

　②膀胱温：尿量測定が必要な患者では、体温測定も1本のカテーテルで行う事が出来る。シリコンチューブはやわらかく尿道出血を起こしにくい。しかし張力に弱いので、引っ張るとサーミスタ金属がはがれ、測定不能となる事がある。

　③直腸温：センサーを挿入する深さは、肛門輪から成人で8～13cm、学童で3cm、

新生児で1.5cmとする。直腸温と食道温は比較的太いセンサーを挿入出来る。直腸温は体温変化に対する追従が遅いため、急速に体を加温冷却する時の体温モニターとしては不適当である。意識のある患者では不快感が強い。腸穿孔の報告がある。小児で長期に留置すると肛門潰瘍を生じるので注意する。

④皮膚温：星状神経節等の神経ブロックの効果は皮膚温の上昇で判断する事が出来る。血管外科術後の血流増加もまた皮膚温上昇で知る事が出来る。予測式電子体温計はサーミスタを使用している。

⑤鼓膜温：赤外線を感知する非接触式は外耳道等周囲組織を含んだ温度を表示する事が多く、したがって、温度のバラツキが大きい。接触式では鼓膜穿孔に注意する。

⑥血液温：人工心肺中のように体温が急速に冷却または加温される時に測定する。血液回路の温度計や肺動脈カテーテルのサーミスタで測定する。

⑦食道温：大動脈血液温を反映する。センサーは門歯から30〜40cm挿入する。食道聴診器に温度センサーを埋め込んだものも利用出来る。

3）華氏（K）から摂氏（℃）への変換

華氏温から32を引き1.8で割ると℃が求められる。

参考文献

1）Moon RE, Camporesi EM：Respiratory monitoring. Anesthesia. 5th ed. Edited by Miller RD. Churchill Livingstone, p1255〜1295, 2001
2）Jubran A, Tobin MJ：Gas exchange during mechanical ventilation. Principles and practice of mechanical ventilation. Edited by Tobin MJ. McGraw-Hill, p919〜943, 1994
3）Dorsch JA, Dorsch SE：Understanding anesthesia equipment. William Wilkins, p679〜917, 1994
4）Kacmarek RM, Hess D, Stoller JK (ed)：Monitoring in respiratory care. Mosby, 1993
5）Severinhaus JW, Kelleher JF：Recent developments in pulse oximetry. Anesthesiology 76：1018〜1038, 1992
6）謝　宗安，久保田一郎，河野昌史：パテントブルーによるパルスオキシメーター酸素飽和度の低下．臨床麻酔　24：1275〜1278, 2000
7）Motoyama EK：Respiratory physiology in infants and children. Anesthesia for infants and children. 5th ed. Edited by Motoyama EK, Davis PJ. CV Mosby, p26〜27, 1990
8）Vassilakopoulos T, Zakynthinos S, Roussos C：The tension-time index and frequency/tidal volume are the major pathophysiologic determinants of weaning failure and success. Am J Respir Crit Care Med 158：378〜385, 1998
9）Tobin MJ, Van De Graaff WB：Monitoring of lung mechanics and work of breathing. Principles and practice of mechanical ventilation. Edited by Tobin MJ. McGraw-Hill, p967〜1003, 1994
10）Mark JB, laughter TF, Reves G：Cardiovascular monitoring. Anesthesia. 5th ed. Edited by Miller RD. Churchill Livingstone, p1117〜1195, 2001

7 各病態における呼吸管理のポイント

7-1 ARDS

はじめに

急性呼吸窮迫症候群（acute respiratory distress syndrome：ARDS）とは胸部X線写真で両肺に広がるびまん性浸潤陰影があり、かつ動脈血酸素分圧（Pa_{O_2}）/吸入酸素濃度（$F_{I_{O_2}}$）ratio ≦ 200 mmHgを満足する急性呼吸不全の事である[1]。ただし、ARDSと診断するためには肺動脈楔入圧 ≦ 18 mmHgを証明するか、または臨床的に左心不全を除外しなければならない。ARDS患者に対する人工呼吸療法のポイントは、①1回換気量（V_T）を標準体重に基づいて 6～8 ml/kg に設定して吸気時の肺胞過伸展を、8～14 cmH$_2$O の呼気終末陽圧（positive end-expiratory pressure：PEEP）を付加して呼気時の肺胞虚脱を防ぐ事、②その換気条件で生命維持に必要な血液酸素化と酸塩基平衡を確保する事である。これを肺保護戦略（lung protective strategy）に基づいた人工呼吸療法と呼ぶ。中でも、V_T を今までのように実測体重に基づいて 10～12 ml/kg に設定するのではなく、標準体重に基づいて 6～8 ml/kg に設定する事、すなわち人工呼吸中に適用する V_T を安静時自発呼吸での V_T 7 ml/kg に近づける事が重要である。より本質的には、吸気時に肺胞にかかる最大内圧を 30 cmH$_2$O 未満に制御する事である[2]。実際にARDSネットワークによる多施設大規模臨床研究（患者総数861人）で、V_T を標準体重に基づいて 12 ml/kg（実測体重で約 10 ml/kg に相当）から 6 ml/kg へ制限すると、ARDS患者の死亡率が 40％から 31％へ有意に低下する事が証明された[3]。

(1) ARDSとは

ARDSの主要な病態は肺胞Ⅰ型上皮細胞の死滅である[1]。肺胞上皮細胞の90％を占める肺胞Ⅰ型上皮細胞はⅡ型上皮細胞に比べて傷害に対して脆弱である。ARDSでは傷害因子が気道または血液を介して肺胞に到達する。傷害因子は肺胞Ⅰ型上皮細胞を直接傷害するか、または肺胞マクロファージを刺激し、炎症性サイトカイン（TNFα、IL-1β、IL-6等）、蛋白分解酵素（エラスターゼ等）、活性酸素を放出させる事によって肺胞Ⅰ型上皮細胞を傷害する。その結果、肺胞上皮細胞、基底膜、肺毛細血管内皮細胞からなる blood-gas barrier が破綻し、高分子量物質に対する透過性が両方向性に亢

進する。すなわち、蛋白を多く含んだ血漿成分が肺胞内へ漏出し肺水腫となる（alveolar flooding）。また、肺胞マクロファージから放出された炎症性サイトカインが肺毛細血管内に流入する。

（2）肺保護戦略に基づいた人工呼吸器の設定とは

人工呼吸の基本設定項目として、F_{IO_2}、V_T、吸気圧、呼吸回数、PEEPがある。ARDS患者に対する肺保護戦略に基づいた人工呼吸療法では、これらの換気条件を以下のように設定する（表1）。

①F_{IO_2}を0.6以下で使用する。
②V_Tを6〜8 ml/kg（標準体重）に制限する。
③最大肺胞内圧を30 cmH$_2$O未満に制限する。
④PEEP 8〜14 cmH$_2$Oを付加する。
⑤動脈血pH（pHa）≧7.30を目標に呼吸回数を設定する。

表1　肺保護戦略に基づいた人工呼吸療法（まとめ）

①吸入酸素濃度を60%以下で使用する。 　　60 mmHg ≦ Pa$_{O_2}$ ≦ 80 mmHg 目標
②1回換気量を6〜8 ml/kg（標準体重）に制限する。 　　標準体重（kg）＝身長（m）^{2}×22
③最大肺胞内圧を30 cmH$_2$O未満に制限する。 　　volume-cycled ventilation →プラトー圧＜30 cmH$_2$O 　　pressure-controlled ventilation →最大吸気圧＜30 cmH$_2$O
④positive end-expiratory pressure 8〜14 cmH$_2$Oを付加する。 　　Pa$_{O_2}$＜60 mmHgの場合 　　8 cmH$_2$O → 10 cmH$_2$O → 12 cmH$_2$O → 14 cmH$_2$Oと段階的に上げる。
⑤pHa ≧ 7.30を目標に呼吸回数を設定する。 　　最低限 pHa ≧ 7.20を満足 　　呼吸回数は最大30回/minまで許容

（3）なぜARDS患者では1回換気量を標準体重に基づいて6〜8 ml/kgに制限しなければならないのか

ARDSの治癒成功とは、増殖した肺胞Ⅱ型上皮細胞がⅠ型上皮細胞へ分化しむき出しとなった基底膜（denuded basement membrane）を再上皮化する事である[1]。一方、治癒失敗とは、線維芽細胞が筋線維芽細胞へ分化・増殖し肺胞構造の線維化が生じる事である（fibrosing alveolitis）[1]。重要なポイントは、増殖過程にある肺胞Ⅱ型上皮細胞は変形を強いるような力、すなわち肺胞の過伸展に対して極めて脆弱で簡単に死滅する事である（volutrauma）[4]。よって、ARDS患者で「肺を保護する」とは傷害された

肺胞の過伸展を防ぎ、肺胞Ⅱ型上皮細胞を死滅から保護する事を意味する。

　実験的にサーファクタントを欠乏させた肺では、「正常肺胞」と「傷害された肺胞」が混在している事がわかった[5]。「正常肺胞」は呼気時と吸気時とで肺胞サイズがほとんど変化しない。一方、「傷害された肺胞」は呼気時に簡単に虚脱し、吸気時に大きく拡張する（図1）。このように傷害された肺胞は不安定で正常肺胞に比べて吸気時に大きく拡張しやすいので、V_T 10〜12 ml/kgでも肺胞が簡単に過伸展し、肺胞壁に大きな緊張がかかる[6]。さらに、肺胞の過伸展は、肺毛細血管壁に対しても緊張をかける（pulmonary capillary stress failure）[7]。このように、大きなV_Tを適用する事によって肺胞が過伸展し、その結果肺胞Ⅱ型上皮細胞と肺毛細血管内皮細胞の傷害が促進された病態を「ventilator-induced lung injury」と呼ぶ[8]。

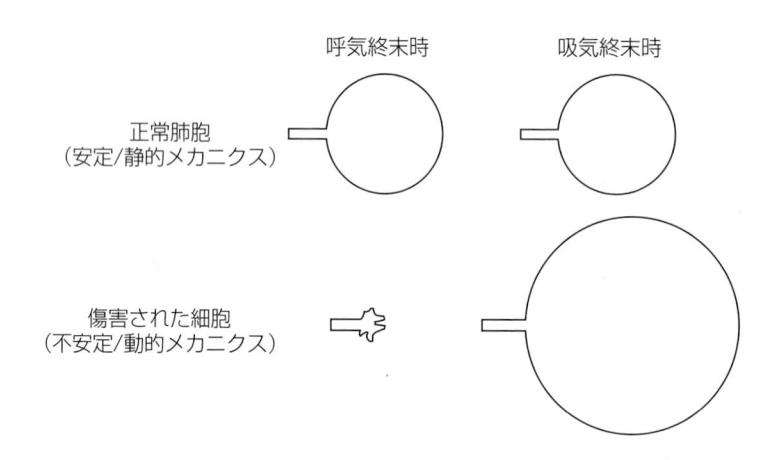

図1　実験的サーファクタント欠乏肺の肺胞メカニクス
正常肺胞は呼気終末時と吸気終末時とで肺胞サイズがほとんど変化しない（安定/静的メカニクス）。一方、傷害された肺胞（サーファクタント欠乏肺胞）は呼気終末時には簡単に虚脱し吸気終末時には大きく拡張する（不安定/動的メカニクス）。

（4）なぜARDS患者では8〜14 cmH₂Oという比較的高いPEEPを付加しなければならないのか

　ARDS患者の背側荷重側肺は肺自身と心臓の重みによって虚脱しやすい。背側荷重側の肺胞が虚脱と開存を繰り返す（cyclic alveolar collapse and recruitment）と強いずり応力（shear stress）がかかり肺胞が傷害される（atelectotrauma）[8]。適切なレベルのPEEP付加は呼気時の肺胞虚脱を防ぎ、肺胞を保護すると考えられる。V_Tを標準体重に基づいて6 ml/kgに制限するとARDS患者の死亡率が低下する事を証明したARDSネットワークの研究では、PEEP 8〜14 cmH₂O付加を基本方針とし、実際に適用されたPEEPの平均値は9 cmH₂Oであった[3]。実験的サーファクタント欠乏肺にPEEP 10 cmH₂Oを付加すると、傷害された肺胞が安定化して肺胞サイズの変化率が著しく減少

呼気終末時　吸気終末時

傷害された細胞
ZEEP
（不安定/動的メカニクス）

傷害された細胞
PEEP 10 cmH₂O
（安定/静的メカニクス）

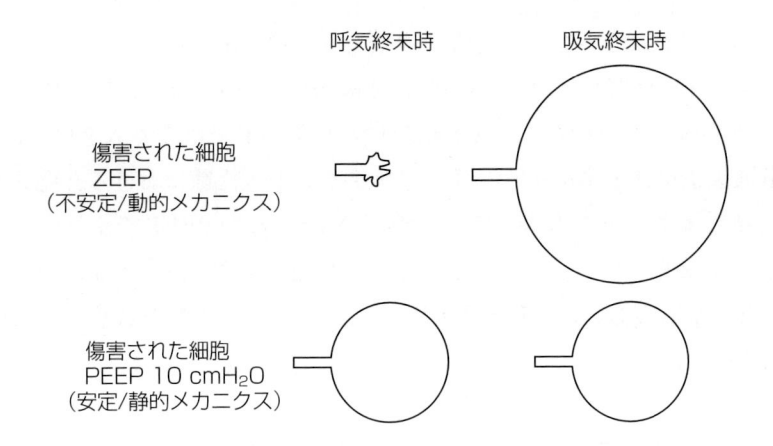

図2 positive end-expiratory pressure（PEEP）10 cmH$_2$O 付加と肺胞メカニクス
zero end-expiratory pressure（ZEEP）では、傷害された肺胞は動的メカニクスを示す。しかし、PEEP 10 cmH$_2$O を付加すると肺胞サイズの変化率が著しく減少する。すなわち、PEEP 10 cmH$_2$O には傷害された肺胞のメカニクスを動的（不安定）から静的（安定）へ変換させる効果がある。

する（図2）[9]。この結果は、10 cmH$_2$O の PEEP には呼気時の肺胞虚脱だけでなく、吸気時の肺胞過伸展も防ぐ効果がある事を示唆する。

肺が低酸素に曝露されると、径が200〜300 μmの肺細動脈が収縮する（低酸素性肺血管収縮、hypoxic pulmonary vasoconstriction：HPV）。HPVは低酸素に対する代償機構と考えられ、ARDSにHPVが作用すると換気血流比が改善し、Pa$_{O_2}$が上昇する。ただ、肺細動脈の周囲に傷害された肺胞群が存在すると、呼気時の肺胞虚脱が肺細動脈への外側方向の牽引力として作用してしまうという問題点がある[9]。結果として肺細動脈が呼気時に拡張し、HPVが抑制される。しかし、PEEP 10 cmH$_2$O 付加して呼気時の肺胞虚脱を防ぐと、肺細動脈に対する外側方向の牽引力が消失しHPVが増強する[9]。このように、ARDSに対するPEEP 10 cmH$_2$O の付加は肺胞メカニクスだけでなく肺血管に対しても良い効果を及ぼす可能性がある。

Amatoらは、ARDS患者の死亡率が従来の人工呼吸管理〔V$_T$ 760 ml/PEEP 7 cmH$_2$O、平均値〕では71％、肺保護戦略に基づいた人工呼吸管理〔V$_T$ 360 ml/PEEP 16 cmH$_2$O、平均値〕では38％と、小さいV$_T$に14 cmH$_2$Oを越えるPEEP付加を組み合わせた呼吸管理の方が死亡率が有意に低かったと報告した[10]。しかしARDSネットワークによるごく最近の多施設大規模臨床研究（患者総数550人）では、V$_T$を標準体重に基づいて6 ml/kgに制限する事に加えて、①PEEP 16〜22 cmH$_2$Oを付加する、②1日4回以内で持続気道陽圧（continuous positive airway pressure：CPAP）40 cmH$_2$Oを45秒間適用する（lung recruitment maneuver）事を基本方針とする呼吸管理（いわゆる open lung approach）を行っても有意な生存率上昇効果はなかった[11]。よって現在のところ、ARDS患者に14 cmH$_2$Oを越えるPEEPを付加するにはその有効性の根拠が乏しい。

8〜14 cmH$_2$Oという比較的高いPEEPを付加すると、気胸（barotrauma）と血圧低

下が発生するかもしれないという心配がある。しかしAmatoらの研究では、気胸の発生率が従来の人工呼吸管理では42％、肺保護戦略に基づいた人工呼吸管理では7％であった[10]。この臨床研究の結果は、ARDSでは高いPEEPではなく大きいV_Tが気胸を発生させる危険因子である事を示し、サーファクタント欠乏肺における肺胞メカニクスの実験研究の結果とよく一致する。また、小さいV_Tと高いPEEPの組み合わせは、心拍出量の低下が比較的少ない[12]。以上から、ARDS患者に対して8〜14 cmH₂Oの比較的高いPEEPを付加しても、6〜8 ml/kgのV_Tを適用している限りは患者の安全を損なう事はないと考えてよい。

（5）ARDS患者のbest pHaはいくらか

ARDSでは発症初期から肺死腔換気率が増加するので[13]、V_Tを制限して呼吸回数を通常通り10〜15回/minに設定すると容易にPa_{CO_2}が上昇する。しかしHicklingらは、ARDS患者を平均Pa_{CO_2} 66.5 mmHg、平均pHa 7.23で人工呼吸管理すると、患者の死亡率（26.4％）が予測死亡率（53.3％）に比べて有意に低下したと報告した[14]。これをpermissive hypercapnia（高二酸化炭素症容認方針）と呼ぶ。しかし、V_Tを制限するとARDS患者の生存率が上昇する事を証明したARDSネットワークの研究では、pHa≧7.30を目標に呼吸回数を平均で30回/minまで適用してhypercapniaを容認しなかった[3]。hypercapniaがARDS患者の生存率を有意に上昇させる事を証明した大規模臨床研究は現在のところない。したがって、ARDS患者に対する人工呼吸ではまずpHa≧7.30を目標に呼吸回数を設定する。呼吸回数は最大30回/minまで許容する。もし、pHa≧7.30を達成出来ない場合は、①pHa＜7.20となると呼吸性アシドーシス自身による心機能抑制がある事、②Hicklingらの報告でもpHaの平均値は7.23である事から、pHa≧7.20を最低限確保するように呼吸回数を設定する。

一般的にARDSでは肺がもともと虚脱しやすいので呼気時間がいくらか短くなっても肺胞内ガスを十分に呼出出来る。しかし、呼吸回数30回/minを適用すると十分な呼気時間が確保出来なくなるので高いauto-PEEPが発生し、その結果total PEEPが上昇し右室機能を低下させる危険がある。よって、ARDS患者に呼吸回数30回/minを適用した場合には、auto-PEEPを測定しtotal PEEPを求めておくのがよい。

（6）実際にARDS患者で調節換気をどのように始めるか

調節換気は、①吸気時に制御しているものは何か、②吸気から呼気への移行は何ですかによって、1）流量制御型調節換気〔flow-controlled and volume-cycled ventilation（volume-cycled ventilation：VCV）〕と2）圧制御型調節換気〔pressure-controlled and time-cycled ventilation（pressure-controlled ventilation：PCV）〕に換気方式を

大きく分ける事が出来る。VCVもPCVも吸気呼気比は1：2で適用するのが標準である。自発呼吸をトリガー出来るように、吸気トリガー感度を圧トリガーでは－1〜－2 cmH₂Oに、フロートリガーでは2〜3 l/minに設定する。

　VCVは矩形波でかつ吸気時にフロー0 l/minの時間（プラトー時間）を確保するフロー形式を選択するのが標準である。VCVでは最高気道内圧（peak dynamic airway pressure）ではなく、プラトー圧（peak static airway pressure）が肺胞にかかる最大圧を表現する（図3）。ただ、そのためにはプラトー時間が少なくとも0.5秒間は必要である。VCVではV_Tを8 ml/kgに初期設定する（表2）。実際に適用するV_Tは、まず日本人における標準体重を次の式で求める。

　　　標準体重（kg）＝身長（m）^{2}×22

　例えば、身長160 cmのARDS患者の標準体重は、1.6^2×22＝56（kg）となる。したがって、この患者に適用するV_Tは8×56＝448≒450（ml）となる。V_T 8 ml/kgでプラトー圧が30 cmH₂Oを越える症例では、V_Tを1 ml/kgずつ6 ml/kgまで減らす。V_T 6 ml/kgでもプラトー圧が30 cmH₂Oを越える場合には、現時点では6 ml/kg未満のV_Tは適用しない。PEEPの初期圧は8 cmH₂Oとする。ただ、60 mmHg≦Pa_{O_2}≦80 mmHgを確保するために必要なF_{IO_2}が0.6を越える場合には、高濃度酸素吸入による肺傷害を防止するためにPEEPを10 cmH₂O→12 cmH₂O→14 cmH₂Oと段階的に上げ、出来るだけ

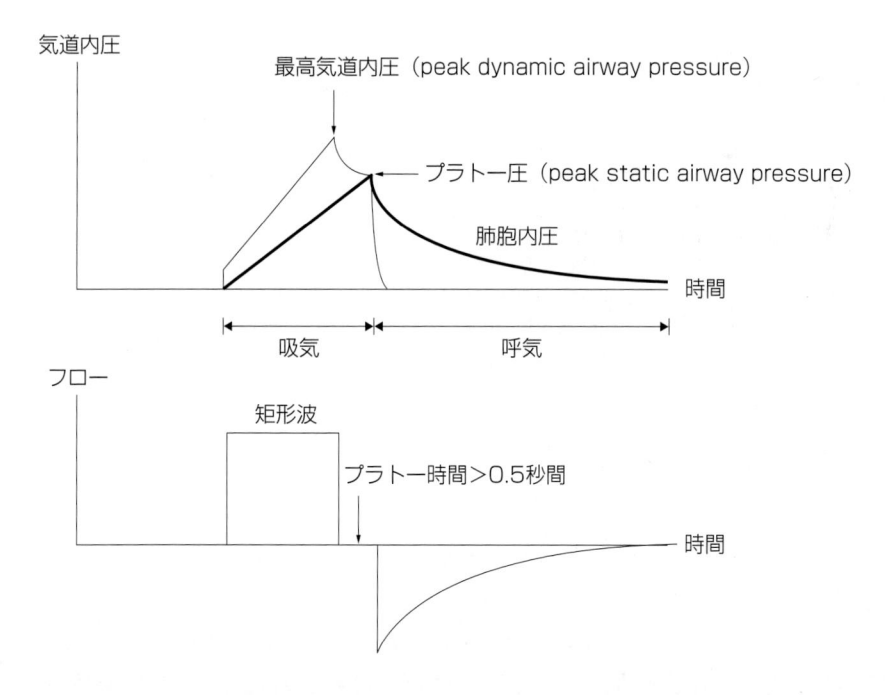

図3　volume-cycled ventilation（VCV）の気道内圧およびフロー曲線
　　フロー形式は標準的には矩形波を選択し、吸気時にフロー0 l/minの時間（プラトー時間）を0.5秒間以上確保する。VCVでは最高気道内圧（peak dynamic airway pressure）ではなく、プラトー圧（peak static airway pressure）が吸気時に肺胞にかかる最大圧を表現する。

表2 acute respiratory distress syndrome (ARDS) 患者に対する調節換気の初期設定

	volume-cycled ventilation (VCV)	pressure-controlled ventilation (PCV)
F_{IO_2}	0.8	0.8
1回換気量	8 ml/kg	(−)
吸気圧	(−)	12 cmH$_2$O
PEEP	8 cmH$_2$O	8 cmH$_2$O
呼吸回数	12 回/min	12 回/min
I：E	1：2	1：2

F_{IO_2}＝吸入酸素濃度、PEEP＝positive end-expiratory pressure、I：E＝吸気呼気比

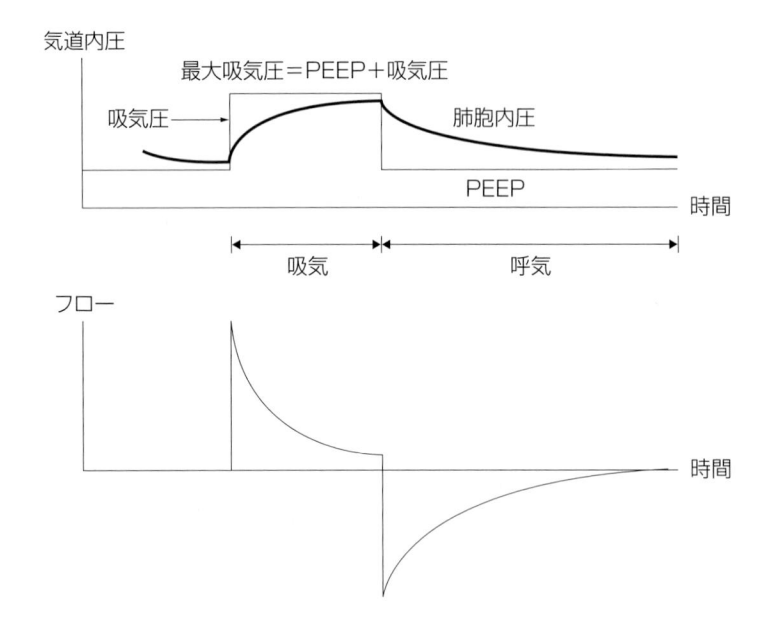

図4 pressure-controlled ventilation (PCV) の気道内圧およびフロー曲線
PCVは吸気の立ち上がりに急峻に増加し、それから漸減していくフロー形式を呈する。PCVでは吸気時に肺胞にかかる最大圧は最大吸気圧＝positive end-expiratory pressure (PEEP) ＋吸気圧を越えない。

速やかにF_{IO_2}が0.6以下になるようにする（表1）。

　PCVは吸気の立ち上がりに急峻に増加し、それから漸減していくフロー形式を呈する。PCVでは肺胞にかかる最大圧は最大吸気圧（PEEP＋吸気圧）を越えないので（図4）、最大吸気圧が30 cmH$_2$O未満になるように吸気圧とPEEPをそれぞれ設定する。PCVでは吸気圧12 cmH$_2$O、PEEP 8 cmH$_2$O（最大吸気圧20 cmH$_2$O）と初期設定し（表2）、患者に接続した後、呼気V$_T$（実際に患者に適用されたV$_T$）が標準体重で6〜8 ml/kgになるように吸気圧を増減する。

(7) なぜARDS患者に非脱分極性筋弛緩薬や大量のステロイド薬を安易に投与してはいけないのか

　ARDS患者で横隔膜の緊張と咳反射を維持しつつ人工呼吸管理を行う事は、肺底部の肺虚脱防止と喀痰の排出促進にとって極めて重要である。重症患者では非脱分極性筋弛緩薬の効果が長期間遷延する症例がある[15]。これをcritical illness myopathyと呼ぶ。したがって、ARDS患者と人工呼吸器との同調性を得たい場合には非脱分極性筋弛緩薬を安易に投与するのではなく、ミダゾラムとプロポフォールを併用して鎮静するのがよい。ミダゾラムとプロポフォールは共に脳内の抑制系であるγアミノ酪酸（gamma-aminobutyric acid：GABA）受容体に作用するが、作用機序が違うので相乗効果があり少量の組み合わせで深い鎮静が得られる[16]。

　大量のステロイド薬投与はしばしばmyopathyを生じ呼吸筋力を低下させる[17]。1年間生存したARDS患者の生活の質を落とす最大の因子は筋力の低下であり、それはステロイド薬投与と関連がある[18]。また、大量のステロイド薬投与がARDS患者の死亡率を下げるかもしれないという仮説は大規模臨床研究では証明出来なかった[19]。以上から、ARDS患者に大量のステロイド薬を投与する事は避けるべきである。

(8) 人工呼吸の中止とは

　ARDS患者では肺機能が改善したならば、直ちに人工呼吸を中止（discontinuation）してよい[1]。人工呼吸の中止とは具体的には、1日1回は鎮静を中止し自発呼吸テストを行う事である[20]。急性呼吸不全患者では、間欠的強制換気（intermittent mandatory ventilation：IMV）の呼吸回数やpressure support ventilationの吸気圧を徐々に減らしていく方法、すなわち人工呼吸からゆっくりと離脱（weaning）させていく方法は人工呼吸時間を延長させるだけで何ら利点がない事が証明されている[21]。

　自発呼吸テストの方法には、①Tピースと②automatic tube compensation（ATC）がある。Tピースは自発呼吸テストとして簡便であるけれども、患者の呼吸状態をモニター出来ない事と気管チューブの気道抵抗が呼吸負荷となる欠点がある。一方、ATCでは気管チューブの気道抵抗分だけを自動的に換気補助するので、抜管後の患者の呼吸状態を気管挿管下でシミュレーション出来る（electrical extubation）。したがって、ATCを適用すれば抜管可能かどうかの判断がTピースより正確に出来るかもしれない[22]。自発呼吸テストの実施時間は2時間でよく、患者が不穏にならない、呼吸回数が35回/分を越えない、心拍数が120回/minを越えない、Pa_{O_2}が60 mmHg未満に低下しない、等を満足した場合抜管を考える[20]。抜管出来ないと判断した場合には、鎮静を再開して調節換気に戻し、次の日にもう一度自発呼吸テストを行う。

おわりに

　ARDS患者に対して肺保護戦略に基づいた人工呼吸管理を行っても、多くの生存患者で運動耐容能までは十分に保護出来ない事が報告されている[23]。どのような人工呼吸療法がARDS患者の生存率を上げ、かつ生存患者の生活の質を上げるのかさらなる研究が必要である。

参考文献

1) Ware LB, Matthay MA：The acute respiratory distress syndrome. N Engl J Med 342：1334～1349, 2000
2) Tobin MJ：Advances in mechanical ventilation. N Engl J Med 344：1986～1996, 2001
3) The Acute Respiratory Distress Syndrome Network：Ventilation with lower tidal volumes as compared with traditional tidal volumes for acute lung injury and the acute respiratory distress syndrome. N Engl J Med 342：1301～1308, 2000
4) Tschumperlin DJ, Margulies SS：Equibiaxial deformation-induced injury of alveolar epithelial cells in vitro. Am J Physiol 275：L1173～1183, 1998
5) Schiller HJ, McCann UG 2nd, Carney DE, et al：Altered alveolar mechanics in the acutely injured lung. Crit Care Med 29：1049～1055, 2001
6) Steinberg J, Schiller HJ, Halter JM, et al：Tidal volume increases do not affect alveolar mechanics in normal lung but cause alveolar overdistension and exacerbate alveolar instability after surfactant deactivation. Crit Care Med 30：2675～2683, 2002
7) West JB：Invited review. pulmonary capillary stress failure. J Appl Physiol 89：2483～2489, 2000
8) Pinhu L, Whitehead T, Evans T, et al：Ventilator-associated lung injury. Lancet 361：332～340, 2003
9) McCann UG 2nd, Schiller HJ, Gatto LA, et al：Alveolar mechanics alter hypoxic pulmonary vasoconstriction. Crit Care Med 30：1315～1321, 2002
10) Amato MBP, Barbas CSV, Medeiros DM, et al：Effect of a protective-ventilation strategy on mortality in the acute respiratory distress syndrome. N Engl J Med 338：347～354, 1998
11) Brower RG, Matthay M, Schoenfeld D：Meta-analysis of acute lung injury and acute respiratory distress syndrome trials. Am J Respir Crit Care Med 166：1515～1517, 2002
12) Ranieri VM, Mascia L, Fiore T, et al：Cardiorespiratory effects of positive end-expiratory pressure during progressive tidal volume reduction (permissive hypercapnia) in patients with acute respiratory distress syndrome. Anesthesiology 83：710～720, 1995
13) Nuckton TJ, Alonso JA, Kallet RH, et al：Pulmonary dead-space fraction as a risk factor for death in the acute respiratory distress syndrome. N Engl J Med 346：1281～1286, 2002
14) Hickling KG, Walsh J, Henderson S, et al：Low mortality rate in adult respiratory distress syndrome using low-volume, pressure-limited ventilation with permissive hypercapnia. a prospective study. Crit Care Med 22：1568～1578, 1994

15) Giostra E, Magistris MR, Pizzolato G, et al：Neuromuscular disorder in intensive care unit patients treated with pancuronium bromide. Occurrence in a cluster group of seven patients and two sporadic cases, with electrophysiologic and histologic examination. Chest 106：210〜220, 1994
16) Short TG, Chui PT：Propofol and midazolam act synergistically in combination. Br J Anaesth 67：539〜545, 1991
17) Polsonetti BW, Joy SD, Laos LF：Steroid-induced myopathy in the ICU. Ann Pharmacother 36：1741〜1744, 2002
18) Herridge MS, Cheung AM, Tansey CM, et al：One-year outcomes in survivors of the acute respiratory distress syndrome. N Engl J Med 348：683〜693, 2003
19) Bernard GR, Luce JM, Sprung CL, et al：High-dose corticosteroids in patients with the adult respiratory distress syndrome. N Engl J Med 317：1565〜1570, 1987
20) Kress JP, Pohlman AS, O'Connor MF, et al：Daily interruption of sedative infusions in critically ill patients undergoing mechanical ventilation. N Engl J Med 342：1471〜1477, 2000
21) Spanish Lung Failure Collaborative Group：A comparison of four methods of weaning patients from mechanical ventilation. N Engl J Med 332：345〜350, 1995
22) Cohen JD, Shapiro M, Grozovski E, et al：Automatic tube compensation-assisted respiratory rate to tidal volume ratio improves the prediction of weaning outcome*. Chest 122：980〜984, 2002
23) Neff TA, Stocker R, Frey HR, et al：Long-term assessment of lung function in survivors of severe ARDS. Chest 123：845〜853, 2003

7-2 COPD

はじめに

　2001年4月にGlobal Initiative for Chronic Obstructive Lung Disease（GOLD）の慢性閉塞性肺疾患（chronic obstructive pulmonary disease：COPD）に関するガイドライン[1]が発表され、2003年7月にupdateされたGOLD website[2]が掲示された。GOLDのガイドラインにおけるCOPDの管理目標は、①疾患の進行の予防、②症状の軽減、③運動耐容能の改善、④健康状態の改善、⑤合併症の予防と治療、⑥増悪の予防と治療、⑦死亡率の低下等であり、それらの目標を達成するために、①疾患の評価およびモニター、②危険因子の縮小、③安定期COPDの管理、④増悪時の管理の四つの管理項目があげられている。本項では、GOLDのガイドラインの管理項目おける③安定期COPDの管理と④増悪時の管理を中心に、日本呼吸器学会COPDガイドライン[3]、日本呼吸管理学会/日本呼吸器学会の呼吸リハビリテーションに関するステートメント[4]等を補足して、COPDに関する呼吸管理のポイントを概説する。

（1）安定期COPDの管理

　GOLDにおける重症度（ステージ）別の治療法[2]を表1に示すが、COPDの多くの症例は進行性で、喘息と異なって症状の変化が乏しいため、重症度に応じてステップアップする方法がとられる。軽症のCOPDでは、①進行防止のため喫煙等の危険因子回避、②症状をコントロールするため短時間作用型の気管支拡張薬が中心となる。一方、中等症では③長時間作用型の気管支拡張薬の定期的服用が、重症では④吸入ステロイド療法、⑤リハビリテーションが追加され、超重症のCOPD患者で⑥長酸素療法が加わり、また⑦外科療法の施行が考慮される。次に、各管理方法について概説する。

a．患者教育

　COPDは長期に及ぶ慢性疾患であるために、患者および家族に各患者の環境と必要性に応じた個別化した管理方法等の教育を行う。COPDの病態、進行させる危険因子や予後を理解出来るように十分に説明し、また呼吸困難や急性増悪時に対する対処法や吸入補助具のスペーサや酸素濃縮器等の使用法を具体的に説明する。禁煙指導は特に重要であり、適切な指導を実施すると、長期的な禁煙が維持される事が報告[5]されている。また、多くのCOPD患者はうつ傾向を示すが、うつ状態は呼吸困難を増強し、リハビリテーションの妨げる要因となるため、カウンセリング、心理療法や精神医学的治療等を行う。

表1 安定期COPDの各ステージ別治療法

ステージ	0：危険性を有する状態	Ⅰ：軽症	Ⅱ：中等症	Ⅲ：重症	Ⅳ：超重症
特徴	慢性症状 危険因子の曝露 正常なスパイロメトリ	$FEV_{1.0}/FVC<70\%$ $\%FEV_{1.0}\geq80\%$ 症状（±）	$FEV_{1.0}/FVC<70\%$ $50\%\leq\%FEV_{1.0}<80\%$ 症状（±）	$FEV_{1.0}/FVC<70\%$ $30\%\leq\%FEV_{1.0}<50\%$ 症状（±）	$FEV_{1.0}/FVC<70\%$ $\%FEV_{1.0}<30\%$ 呼吸不全または右心不全の存在
推奨される治療		危険因子の回避；インフルエンザワクチン接種			
			短時間作用型気管支拡張薬の頓用		
				1剤または2剤の長時間作用型気管支拡張薬の定期的服用とリハビリテーション	
				急性増悪を繰り返す時は吸入ステロイド薬併用	
					慢性呼吸不全時は長期酸素療法の併用と外科療法考慮

$\%FEV_{1.0}$：（実測$FEV_{1.0}$/予測$FEV_{1.0}$）× 100（％）

(Global Initiative for Chronic Obstructive Lung Disease. Global Strategy for the Diagnosis, Management and Prevention of Chronic Obstructive Pulmonary Disease. NHLBI/WHO workshop report. Bethesda, National Heart, Lung and Blood Institute, April 2001；Update of the Management Sections, GOLD website (http://www.goldcopd.com). Date update：July 2003より引用，一部改変)

b．薬物療法

　薬物療法は長期的な肺機能の低下を防止しないが、①症状のコントロール、②増悪の頻度と程度の軽減、③健康状態の改善、④運動耐容能の向上等を目的として行われ、各薬剤を重症度（ステージ）に応じて段階的に投与する（表1を参照）。

1）気管支拡張薬；抗コリン薬、β_2刺激薬、テオフィリン

　気管支拡張薬は、症状をコントロールする上で中心的な薬剤であり、気管支拡張作用は抗コリン薬≧β_2刺激薬＞テオフィリンの順で強い。吸入抗コリン薬とβ_2刺激薬の投与は、内服薬より速効性で副作用が少なく、中等症以上のCOPD患者では長時間作用型気管支拡張薬の定期的吸入が中心となる。定量噴霧式吸入（MDI）は、多くの患者において噴霧と同調した薬剤の吸入が困難であるため、スペーサを用いて吸入させる。また、ネブライザによる吸入は、急性増悪時には定量噴霧式吸入より自覚症状をより改善するが、安定期は必ずしも必要ではない。安全にテオフィリンを投与するためには血中濃度のモニタリングが必要である。

2）ステロイド薬

経口ステロイド薬の長期投与は、一般に10～30％のCOPD患者において肺機能と運動耐容能を改善するとされているが、長期投与は全身性の副作用が出現するため推奨されない。吸入ステロイド薬は、その長期投与の効果を検討した四つの大規模な臨床試験において、①スパイロメトリでその有効性〔吸入ステロイド薬を6週間～3ヵ月または経口ステロイド薬を2週間投与後、1秒量（$FEV_{1.0}$）が基準値より200mlまたは15％増加〕を認めた症状を有する症例、②$FEV_{1.0}$＜50％予測値で経口ステロイド薬または抗菌薬の投与を必要とする急性増悪を繰り返す症例のみに適応がある事が示された。GOLDでは、急性増悪を繰り返すステージⅢの重症COPDの症例においてステロイド薬の吸入が推奨されている。

3）その他の薬物

インフルエンザワクチンは、COPD患者における重篤な病状と死亡率を約50％減少させる可能性がある事が報告[6]されており、高齢のCOPD患者において有効性が高いとされている。喀痰量が多い患者では粘液溶解薬が投与されるが、症状や予後に対するその効果については一定の見解は得られていない。

c．呼吸リハビリテーション

GOLDにおける呼吸リハビリテーションの第一の目標は、「症状の軽減によりQOLを改善してADLの拡大をはかること」とされ、骨格筋の機能障害や体重減少等の呼吸器系以外の障害も治療対象となり、効果を得るには最低2ヵ月間のリハビリテーションが必要である[2]。呼吸リハビリテーションによる効果としては、①運動耐容能の改善、②呼吸困難感の軽減、③健康関連のQOLの向上、④入院回数と入院日数の減少、⑤不安と抑うつの軽減等があり、いずれも確実な科学的証拠が得られている。GOLDではステージⅡの中等症以上のCOPD患者が呼吸リハビリテーションの対象となるが、日本呼吸管理学会/日本呼吸器学会の呼吸リハビリテーションに関するステートメント[4]における患者選択基準では、①症状を有する慢性呼吸器疾患患者、②標準的治療で病状が安定、③呼吸器疾患により機能的制限あり、④呼吸リハビリテーションの施行を妨げる因子や不安定な合併症なし、⑤積極的な意志あり、⑥年齢と肺機能には制限はない、とされている。GOLDにおける呼吸リハビリテーションプログラムは、運動療法、栄養指導と患者教育の三つの要素から構成されているが、呼吸理学療法も重要な要素である。

1）運動療法

GOLDに記載されている運動処方は、①頻度；連日～週1回、②1回の時間；10～45分間、③運動強度；最大酸素摂取量の50～100％、④期間；4～10週間といずれの項目も幅広く、確立した処方はなく、また実際には各患者に適した個別化した運動処方がなされる。

2）栄養療法

栄養状態はCOPD患者の基本的病態に影響し、閉塞性障害、換気能力と運動耐容能と関連している。中等症〜重症COPD患者の約25％は、body mass index（BMI）と除脂肪体重が低下し、BMIの低下は予後を決定する重要な因子となる。日本呼吸器学会COPDガイドライン[2]における栄養療法では、実測体重の標準体重に対する比である％ideal body weight（％IBW）が90％未満の患者が対象となり、食事指導と経口栄養補給療法を行う。食事指導は十分な蛋白質を含む高栄養な食事を摂取させ、腹部の膨満を避けるため消化管でガスが発生する食事を避け、出来るだけ分食とする。また、呼吸筋の収縮に重要なリン（Pi）、カリウム（K）、カルシウム（Ca）とマグネシウム（Mg）を十分に摂取し、肺性心を合併する場合はNaClを7〜8g以下に制限する。栄養補給療法は、実測した安静時エネルギー消費量の1.5〜1.7倍のエネルギー摂取を目標に栄養補給を行う。

3）呼吸理学療法

呼吸理学療法には、①リラクセーションと呼吸筋ストレッチ、②呼吸法訓練；口すぼめ呼吸・前傾姿勢呼吸（パニック呼吸）・腹式呼吸、③呼吸筋訓練；吸気抵抗負荷訓練・閾値抵抗負荷訓練、④胸郭可動域訓練、⑤排痰法等が含まれており、具体的な方法については「4-7 呼吸理学療法」の項を参照されたい。

d．酸素療法

長期酸素療法は、ステージⅣの超重症COPD患者に対する重要な治療法であり、動脈血酸素分圧（Pa_{O_2}）≧60 mmHgもしくは末梢動脈血酸素飽和度（Sp_{O_2}）≧90％を維持する事を目標とする。慢性呼吸不全患者では、長期酸素投与（1日15時間以上）により、①生存率の向上、②肺高血圧の進行の予防、③運動時と睡眠時の低酸素血症の改善、④抑うつ等精神神経機能障害の改善等の効果を認める。わが国の在宅酸素療法（home oxygen therapy：HOT）の適用基準は、①Pa_{O_2}≦55 mmHg（Sp_{O_2}≦88％）の患者、②Pa_{O_2}≦60 mmHg（Sp_{O_2}≦90％）で睡眠時または運動時に著しい低酸素血症を来し医師が必要と認めた患者とされている。酸素療法は、①酸素供給源（酸素濃縮器・液体酸素・高圧酸素ボンベ）、②供給方法（鼻カニューレ・経気管的酸素投与）、③使用時間、④安静時・運動時・睡眠時の流量等を各患者に合わせて決定する。また、酸素節約装置として、①リザーバつきカニューレ（オキシマイザー型とペンダント型等）、②吸気の初期に酸素を供給するディマンドバブル型等がある。長期酸素療法を施行している患者が飛行機で旅行する場合、飛行中の機内は約0.8気圧に減圧されているため吸気酸素分圧が低下するので酸素流量を1〜2 l/min上げるように指示し、また、機内で歩行時に低酸素血症が増悪する事を注意する。

e．換気補助療法

換気補助療法は、非侵襲性的陽圧人工呼吸（noninvasive positive pressure ventilation：NPPV）と侵襲性的陽圧人工呼吸（invasive positive pressure ventilation：IPPV）があり、ステージⅣの超重症COPDの慢性呼吸不全患者が適応となる。長期酸素療法とNPPVを併用した場合は、酸素療法単独と比較して、①覚醒時と睡眠時のPa_{CO_2}の低下、②総睡眠時間の延長と睡眠効果の改善、③QOLの改善等が報告[7]されているが、大規模な無作為クロスオーバー試験では生存率に有意差を認めず、安定期COPD患者における有効性については不明である。IPPVについては、選択する患者適応基準は不明で、また終末期COPD患者への施行については一致した見解はない。

f．外科療法

外科療法には、①肺囊胞切除術、②肺容量減少術（lung volume reduction surgery：LVRS）、③肺移植がある。肺囊胞切除術は、胸部CTや肺機能検査等で慎重に患者を選択する事によって、呼吸困難の軽減と肺機能の改善が得られる。LVRSは、一般に胸骨正中切開法あるいは胸腔鏡下手術が行われ、GOLDにおける適応基準は、①$FEV_{1.0}$＜35％予測値、②Pa_{CO_2}＞45 mmHg、③CTで上葉に優位な肺気腫、④％RV（残気量）＞200％であり、手術により1秒量（$FEV_{1.0}$）は増加すると共に全肺気量（TLC）が低下し、運動耐容能とQOLの改善が1年以上継続する。肺移植は、片肺移植と両側肺移植があり、GOLDにおける適応基準は、①$FEV_{1.0}$＜35％予測値、②Pa_{O_2}＜50〜60 mmHg、③Pa_{CO_2}＞50 mmHg、④二次性肺高血圧等である。

（2）増悪期COPDの管理

COPD患者はたびたび急性増悪を生じ、ステージⅣの超重症COPD患者は呼吸不全の急性増悪を来す。約1/3の症例では急性増悪の原因が確定されないが、一次的要因として①気道感染、②大気汚染があり、二次的要因として①肺炎、②肺塞栓症、③気胸、④肋骨骨折/胸部外傷、⑤鎮痛薬・麻薬・β遮断薬の不適切投与、⑥左・右心不全または不整脈等がある。急性増悪した患者の予後は、約10％が院内死亡し、長期治療成績については1年以内の死亡率は40％に達し、65歳以上の高齢者ではさらに高くなる。

a．増悪の診断と評価

増悪の診断と重症度の評価は、病歴・症状・理学的所見・肺機能や動脈血液ガス分析等の臨床検査値に基づく。最初に安定期の状態、治療内容と過去の増悪と入院回数を聴取し、息切れ、咳と喀痰等の症状から増悪の程度を把握する。次いで、体温、呼吸数と心拍数を測定し、増悪を示唆する徴候、①呼吸補助筋（胸鎖乳突筋等）の使用、②奇異性呼吸運動（胸郭と腹部の非協調的運動）、③中枢性チアノーゼ（頬部粘膜や口唇が青

色化)、④末梢性浮腫、⑤不安定な血行動態、⑥右心不全徴候(浮腫、肝腫大、静脈怒張)、⑦意識レベルの低下等の有無に注意する。肺機能検査は、閉塞性障害の悪化の程度を判断する上で重要な指標であるが、一般に正確に測定する事が困難である。動脈血液ガス分析は重症度の評価に不可欠な検査であり、室内気の吸入下で$Pa_{O_2} \leqq 60\,mmHg$($Sp_{O_2} \leqq 90\%$)であれば呼吸不全である事を示し、$Pa_{O_2} < 50\,mmHg$、$Pa_{CO_2} > 70\,mmHg$、pH<7.30であれば集中治療室(ICU)での治療が必要となる。胸部X線と心電図は、心疾患等急性増悪と類似した症状を呈する疾患との鑑別に有用であり、血算(多血症の有無等)、喀痰の細菌学的検査、電解質検査等も必要な検査である。

b. 在宅医療

終末期COPD患者の在宅医療は、QOLの改善や1回の入院日数の短縮をもたらすとの報告もあるが、無作為化対照比較試験で費用が増大し、健康上有益な成果が得られないとの報告もなされており、一定の見解は定まっていない。増悪時には、気管支拡張薬の用量と投与回数と増やし、回復期間の短縮と肺機能の改善を促進作用があるステロイド薬を全身投与し、また膿性喀痰を認めた場合は抗菌薬を投与する。

c. 入院治療

急性増悪時の死亡における危険因子は、①呼吸性アシドーシス、②重大な合併症の有無、③換気補助療法の必要性等であり、これらの三つの危険因子を持たないCOPD患者では死亡する可能性は低いが、多くの患者は入院治療を必要とする。患者が病院に到着した場合、まずは酸素療法を行い生命の危険性を判断し、生命が危険と判断した場合はICUに入室させる。表2に急性増悪患者の入院の適応基準[1]、表3に急性増悪患者のICU入室の適応基準[2]を示す。

表2 急性増悪患者の評価と入院の適応基準

- 安静時呼吸困難の突然の出現等症状の著しい増悪
- 増悪前にCOPDが重症な患者
- 増悪を示唆する徴候の出現(チアノーゼ、末梢性浮腫等)
- 増悪に対する初期治療が無効
- 重大な合併症の存在
- 新たに出現した不整脈
- 不確実な診断
- 高齢者
- 不十分な在宅医療

(Pauwels RH, et al:NHLBI/WHO (GOLD) Workshop summary. Am J Respir Crit Care Med 163:1256~1276, 2001 より引用)

表3 急性増悪患者の集中治療室（ICU）入室の適応基準

- 初期救急治療に対して不反応な高度な呼吸困難
- 錯乱、嗜眠、昏睡
- 酸素投与またはNPPVにかかわらず、持続または悪化する低酸素血症
  $Pa_{O_2} < 40\,mmHg$および/もしくは$Pa_{CO_2} > 60\,mmHg$および/もしくはpH < 7.25

(Global Initiative for Chronic Obstructive Lung Disease. Global Strategy for the Diagnosis, Management and Prevention of Chronic Obstructive Pulmonary Disease. NHLBI/WHO workshop report. Bethesda, National Heart, Lung and Blood Institute, April 2001；Update of the Management Sections, GOLD website (http://www.goldcopd.com). Date update：July 2003 より引用)

1）酸素療法

患者が入院後、症状や動脈血液ガス分析等から重症度を評価してから、$Pa_{O_2} > 60\,mmHg$（$Sp_{O_2} > 90\%$）を目標に酸素療法を開始する。多くの場合、目標値に達する事は容易であるがPa_{CO_2}が増加する可能性があるため、酸素療法開始30分後に動脈血液ガス分析をする。ヘモグロビン酸素解離曲線は、二酸化炭素分圧（P_{CO_2}）、pH、2,3-DPGと体温に影響を受け、急性増悪時にはPa_{CO_2}上昇による呼吸性アシドーシスを呈するため、Sp_{O_2}から正確にPa_{O_2}を推測する事が困難であり、酸素流量の決定には動脈血液ガス分析が必要となる。酸素の投与方法については、鼻カニューレ等低流量酸素療法では、患者の換気量等呼吸パターンで吸入酸素濃度（$F_{I_{O_2}}$）が変化し、換気量が増加すると$F_{I_{O_2}}$は低下する。一方、一定比率の空気が引き込まれるベンチュリマスクに代表される高流量酸素療法では、$F_{I_{O_2}}$は換気パターンに影響されず一定になる。

2）薬物療法

急性増悪時の気管支拡張薬は、短時間作用型β_2刺激薬が第一選択となり、速やかな効果を認めない場合は、抗コリン薬の吸入を併用する。アミノフィリンの点滴静注は、副作用を避けるため血中濃度をモニタリングして投与量を調節する事が必要である。気管支拡張薬に経口または静脈内グルココルチコイドの追加投与は有効であるが、適切な用量について結論が得られておらず、一般に1日当たり経口プレドニゾロン30～40 mgを10～14日間投与するのが妥当とされている。

3）換気補助療法

① 非侵襲性的陽圧人工呼吸（NPPV）

NPPVの成功率は80～85％であり、NPPVにより入院期間の短縮、死亡率と挿管率が低下するが、NPPVはすべての急性増悪したCOPD患者に適応されず、NPPVの選択基準と除外基準[2]を表4に示す。

② 侵襲性的陽圧人工呼吸（IPPV）

IPPVは、NPPVが不成功または非適応患者に行い、表5にIPPVの適応基準[1]を示す。終末期COPD患者へのIPPVは、①人工呼吸器関連肺炎（多剤耐性菌の蔓延）、②圧損傷、③人工呼吸器からの離脱困難等の危険性があり、その適応については十分に考

表4 非侵襲的陽圧人工呼吸療法（NPPV）の選択基準と除外基準

```
選択基準
 ・呼吸補助筋の使用および奇異性呼吸運動を伴う中等度～高度な呼吸困難
 ・pH＜7.35 および $Pa_{CO_2}$＞45 mmHg
 ・呼吸回数＞25 回/min
除外基準
 ・呼吸停止
 ・不安定な循環動態（低血圧、不整脈、心筋梗塞）
 ・嗜眠、精神状態の悪化、非協力的な患者
 ・高い誤嚥のリスク（粘液または大量な分泌物）
 ・最近に施行した顔面もしくは胃食道手術
 ・頭蓋顔面外傷、固定した鼻咽頭異常
 ・熱傷
 ・極度な肥満
```

(Global Initiative for Chronic Obstructive Lung Disease. Global Strategy for the Diagnosis, Management and Prevention of Chronic Obstructive Pulmonary Disease. NHLBI/WHO workshop report. Bethesda, National Heart, Lung and Blood Institute, April 2001 ; Update of the Management Sections, GOLD website (http://www.goldcopd.com). Date update：July 2003 より引用)

表5 侵襲的陽圧人工呼吸（IPPV）の適応基準

```
・呼吸補助筋の使用および奇異性呼吸運動を伴う高度な呼吸困難
・呼吸回数＞35 回/min
・$Pa_{O_2}$＞40 mmHg または $Pa_{O_2}/F_{I_{O_2}}$＜200 mmHg
・pH＜7.25 および $Pa_{CO_2}$＞60 mmHg
・呼吸停止
・嗜眠、精神障害の悪化
・心血管系の合併症および不安定な循環動態（血圧低下、ショック、心不全）
・その他の合併症（代謝異常、敗血症、肺炎、肺塞栓、圧損傷、大量胸水）
・NPPV が不成功
```

(Pauwels RH, et al：NHLBI/WHO (GOLD) Workshop summary. Am J Respir Crit Care Med 163：1256～1276, 2001 より引用，一部改変)

慮する必要がある。

d．退院と継続医療

　COPD急性増悪患者の退院基準は、①吸入 β_2 刺激薬使用間隔が4時間以上、②増悪前に歩行可能であった患者では室内歩行が可能、③食事摂取可能で呼吸困難で睡眠時に頻回に覚醒しない、④12～24時間、病状と動脈血液ガスが安定、⑤患者は薬の正しい服用が可能、⑥継続医療と在宅医療の準備が出来ている、⑦患者、家族と医師が治療が成功する事を確信している事等である。

参考文献

1) Pauwels RH, et al：NHLBI/WHO (GOLD) Workshop summary. Am J Respir Crit Care Med 163：1256〜1276, 2001

2) Global Initiative for Chronic Obstructive Lung Disease. Global Strategy for the Diagnosis, Management and Prevention of Chronic Obstructive Pulmonary Disease. NHLBI/WHO workshop report. Bethesda, National Heart, Lung and Blood Institute, April 2001；Update of the Management Sections, GOLD website (http://www.goldcopd.com). Date update：July 2003

3) 日本呼吸器学会COPDガイドライン作成委員会編：日本呼吸器学会COPDガイドライン．COPD（慢性閉塞性肺疾患）診断と治療のためのガイドライン　第1版．メディカルレビュー社，1999

4) 日本呼吸管理学会呼吸リハビリテーションガイドライン作成委員会および日本呼吸器学会ガイドライン施行管理委員会編：日本呼吸管理学会/日本呼吸器学会　呼吸リハビリテーションに関するステートメント．日呼管誌11（2）：321〜330，2001

5) Connors AF Jr, Dawson NV, Thomas C, et al：Outcomes following acute exacerbation of severe chronic obstructive lung disease. The SUPPORT investigators. Study to Understand Prognose and Preferences for Outcomes and Risks of Treatments. Am J Respir Crit Care Med 154：959〜967, 1996

6) Nichol KL, Margolis KL, Wuorenma J, et al：The efficacy and cost effectiveness of vaccination against influenza among elderly persons living in the community. N Engl J Med 331：778〜784, 1994

7) Meecham Jones DJ, Paul EA, Jones PW, et al：Nasal pressure support ventilation plus oxygen compared with oxygen therapy alone in hypercapnic COPD. Am J Respir Crit Care Med 152：538〜544, 1995

7-3　気管支喘息

はじめに

　気管支喘息の病態は気道の慢性炎症であり、可逆的な気道の閉塞性変化と気道反応性の亢進を伴う。病状は致死的状態にまで発展する事があり、迅速かつ的確な対応が求められる。重症喘息発作および呼吸管理に用いられる薬物と人工呼吸管理について概説する。

（1）重症喘息発作

　喘息発作が生じ、それまでに処方されている経口・吸入薬に加えて静脈注射等で薬物を追加投与しなければならないハイリスク症例を表1に示す[1]。喘息の入院歴や救急外来受診歴は重症化予測の因子である。重症度の指標として用いられるAPACHE IIスコアの高値や著明な呼吸性アシドーシスでは死亡率が高くなり、死亡例では敗血症や肺以外の臓器不全も併発しやすい[2]。

　重症発作の病像は2群（表2）に大別され、大半は数日間以上の経過で悪化する狭義

表1　喘息発作のハイリスク症例

・ステロイド薬の全身投与中あるいは中止直後
・過去1年間に喘息発作による入院歴
・過去1年間に喘息発作による救急外来受診歴
・喘息発作で気管挿管の既往
・精神障害の合併
・喘息の治療計画に非協力的

（厚生省免疫・アレルギー研究班：喘息予防・管理ガイドライン1998年改訂版．牧野荘平ほか監修．協和企画，2000より引用）

表2　喘息発作から呼吸不全への進行様式

	急性重症型	急性窒息型
性　別	女＞男	男＞女
基礎病態	中～高度の気道閉塞	肺機能正常か軽度低下
発症までの日数	数日～数週間	数分～数時間
病理学的所見	気道壁浮腫 粘液腺肥大 粘稠な分泌物	急性気管支けいれん 気管支炎（好中球優位）
治療の反応性	緩徐	迅速

(Levy BD, Kitch B, Fanta CH：Medical and ventilatory management of status asthmaticus. Intensive Care Med 24：105, 1998より引用)

の喘息重積発作で、気道分泌物クリアランスの回復と共に寛解する。若年男性等では気管支けいれんから急激に発症する事がある[3]。

重症度判定には呼吸困難等の臨床症状よりも簡便な測定法であるピークフロー（PEF）が客観的指標（表3）となり、薬物効果の評価にも応用される。気管支拡張薬による治療後も予測値の50％以下は入院の適応となる。パルスオキシメータによる酸素飽和度（Sp_{O_2}）で90％以下や、血液ガス分析で動脈血酸素分圧（Pa_{O_2}）60 mmHg以下、動脈血二酸化炭素分圧（Pa_{CO_2}）45 mmHg以上も重症化の指標となる[1]。

喘息の既往がなく、気管支拡張薬等に対する反応性が乏しい呼吸困難では表4に示す疾患との鑑別診断を行う。うっ血性心不全、上気道閉塞および肺塞栓症には、それぞれ特有の治療法があり、迅速に鑑別する[3]。

表3 喘息の重症度と検査所見

	PEF* (%)	Pa_{O_2} (mmHg)	Pa_{CO_2} (mmHg)	Sp_{O_2} (%)
軽度	70～80			
中等度	50～70	＞60	＜45	＞90
高度	＜50	＜60	＞45	＜90
重篤	測定不能	＜60	＞45	＜90

*ピークフロー（最大呼気速度）の測定値と予測値の百分率

（厚生省免疫・アレルギー研究班：喘息予防・管理ガイドライン1998年改訂版．牧野荘平ほか監修．協和企画，2000より引用，一部改変）

表4 喘息発作の鑑別診断

閉塞性気道疾患	・上気道閉塞（声帯機能障害、腫瘍、異物等） ・慢性閉塞性肺疾患 ・気管支拡張症 ・細気管支炎 ・嚢胞性線維症
心血管系疾患	・うっ血性心不全（心臓喘息） ・肺塞栓症
重症呼吸器感染	・気管支肺炎 ・気管気管支炎（ヘルペス性等） ・寄生虫感染（回虫、糞線虫）
その他	・アレルギー性肉芽腫性血管炎、カルチノイド症候群、誤嚥性肺炎、コカイン吸入、圧損傷

（Levy BD, Kitch B, Fanta CH：Medical and ventilatory management of status asthmaticus. Intensive Care Med 24：105, 1998より引用）

（2）薬物療法

処方されている経口薬等については割愛する。それらの治療薬に反応しない時や高度の換気障害の戦略法について考える。

ステロイド薬の経口投与や吸入療法でも改善しない時や、気管支拡張薬の効果を認めない時は、強力な抗炎症効果を発揮するステロイド薬の点滴静脈注射を行う。表5に示すヒドロコルチゾンあるいはメチルプレドニゾロンが用いられ、追加投与は4～6時間ごとに行う[1]。最大効果発現には約4時間を要する。喘息発作2時間以内の投与はPEFの回復に有効である。

アスピリン喘息等ではコハク酸エステル型ステロイド薬で症状が悪化する危険性があり、リン酸エステル型に変更する。ステロイド薬と共に人工呼吸管理のために筋弛緩薬を長期併用すると、筋力低下を生じやすい。

β 受容体のうち、β_2 受容体の刺激薬（β_2 刺激薬）は強力な気管支拡張作用があり、発作時の第一選択薬となる。定量噴霧吸入器やネブライザを用いて20～30分間隔で吸入する。動悸や不整脈等の副作用を認める時は中止する。気管支拡張薬としてイソプロテレノール（β 刺激薬）の点滴静脈注射やエピネフリン（α、β 刺激薬）の皮下注射等も行われるが、これらと β_2 刺激薬との併用は致死的な不整脈が誘発されやすく、心電図モニターで注意深く監視する。

テオフィリン薬であるアミノフィリンも強力な気管支拡張作用があり、抗炎症作用も指摘されているが、発作時の効果には否定的な見解もある。注意点としては有効血中濃度の安全域（10～20 μg/ml）が狭い事で、頭痛、悪心、不整脈等の中毒症状を認める

表5　喘息発作の治療薬

	投与法	留意点
ステロイド薬	静脈注射 　　　　初回（mg）　追加投与（mg） HC[*1]　200～500　　100～200 MP[*2]　 40～125　　 40～ 80	中止後の離脱症候群；コハク酸エステル製剤による発作誘発；筋弛緩薬との併用で筋力低下
β_2 刺激薬[*3]	吸入（定量噴霧吸入器） ネブライザ	心血管刺激作用
エピネフリン	皮下注射 0.1～0.3 ml を20～30分間隔	IHD[*4]、緑内障、甲状腺機能亢進症では禁忌
アミノフィリン	静脈注射 初回は6 mg/kgの半量を15分間、 残り半量を45分間で投与	狭い治療安全域；テオフィリン代謝に影響する薬物（表6）

[*1]ヒドロコルチゾン、[*2]メチルプレドニゾロン、[*3]吸入薬はすべて短時間作用性、[*4]虚血性心疾患
（厚生省免疫・アレルギー研究班：喘息予防・管理ガイドライン1998年改訂版．牧野荘平ほか監修．協和企画，2000より引用，一部改変）

時は直ちに投与を中止する。また、肝チトクローム P450 で代謝されるため、その阻害作用を有する薬物併用はテオフィリン血中濃度を上昇させ、チトクローム P450 を誘導する薬物併用は血中濃度を低下させる（表6）[4]。

高度低酸素血症を呈する事が多く、SpO_2 95％を目標に酸素吸入を開始する。高濃度酸素吸入でも高二酸化炭素血症による呼吸中枢抑制は軽い。β_2 刺激薬や β 刺激薬による肺換気血流比の不均衡からも低酸素血症を来すため、SpO_2 モニターは必須である。

表6 血中テオフィリン濃度に影響する薬物

血中濃度上昇	ニューキノロン系抗菌薬（シプロフロキサシン等）
	マクロライド系抗菌薬（エリスロマイシン等）
	H_2 受容体拮抗薬（シメチジン）
	抗血小板薬（チクロピジン）
	弱トランキライザ（ジアゼパム）
血中濃度低下	結核治療薬（リファンピシン）
	催眠鎮静薬（フェノバルビタール）
	抗てんかん薬（フェニトイン、カルバマゼピン）
	β 受容体刺激薬（イソプロテレノール）

（松本 寛，高橋 清：テオフィリン薬の使用法．経口・静注も含めて．呼吸 20：876，2001 より引用，一部改変）

（3）人工呼吸管理

積極的な薬物療法にもかかわらず喘息発作が悪化する時や、表7に示すような病態を認める時は直ちに気管挿管を行い、人工呼吸を開始する[1]。喘息発作では気道狭窄部を介した能動的な呼気努力が顕著となるが、呼気流量は減少し、肺の過膨張から内因性 PEEP（呼気終末陽圧）が発生する（図1）。さらに吸気努力も加わるため、呼吸筋疲弊は明白となる[3]。

気管挿管および挿管直後の人工呼吸は習熟した専門医が行う事が望ましい。気管挿管は筋弛緩薬の静脈注射後に行うのが一般的であるが、喘息発作では自発呼吸を消失させると、マスク換気が困難になりやすい。咽喉頭部への局所麻酔薬（リドカイン）の噴霧と鎮静薬（ミダゾラム、プロポフォール等）の静脈注射で、自発呼吸を温存して行うべ

表7 喘息発作時の気管挿管の適応

・高度の換気障害、心停止、呼吸停止
・明らかな呼吸筋疲弊
・最大限の酸素投与で $Pa_{O_2} < 50\,mmHg$
・Pa_{CO_2} 上昇が $> 5\,mmHg/h$
・急激な Pa_{CO_2} 上昇と意識障害

（厚生省免疫・アレルギー研究班：喘息予防・管理ガイドライン1998年改訂版．牧野荘平ほか監修．協和企画，2000 より引用）

きである。鎮静薬は人工呼吸中の不安・苦痛対策としても投与されるが、気管支収縮作用のあるフェンタニル（麻薬）と超短時間作用性バルビタールは禁忌である。

挿管後は直ちに人工呼吸器に接続するのではなく、麻酔器を用いて用手的補助換気を行う事を勧める。呼気ガスの排出が困難で肺が過膨張になっている時は胸郭圧迫法（スクイージング）が有効であり、救急医療現場では救急救命士も実施している。

人工呼吸の設定条件等は表8に示した[1]。目標は最低限の分時換気の維持であり、ガス交換能の正常化ではない。人工呼吸の合併症である気胸や縦隔気腫等の圧損傷を防止するには最大気道内圧の過度の上昇を避け、人工呼吸器と自発呼吸の同調性を維持する事が大切である。また、内因性PEEP上昇による圧損傷の予防には、口径の大きい気管

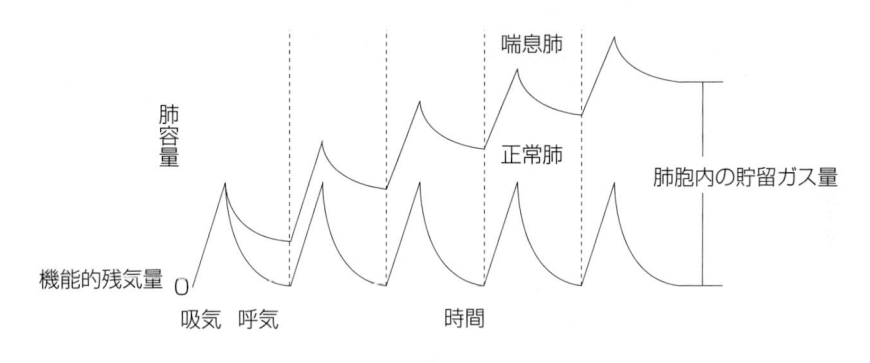

図1　喘息時の肺過膨張の機序

喘息肺では1回の吸気ガスが完全に呼出される前に次の吸気が始まるため、肺胞内にガスが貯留して呼気終末肺容量（機能的残気量）は徐々に増加する。そのため、呼気終末時に肺胞内圧が十分に下降出来なくなり、気道内圧よりも上昇する。両者の圧差を内因性PEEPという。人工呼吸に付加するPEEPは呼気終末の気道内圧である。

(Levy BD, Kitch B, Fanta CH：Medical and ventilatory management of status asthmaticus. Intensive Care Med 24：105, 1998 より引用，一部改変)

表8　喘息発作時の人工呼吸管理

- 従量式人工呼吸器に接続
- 吸入酸素濃度は100％（F_{IO_2} = 1.0）
- 1回換気量は5〜8 ml/kg
- 吸気相：吸気相は1：≧3（吸気流量≧ 100 l/min）
- 最大気道内圧は＜ 50 cmH$_2$O（平均気道内圧は＜ 25 cmH$_2$O）
- Pa_{O_2}　80 mmHgを目標にF_{IO_2}設定
- Pa_{CO_2}　50〜80 mmHgは許容

＜その他の留意点＞
- PEEPやCPAPは原則として禁忌
- 可能な限り自発呼吸の温存（慎重なる筋弛緩薬の投与）
- 薬物療法に抵抗時は吸入麻酔薬の併用
- 気管チューブを介して気管支拡張薬の投与

(厚生省免疫・アレルギー研究班：喘息予防・管理ガイドライン1998年改訂版．牧野荘平ほか監修．協和企画，2000より引用，一部改変)

チューブの使用や二酸化炭素産生亢進（炭水化物摂取や発熱等）の阻止対策、呼気時間延長や換気回数減少等が重要である。脱水や静脈還流量減少、鎮静薬の血管拡張作用等による血圧低下には、輸液負荷やドパミン等の強心薬を投与する。

喘息発作の寛解と共に人工呼吸器からの離脱を考慮する。最大気道内圧の低下、気道分泌物の減少、気管内吸引後の気道内圧の速やかな回復等が指標となる。

気管挿管しないで行う人工呼吸、非侵襲的陽圧換気（non-invasive positive pressure ventilation：NPPV）も症例によっては有益性の高い換気法である。その一つに鼻マスクあるいは顔マスクを装着して行う圧支持換気（pressure support ventilation：PSV）がある。協力が得られる症例では表9に示すように呼吸仕事量の軽減等に利点がある[5]。しかし、実施する際には圧調節等に対するきめ細かな管理が大切である。

薬物療法と人工呼吸管理の併用でも寛解しない難治性発作を稀に経験する。そのような時に保険適応外ではあるが、揮発性麻酔薬の吸入療法を行う事がある。著者らは約1ヵ月間の吸入により軽快した小児例を経験した。揮発性麻酔薬は気管支拡張作用を有するが、喘息に対する機序は解明されていない。長期吸入による肝・腎機能障害や、β刺激薬との併用による不整脈誘発の危険性があり、安易な実施は慎むべきである。吸入中止基準（表10）[6]もある。目安としては気道分泌物が吸引しやすくなった時点を考えているが、吸入中止後に再燃する事も少なくない。

表9 圧支持換気（pressure support ventilation：PSV）の特徴

利 点	・最高気道内圧を低く維持 ・呼吸仕事量の軽減 ・自発呼吸の温存 ・同調性が良好（ファイティングが少ない） ・離脱が容易
欠 点	・換気量の規定が不能 ・無呼吸、呼吸数減少、吸気陰圧が小さい時は不適 ・人工呼吸器の性能による差異が大

（大槻　学：気管支喘息重症発作の人工呼吸療法．ICUとCCU　22：107，1998より引用，一部改変）

表10 喘息発作に対する吸入麻酔療法の中止基準

・循環動態の安定化
・動脈血ガス分析所見がほぼ正常化
・喀痰排出量が多くなった後、減少傾向
・喘鳴や気管狭窄音が消失
・気管内吸引後の気道内圧上昇が1～2分で回復
・最大気道内圧が＜35 cmH$_2$Oで持続安定

（後藤幸生：重症喘息に対する吸入麻酔療法．呼吸　15：299，1996より引用）

おわりに

　喘息発作の管理は重症度を把握して、その程度に準じた薬物療法を開始する。程度が強くなれば気管支拡張薬等の全身投与と共に、人工呼吸管理の適応となるが、気管挿管や人工呼吸開始時には細心の注意が肝要である。不用意な管理は病態を悪化させる危険性のある事を銘記すべきである。

参考文献

1）厚生省免疫・アレルギー研究班：喘息予防・管理ガイドライン1998年改訂版．牧野荘平ほか監修．協和企画，2000
2）Afessa B, Morales I, Cury JD：Clinical course and outcome of patients admitted to an ICU for status asthmaticus. Chest 120：1616～1621, 2001
3）Levy BD, Kitch B, Fanta CH：Medical and ventilatory management of status asthmaticus. Intensive Care Med 24：105～117, 1998
4）松本　寛，高橋　清：テオフィリン薬の使用法．経口・静注も含めて．呼吸 20：876～882, 2001
5）大槻　学：気管支喘息重症発作の人工呼吸療法．ICUとCCU 22：107～113, 1998
6）後藤幸生：重症喘息に対する吸入麻酔療法．呼吸 15：299～305, 1996

7-4　神経筋疾患

　呼吸管理を必要とする神経筋疾患は多種多様であり、さらにそれらの呼吸障害の発症と経過、程度は個々の症例により異なる。このため、画一的な呼吸管理法はなく、呼吸障害の程度に合わせた管理を行う必要がある。

(1) 換気のメカニズム

　肺での酸素と二酸化炭素のガス交換は肺胞と外界の間の換気がある事により成立しており、換気（吸気と呼気）は、胸郭の容積変化によって生じる。

　橋・延髄にある呼吸中枢（自律性呼吸調節）および大脳皮質（随意性呼吸調節）から出た呼吸の遠心性刺激は、脊髄を下降して各脊髄レベルの前角細胞と神経接合（シナプス）を形成する（上位ニューロン）。第3〜第5頸髄（C）レベルから出た運動神経は横隔神経として胸郭内を通って横隔膜の運動を支配し、第1〜第12胸髄（T）レベルから出た運動神経は肋間神経として肋間筋の運動を支配している（下位ニューロン）。下位ニューロンの神経端末と筋線維の間は神経-筋接合部（NMJ）と呼ばれ、アセチルコリンが刺激伝達物質になっている。

　NMJを通じて刺激が筋線維に到達すると筋収縮が始まる。外肋間筋の収縮により肋骨弓が持ち上がり、横隔膜の収縮により横隔膜が下方移動する事により、胸郭（肋骨弓と横隔膜で囲まれた肺が入っている閉鎖腔）の容積が大きくなり、吸気が始まる。安静自発呼吸時横隔膜収縮による換気量は約75％、肋間筋収縮による換気量は約25％といわれている。

　安静時の呼気は、積極的な筋の運動は関与せずに全く受動的に行われる。すなわち、吸気時に収縮していた吸気筋の弛緩と共に、弾性体である肺・胸郭が収縮する力（elastic recoil）がはたらき、肺内にあったガスは胸郭容積が再び機能的残気量（FRC）のレベルに復するまで自然に呼出される。

(2) 神経筋疾患

　頭蓋内の呼吸を司る中枢から呼吸筋までの刺激伝達-筋収縮のどこかのレベルに障害が生じると、十分な換気量が保てなくなる。すなわち、頭蓋内疾患、脊髄神経や末梢神経（肋間神経、横隔神経）の病変、NMJの病変、呼吸筋の病変により種々の程度の換気障害が生じる（表1）[1]。しかし多くの場合肺組織自体の障害はなく、肺でのガス交換能は保たれている事が多い。

　以下に代表的な神経筋疾患をあげる。

表1　神経筋障害のレベルと主な疾患名

頭蓋内障害	脳血管障害、頭部外傷、脳ヘルニア
脊髄神経障害	
外傷性頸髄障害	頸髄損傷、頸髄軸索損傷
内因性頸髄障害	脊髄空洞症、筋萎縮性側索硬化症、ポリオ、脊髄性筋萎縮症
末梢神経障害	
外傷性神経損傷	外傷性横隔膜神経損傷
内因性神経損傷	Guillain–Barré症候群、フグ中毒、多発性神経炎
神経筋接合部障害	
薬物毒物障害	ボツリヌス中毒、サリン中毒、有機リン中毒
内因性障害	重症筋無力症
呼吸筋障害	筋ジストロフィ、筋強直性ジストロフィ、多発性筋炎

神経筋障害は、頭蓋内疾患、脊髄神経や末梢神経の病変、神経筋接合部の病変、呼吸筋の病変により発症して、種々の程度の換気障害が生じる。

（丸川征四郎、細原勝士：人工呼吸管理の臨床応用．人工呼吸管理の実際．神経・筋疾患．人工呼吸療法　改訂第3版．渡辺　敏，安本和正編．秀潤社，p310～314，2001より引用，一部改変）

a．脊髄損傷

横隔神経がC3～5、肋間神経がT1～12のレベルで脊髄から出ているため、脊髄損傷部位によって障害される呼吸パターンが異なる。下部頸椎の損傷では、肋間筋は動かなくなるが、横隔膜の収縮による腹式呼吸（1回換気量の約75％を占める）は残り、シーソー様呼吸がみられる。しかし上部頸椎の損傷では横隔神経も障害を受けるため換気は大きく障害される。

b．筋萎縮性側索硬化症

上位ニューロンと下位ニューロンが侵され、筋萎縮と筋力低下を来す原因不明の疾患である。中年以降に発症し進行性である。上肢の筋力低下と筋萎縮が発現し、次第に下肢へ広がり、末期には呼吸筋障害と球麻痺が生じる。

c．Guillain–Barré症候群

神経軸索あるいは神経鞘の障害により、神経伝導が遅延し、下肢遠位部から左右対称に上肢、脳神経、体幹筋へと麻痺が進行する、急性多発ニューロパチーである。ウイルスや細菌性の上気道感染、下痢等の後に発症する事が多く、細菌の交叉抗原に対する自己抗体（抗ガングリオシド抗体）による神経障害が疑われる[2]。小児から成人まで発症する。通常は、緩やかに改善し、15％は完全に回復、50～65％は日常生活や仕事に復帰出来るが、10％は後遺症を残す。

d．重症筋無力症

NMJの伝達障害で、後シナプス膜のアセチルコリン受容体に対する自己抗体が原因

で起こる自己免疫疾患である[3]。成人では、20〜30歳代の女性と40歳以降の男性に多い。主症状は骨格筋の易疲労性と脱力で、眼瞼下垂、複視・眼輪筋麻痺等の眼筋型で発症し、半数以上の症例では、球麻痺（嚥下障害、咀嚼障害、顔面表情筋麻痺）や呼吸筋麻痺（横隔膜、肋間筋、呼吸補助筋の麻痺）等の全身型に移行する。

e．進行性筋ジストロフィ

進行性の筋萎縮と筋力低下を来す。不可逆的な呼吸筋の萎縮と、胸郭や脊柱の変形による胸郭コンプライアンスの低下により呼吸障害を来す。死亡原因の過半数は、肺胞低換気、肺炎、窒息である。

f．発症形態による神経筋疾患の分類

神経筋疾患による呼吸不全を、発症の時間経過の違いから、急性、慢性、そのいずれでもないの三つに分けると、その予後がわかりやすい（表2）[4]。

急性発症の疾患は、通常数日から数週間の急激な経過で呼吸不全状態を呈する。しかし可逆性である事が多く、人工呼吸療法にて急性期を乗り切ればやがては症状が寛解するものも多い（Guillain-Barré症候群、フグ中毒、ボツリヌス中毒、サリン中毒、有機リン中毒、重症筋無力症）。これに対して、慢性発症の疾患は、徐々に筋力低下を来し、病態は進行し不可逆性である事が多い（筋萎縮性側索硬化症、ポリオ、進行性筋ジストロフィ）。

表2 発症形態による神経筋疾患の分類

発症様式	代表的な疾患	臨床症状の経過
急性発症	脳血管障害、頭部外傷	多くは後遺症あり
	脳ヘルニア	多くは後遺症あり
	Guillain-Barré症候群	治癒
	フグ中毒	治癒
	重症筋無力症	治癒により安定
	ボツリヌス中毒、サリン中毒、有機リン中毒	後遺症あり
慢性発症	筋萎縮性側索硬化症	不可逆的に進行
	ポリオ	不可逆的に進行
	脊髄性筋萎縮症	不可逆的に進行
	進行性筋ジストロフィ	不可逆的に進行
不定	多発性硬化症	不定
	多発神経炎	不定
	多発性筋炎	不定

神経筋疾患による呼吸不全を、発症の時間経過の違いから、急性、慢性、そのいずれでもないの三つに分けると、その予後がわかりやすい。

（安間文彦，小長谷正明：神経疾患に合併する呼吸異常の病態生理と神経解剖．呼吸と循環 45：1005〜1010，1997より引用）

（3）神経筋疾患の呼吸障害

　どのレベルで発生した神経筋疾患でも、呼吸筋運動が障害されるため、咳嗽が出来ず、気道内分泌物の喀出が困難になり、やがて分泌物貯留により気道閉塞を来し、無気肺が生じる。これに細菌感染を併発すると肺炎へと進んでいく。さらに呼吸運動障害の進行により、肺胞低換気、低酸素血症、高二酸化炭素血症に至る。

　神経筋疾患で生じる呼吸障害は基本的には換気障害であり、多くの場合、肺組織自体の障害はなく、肺でのガス交換能は保たれている。このため呼吸管理は、ガス交換に必要な肺胞換気量を確保する事に重点がおかれる。しかし非可逆性の病変進行の場合には長期間の呼吸管理が必要になる。

（4）呼吸管理

a．気道確保の問題

　人工呼吸器を用いて呼吸管理を行う場合、患者と人工呼吸器を接続するために気道確保が必要になる。気道確保には、マスク、ラリンジアルマスク、気管挿管がある。

1）マスク

　非侵襲的呼吸管理法（non-invasive positive pressure ventilation：NIPPV）を行う場合には、マスクにて鼻および/または口を覆う。気道に対する物理的刺激はないが、気管内吸引が出来ない、誤嚥の危険性がある等の制約がある。軽症の換気不全で、ある程度の自発呼吸が残っており自力で気道確保出来る患者では適応となるが、呼吸障害の症状が進行して十分な痰の喀出が出来ない状態になると用いる事が出来ない。

2）ラリンジアルマスク

　ラリンジアルマスクは気管内にチューブを挿入する代わりに、喉頭部をマスクで包み込んで気道を確保する。気管挿管に比べて挿入が簡単で、生体に及ぼす侵襲も小さい。しかし、ふくらませたマスクは咽頭腔内で大きな容積を占めて意識のある患者は苦しく、気道と食道の完全な分離が難しく誤嚥の危険性がある。さらに気道確保の気密性が低い、口腔内ケア等の気道管理が出来ない等の欠点があり、長期の人工呼吸管理では用いられない。

3）気管挿管

　確実な気道確保の方法であり、長期陽圧換気が可能となる。気管チューブ先端のカフをふくらます事により気管と食道を分離出来、誤嚥を防止出来る。また気管内吸引が可能となり、気道管理が容易になる。

b．挿管ルートの選択

　挿管ルートから、経口挿管、経鼻挿管、経気切孔挿管に分けられる。どのルートから

挿管するかは、各ルートの利点・欠点、患者の全身状態、各施設の患者管理体制、気管挿管の期間等を総合的に考慮して決定すべきである。近年は長期間体内に留置しても障害を発生しにくい材質のチューブが使用されると共に、患者管理技術も進歩しており、かなりの長期間経口挿管または経鼻挿管のまま気道管理がなされる症例が増加している。少なくとも2～3週間以内の人工呼吸期間であれば、気管切開の必要はない。

c．人工呼吸で使用する換気モード

換気不全が軽度で自発呼吸が残っている時は、患者の自発呼吸に同調させて、自発呼吸の換気量の不足分を補う補助換気を行う。すなわち、圧補助換気（pressure support ventilation：PSV）のモードで、自発呼吸をトリガーとして患者の吸気相に一定の気道内圧をかけてやる。サポート圧は、患者の呼吸状態を考慮して、動脈血二酸化炭素分圧（Pa_{CO_2}）が45 mmHg以下を保つように設定する。

人工呼吸管理中の神経筋疾患者は、意識は清明のままだが意思表示が難しい状態にある。患者の不穏状態を静めるために少量の鎮静薬は必要だが、せっかく残っている自発呼吸を消してしまうような鎮静薬や筋弛緩薬の使用は避ける。

自発呼吸が弱くトリガーがかかりにくい患者では、PSVに間欠的強制換気（SIMV）を併用して必要最小限の分時換気量を確保してやる。また自発呼吸が回復した時に補助換気へ円滑に移行出来るよう補助/調節換気（assist/control）モードとしてもよい。

自発呼吸が微弱な患者では、量調節型換気モードよりも圧調節型換気モードが有利である。

また最近は、気管挿管を行わず鼻（顔）マスクを装着して換気補助〔二相性陽圧呼吸（BiPAP）、PSV＋呼気終末陽圧（PEEP）、あるいは持続気道陽圧（CPAP）、時にはSIMVも行われる〕を行う、NIPPVが用いられる事が多くなった。

（5）呼吸管理における注意点

a．治療環境の整備

人工呼吸の対象となる患者は、呼吸運動障害があっても意識障害はなく、自分の病状、予後、周囲の状況をよく理解している事が多い。

自発呼吸をトリガーとした換気モードを用いている場合、トリガーの作動から十分な換気量が供給されるまでの時間遅れの大きい人工呼吸器を用いると、患者の呼吸仕事量が増加して呼吸筋疲労が増すと共に呼吸困難感が大きくなり症状を悪化させる。また病室や在宅での長期人工呼吸管理になると、周囲の看護体制、人工呼吸器の停止や故障等のトラブル発生に対する不安・恐怖が非常に強くなるので、患者が安心出来るような治療体制を整備する必要がある。

b．陽圧換気による合併症

近年は陽圧換気を行う事自体が肺損傷を引き起こす事が知られてきた（人工呼吸器関連肺損傷、ventilator associated lung injury：VALI）。これには、気道や肺胞の過伸展によって発生するもの（容量損傷、volutrauma）と、無気肺に陥っている肺胞が陽圧により虚脱と膨張を繰り返して肺胞壁や毛細血管壁が傷害され（無気肺損傷、atelectrauma）、炎症性反応が惹起されて、ARDS様の肺損傷が発生する事が考えられている[5]。

神経筋疾患によって人工呼吸が必要になった患者ではもともと肺組織は正常な事が多く、人工呼吸の際に高い陽圧を必要とする事は少なく、急性肺障害の人工呼吸管理で問題になる1回換気量や最高気道内圧の制限等はあまり考えなくてよい。逆に無気肺の発生は十分に考えられ、atelectraumaの発生の方が問題になると思われ、無気肺への対策が必要となるであろう。

c．気道管理

気管挿管下に呼吸管理を行っていると、チューブによる気道組織の物理的圧迫や、気道が持っている生理的機能の障害等の問題が生じる。呼吸管理が長期間に及ぶと、気道分泌物の喀出障害、肺胞虚脱、肺炎等が生じ、呼吸不全の病態は複雑になり、これらの予防に努める必要がある[6]。

1）気管チューブの管理

チューブのカフをふくらませる際は、リークを生じない最少量にする事。パイロットバルーンが耳たぶ程度の柔らかさになるようにする。気管壁粘膜下の血流圧は25～35 mmHg程度といわれている。カフ圧がこれを上回ると粘膜下は虚血状態となり、潰瘍形成や食道や動脈の穿孔等種々の重篤な障害が発生する事がある。

経鼻挿管では、チューブの物理的圧迫により鼻翼・鼻中隔の圧迫壊死を来したり、副鼻腔や耳管からのドレナージが障害されて、副鼻腔炎や中耳炎を来す事がある。細めのチューブを用い、適切な抗菌薬を投与する、チューブ交換の際には左右の外鼻孔ルートを変更する、等の配慮をする。

2）吸気の加温・加湿

人工呼吸で用いられる医療用ガスは本来湿度を極力低くしてある。人工気道を留置していると、本来気道が有している吸気の加温・加湿機能がバイパスされるため、乾燥したガスが直接下部気道や肺胞に達する。これにより気管・気管支の上皮細胞の損傷や線毛運動の障害を来し、喀痰が粘稠化し、咳の障害も相俟って痰や異物の喀出困難となる。

このため、吸気の加温・加湿が必須である。臨床的には、吸気回路終末部の温度モニターで適温になっている事、回路内にうっすらと結露がみられる事、喀痰が柔らかくなっている事、等が目安となる。

3）人工呼吸器関連肺炎（ventilator associated pneumonia：VAP）

いわゆるVAPは、長期人工呼吸療法の最も重要な合併症の一つである。鼻腔感染、

口腔感染および胃内容の逆流により、カフをふくらませていても気道感染を来して肺炎を発症する事がある。気管内吸引操作、長期間の同一呼吸回路使用も感染原因になる。また長期間臥床のままでいると、褥創を形成するだけでなく、背側肺に気道分泌物の貯留を来し（下側肺障害）、無気肺や肺感染の引き金になる。

これら合併症の予防には、歯磨き、洗浄、消毒等の緻密な口腔内ケアを励行すると共に、頻回の体位変換、適切な気管内吸引等簡単であるが密接で継続的な気道管理や、体系立った肺理学療法を実施する事が重要である。

4）気管内分泌物の吸引

人為的な気道確保では、気道の刺激により分泌物の産生が増加すると共に、気管・気管支粘膜の線毛運動の低下や咳の障害、さらには鎮静薬や筋弛緩薬の使用により有効な痰の喀出が障害され、頻回の気管内吸引が必要となる。

しかし吸引操作に伴い種々の合併症が生じる。人工呼吸器の回路をはずすと、FRCを増加させるためにかけていたPEEPの効果が消失してしまう。また吸引操作は、気管内の分泌物のみならず、肺内に存在する酸素をも吸引してしまう。漫然と吸引操作を長引かせると、肺胞虚脱や低酸素血症等が生じる事がある。気管内吸引操作の後は、アンビューバッグ®を用いて加圧して十分に肺胞を膨張させてから人工呼吸器に接続する事。さらに吸引による陰圧により気道粘膜の損傷が生じる恐れもある。吸引チューブは必ず先端に側孔があいたものを使用する。

（6）ウィーニング

人工呼吸管理中は常に必要最小限の呼吸補助に努め、病状の改善がみられる場合には人工呼吸器からのウィーニングを考慮に入れる。

しかし神経筋疾患患者では、呼吸筋を使わないための廃用性萎縮が起きている事が多い。ウィーニングを急ぐと、呼吸負荷や呼吸筋疲労から失敗する事が多い。長期にわたる計画的な呼吸筋リハビリテーションを行いながら、十分に時間をかけてゆっくりと慎重にウィーニングを進める。

（7）在宅人工呼吸療法

神経筋疾患の中には、病態の進行が不可逆性で一度人工呼吸管理を開始すると、離脱出来ない症例もある。このような症例の中には、医師が適当と認めた場合には、患者のQOL改善のためにも、在宅での人工呼吸療法を行う事がある。

しかし在宅人工呼吸療法へ移行するには、多くの解決すべき問題がある。すなわち、まず第一に患者が病院を離れてからも治療を続行するためには、あまり重症でなく、病状が安定しており、数時間ならば人工呼吸装置をはずして自発換気が可能な症例である

表3 在宅人工呼吸管理導入の前提条件

> A．適応病態
> 1．病状の安定が確認されている事
> 2．$F_{IO_2} \leqq 0.4$ で、$Pa_{O_2} \geqq 60\ mmHg$ が確保され、かつ高二酸化炭素血症（$Pa_{CO_2} \geqq 45\ mmHg$）を伴う場合
> 3．万一の場合、気道確保が行える事
> 4．感情・意志の表明が可能な意識レベルである事
>
> B．前提条件
> 1．在宅人工換気の意義を患者本人と家族が十分理解し、病状の回復意欲が確認出来る事
> 2．複数の在宅介護者がおり、用手人工呼吸や気道分泌物の除去が行える事
> 3．人工呼吸器のメンテナンス体制が確保されている事
> 4．診療所の医師、在宅介護ステーション等が参加する患者のバックアップ体制があり、緊急時の体制がとられている事
> 5．地域の介護体制が最大限活用出来る事

神経筋疾患患者の在宅人工呼吸管理症例が増加しつつあるが、患者のQOLを保ちつつ安全を確保するために、数多くの解決しておくべき問題点がある。

（高崎雄司：人工呼吸管理の臨床応用．人工呼吸管理の実際．在宅人工換気．人工呼吸療法　改訂第3版．渡辺　敏，安本和正編．秀潤社，p349〜356, 2001より引用）

事が条件となる。また、介護者による気道管理・用手人工呼吸による対応策が確立している必要がある。さらに、医療支援体制や家族内の協力体制、福祉関係機関の支援体制の確立、医療機器の保守管理体制の確立等、数多くの問題を解決しておく必要がある（表3）[7]。

まずは試験的に施行してみて、在宅治療の安全性と支援体制の確認をした後段階的に実行する。

参考文献

1) 丸川征四郎，細原勝士：人工呼吸管理の臨床応用．人工呼吸管理の実際．神経・筋疾患．人工呼吸療法　改訂第3版．渡辺　敏，安本和正編．秀潤社，p310〜314, 2001
2) 三高千恵子：Guillain-Barré症候群．呼吸管理．丸川征四郎，槙田浩史編．中外医学社，p354〜356, 2003
3) 三高千恵子：重症筋無力症．呼吸管理．丸川征四郎，槙田浩史編．中外医学社，p350〜351, 2003
4) 安間文彦，小長谷正明：神経疾患に合併する呼吸異常の病態生理と神経解剖．呼吸と循環 45：1005〜1010, 1997
5) Tremblay LN, Slutsky AS：Ventilator-induced injury. From barotraumas to biotrauma. Proc Assoc Am Physicians 110：482〜488, 1998
6) 盛　直久：気管内挿管に伴う合併症と気管内吸引．呼吸管理の知識と実際．氏家良人編．メディカ出版，p103〜127, 2000
7) 高崎雄司：人工呼吸管理の臨床応用．人工呼吸管理の実際．在宅人工換気．人工呼吸療法　改訂第3版．渡辺　敏，安本和正編．秀潤社，p349〜356, 2001

7-5　新生児・乳幼児・小児の呼吸管理のポイント

（1）新生児・乳幼児・小児の解剖学的・呼吸生理学的特徴

　新生児は頭部が大きく、気道軟骨が脆弱という解剖学的特徴により上気道閉塞を来しやすい上に、鼻呼吸（nasal breather）が中心のため、鼻閉があると容易に呼吸不全に陥る。新生児の呼吸は腹式呼吸が主体であるが、新生児の横隔膜は相対的に挙上しているので腹式呼吸の換気効率は悪く、筋原線維の乏しい呼吸筋は疲労しやすい。さらに、呼吸中枢が未熟なため、周期性呼吸や無呼吸を合併する事が稀でなく、鎮静薬や鎮痛薬等の薬物や低酸素血症により容易に呼吸抑制を引き起こす。特に出生直後の新生児や呼吸窮迫症候群（respiratory distress syndrome：RDS）の低出生体重児では、肺コンプライアンスが小さく胸郭コンプライアンスが大きいので、陥没呼吸（吸気時に一致した肋間や胸骨窩の陥没、シーソー様呼吸運動、呼気性呻吟、尾翼呼吸）を呈しやすいが、換気効率の悪い多呼吸で代償しようとするため呼吸筋がさらに疲労するという悪循環に陥る。機能的残気量の減少や無気肺のために中心性チアノーゼも出現しやすい。一方では、早産児では血液中の酸素分圧の上昇により未熟児網膜症を来す危険性がある。その上、さらに酸素投与や陽圧換気により容易に肺損傷を来す。また新生児早期には肺血管抵抗が相対的に高い上に、卵円孔や動脈管が開存しやすいので心内の右左短絡が生じる事が稀ではない。

　呼吸管理上重要な点は、新生児・乳幼児・小児では上気道閉塞を起こしやすい上に、上気道の最狭部が声門下にある事である（成人では声門）。そのため太めのサイズの気管チューブを用いて気管挿管すると声門下でつかえて声門粘膜を傷つける危険性がある。気道抵抗は半径の4乗に反比例するので、わずかの気管の狭窄でも気道抵抗を著しく増強し、抜去困難症を合併する事がある。

　新生児・乳幼児・小児では、呼気終末に声門を閉じて生理的に2〜3 cmH$_2$Oの呼気終末陽圧（positive end-expiratory pressue：PEEP）をかけて機能的残気量を維持している。したがって、呼吸不全の児に単に気管挿管だけ行ってPEEPを付加しないと酸素化が低下する危険性がある。

（2）乳幼児の呼吸障害の徴候

　乳幼児の呼吸障害の徴候を表1に示す。

表1 乳幼児の呼吸障害の徴候

> 頻呼吸（多呼吸）：
> 　60回/min以上の速い呼吸、少ない1回換気量を回数増で補おうとするもの。
> 陥没呼吸：
> 　強い胸腔内陰圧のため肋間や胸骨下の軟部が吸気時に陥没する。
> 呻吟：
> 　機能的残気を保つため声門を狭くして抵抗をつける際に生じる呼気呻き声。
> 中枢性チアノーゼ：
> 　酸素分圧が低下し、還元型ヘモグロビンの絶対量が増加して出現する。
> 無呼吸：
> 　呼吸休止20秒以上、もしくは80回/min以下の徐脈やチアノーゼを伴う呼吸停止。
> シーソー様呼吸：
> 　吸気時に強い胸腔内陰圧のため胸郭前後径が減少し、同時に腹部が膨隆して胸部と腹部の動きが逆となる。
> 下顎呼吸・鼻翼呼吸：
> 　強い呼吸努力のため下顎が動き、吸気時に鼻孔が拡大する。
> 喘鳴：
> 　上気道狭窄では吸気時に「ゼーゼー」、末梢気道狭窄では呼気時に「ヒューヒュー」という音が生じる。

（3）新生児期に呼吸不全を来す疾患の分類と診断

　呼吸障害の分類を表2に示す。鑑別診断には、病歴〔RDSは早産児に、胎便吸引症候群（MAS）は仮死のある過熟児に合併しやすい。前期破水や母体発熱や羊水混濁は感染症を示唆等〕と臨床症状（RDSでは陥没呼吸が目立ち、新生児一過性多呼吸では頻呼吸が目立つ等）が重要である。

　臨床検査としては呼吸器異常の診断には、胸部X線写真やファイバー気管支鏡やCT等の画像検査が有用である。特殊検査としては、RDSの確定診断には羊水ないし胃液のform stable testやmicro bubble testが、MASの確定診断には気管内吸引液中の胎便や尿吸光度測定が、肺炎にはC反応性蛋白（CRP）/血算や細菌学的検査が有用である。

　動脈血液ガス分析からは呼吸障害の程度だけでなく病態の性状を示唆する情報を得られる事がある（閉塞性気道病変や中枢神経系異常では低酸素血症よりも高二酸化炭素血症が目立ち、無気肺では低酸素血症が目立つ等）。

表2 新生児期に呼吸不全を来す疾患の分類

①呼吸器の異常による
　Ⅰ）閉塞性気道病変・・・気道抵抗増大
　　ⅰ）上気道
　　　a）鼻腔と鼻咽腔：先天性鼻腔狭窄、後鼻腔閉鎖、鼻腔腫瘍、感染症
　　　b）口腔：巨舌、舌根沈下、小顎症、Pierre Robin 症候群
　　　c）顎頸部：頸部血管腫・リンパ腫・水滑液囊症、先天性甲状腺腫
　　　d）喉頭部：先天性喘鳴、喉頭軟化症、声帯麻痺、声門下狭窄、膜様部閉鎖、
　　　　　　　　挿管チューブによる浮腫、肉芽
　　　e）気管：気管軟化症、気管狭窄、膜様部欠損、気管食道瘻
　　ⅱ）下気道・・・呼気性副雑音（ヒューヒュー、ゼーゼー）
　　　a）気管支：気管支軟化症、肉芽、壊死性気管気管支炎、bronchospasm
　　　b）胎便吸引症候群
　Ⅱ）拘束性病変・・・肺コンプライアンス低下
　　ⅰ）肺実質病変
　　　a）呼吸窮迫症候群（RDS）
　　　b）急性呼吸窮迫症候群（ARDS）
　　　c）新生児一過性多呼吸
　　　d）肺炎
　　　e）肺出血
　　　f）肺気腫、間質性肺気腫
　　　g）慢性肺障害
　　ⅱ）肺の発生・発育異常
　　　a）肺無形性・低形成
　　　b）横隔膜ヘルニア
　　　c）先天性囊胞（大葉性肺気腫、先天性囊胞性アデノマトイド奇形）
　　ⅲ）胸腔・胸壁病変
　　　a）胸腔：気胸、胸水、乳び胸、血胸
　　　b）胸壁病変：胸壁浮腫、硬皮症
②循環器疾患：肺うっ血、新生児遷延性肺高血圧症
③神経・筋疾患
　　　a）中枢 神経性：未熟児無呼吸、仮死、floppy infant
　　　b）筋疾患：筋緊張性ジストロフィ
④代謝系：代謝性アシドーシス、低体温、低血糖、低カルシウム血症、高アンモニア血症

（4）新生児・小児の呼吸管理のポイント

a．目標とする動脈血酸素分圧（Pa_{O_2}）

新生児では未熟児網膜症や慢性肺障害の危険性を少なくするために、Pa_{O_2}を50〜80 mmHgに保つ最小限の吸入酸素濃度（$F_{I_{O_2}}$）を使用する。乳幼児でも慢性肺障害の危険性を少なくするために、Pa_{O_2}が100 mmHgを越えない範囲で最小限の$F_{I_{O_2}}$を使用する。

b．気道確保と気管チューブ

新生児・乳幼児・小児では舌が相対的に大きいため経口エアウエーはかえって舌根に

よる気道閉塞を招きやすい。肩枕が気道確保に役立つ。気道粘膜の損傷を避けるために気管挿管する場合は、細めのサイズのカフなし気管チューブを用いる。したがって、従量式の人工呼吸器は利点を生かせず、従圧式が主体となる。気管の長さが短い上に患者の協力を得られないので事故抜管も発生しやすく、気管チューブの固定と定時的なチェックが重要である。気管チューブの閉塞防止には、吸気の加温・加湿が重要で口元温度は37℃前後に設定するだけでなく、加温加湿器本体の温度を口元温度よりも2℃高くなるように設定し、十分な加湿が保証されるようにする。ラジアントウォーマーや保育器内の温風で加温加湿器の温度センサーが干渉されないように配慮することも大切である。

c．人工呼吸器

PEEPを用いたtime-cycled pressure-limited ventilation（TCPL）が主として用いられる。高頻度振動換気法（HFO）が使用される事も稀ではない。カフなし挿管チューブを用いる場合は、部分的補助呼吸（patient trigger ventilation：PTV）の有用性は乏しい（詳細は（5）のc参照）。

d．モニター

新生児期には経皮的に酸素分圧・二酸化炭素分圧の連続モニターが可能である。新生児遷延性肺高血圧症が疑われる場合は、2台のパルスオキシメータを右上肢と下肢に装着して同時モニターする。

（5）新生児・乳幼児での人工呼吸管理の実際

a．酸素療法

高二酸化炭素血症を伴わない軽度の低酸素血症児にはヘッドボックスや保育器内に酸素を投与する。新生児では未熟児網膜症や慢性肺障害の危険性を少なくするために、Pa_{O_2}を50〜80 mmHgに保つ最小限の$F_{I_{O_2}}$を使用する。そのためには経皮酸素分圧モニターかパルスオキシメータの装着が望ましい。細菌感染症や血栓等の合併症を避けるために臍動脈カテーテルの留置は最小限にとどめ、動脈血ガス分析が長期にわたり必要な場合は、橈骨動脈や足背動脈に留置する。新生児では高濃度の酸素投与は慢性肺障害を引き起こす危険性があるので、$F_{I_{O_2}}$が40％以上必要な場合や陥没呼吸が目立つ場合は、nasal-CPAP（continuous positive airway pressure、持続的気道内陽圧）か挿管による人工換気療法を考える。

b．nasal-CPAP

高濃度酸素による慢性肺疾患を防止するために、40％以上の吸入酸素が持続的に必

要な場合はCPAPを考える。新生児や6kg未満の乳児はnasal breatherであるので、気管挿管をしなくても鼻にnasal prongを挿入して陽圧回路に接続する事で、気道にCPAPをかけておく事が可能である。肺のコンプライアンスが低下した疾患（RDS、新生児一過性多呼吸、肺炎等）では酸素化能を改善し、呼吸仕事量を軽減する。上気道狭窄（喉頭軟化症、声帯浮腫等）や無呼吸発作例でも閉塞性無呼吸や呼吸筋の疲労を軽減する効果がある。しかし下気道閉塞のある疾患（MAS等）ではgas-trappingの危険性が増す。鼻中隔を損傷しない範囲で出来るだけ太めのnasal prongを使用する。分泌物の除去と鼻中隔への圧迫を軽減するため、時々nasal prongをはずして鼻孔を吸引する。胃内にガスを飲み込みやすいので太めの胃カテーテルを留置し先端を開放しておく。吸気時の呼吸仕事量を軽減する特別な工夫をこらした装置（directional CPAP装置；Infant Flow®）も市販されている。10 cmH$_2$Oのnasal-CPAPを施行しても40％以上のF$_{IO_2}$が必要な場合やPa$_{CO_2}$が高値の場合は挿管による人工換気療法を行う。

c．人工換気療法

1）TCPL

回路内には定常流が流れているため患者は自由に自発呼吸が出来る上に、間欠的に呼気弁が閉鎖して強制換気が施行される。これは、工学的限界とHering-Breuerの反射が強いという新生児の生理学的特徴を逆手にとった手法であるが、一方では肺内にガスが均等に分布しやすく、比較的低い最大吸気圧で1回換気量（V$_T$）を確保しやすいため肺損傷の危険性が少ないという利点がある。最大の欠点は、肺の病態の変化により換気量が変動する事と気道閉塞が生じても高気道内圧アラームが作動しない事である。

① 吸入酸素濃度（F$_{IO_2}$）

未熟児網膜症や慢性肺障害を防止するために、Pa$_{O_2}$が50〜80 mmHgを保つのに必要最小限のF$_{IO_2}$を使用する。F$_{IO_2}$を0.4以下に出来ない場合は、PEEPを高めに設定するかHFOやサーファクタント補充療法を考える。

② 呼気終末陽圧（PEEP）

呼吸コンプライアンスの低下した疾患（RDSや肺炎等）ではPEEPを5〜10 cmH$_2$Oと高めに設定し、MASのような閉塞性呼吸器疾患では1〜3 cmH$_2$Oと低めに設定する。しかし気管軟化症や喉頭軟化症ではPEEPを8〜10 cmH$_2$Oと高めに設定した方が呼吸障害が軽減する事もある。

③ 最高吸気圧（PIP）

気胸や慢性肺障害等の肺障害を防止するためには、PIPは、Pa$_{CO_2}$を40〜60 mmHgを保つ範囲で出来るだけ低く保つ。特に1,500 g未満の極低出生体重児ではPIPを20 cmH$_2$O未満に保つように努める。この条件でPa$_{CO_2}$が60 mmHg以下に維持出来ない場合は、HFOやサーファクタント補充療法を考える。低圧アラームの設定はPIPの設定値よりも2〜3 cmH$_2$O低い値とする。

④ 換気回数

急性期には、呼吸コンプライアンスの低下した疾患では30〜40回/min、閉塞性呼吸器疾患では20〜30回/minより開始し、PIPが20 cmH$_2$O以下でPa$_{CO_2}$を40〜60 mmHgに保つように換気回数を調節する。換気回数を60回/min以上に設定しないとPa$_{CO_2}$をコントロール出来ない場合は、air trappingの危険性があるのでHFOを考える。

⑤ 吸気時間（T$_I$）

T$_I$は急性期には0.5〜0.8秒と長めに設定し、ウィーニング（weaning）時には0.3〜0.4秒と短めに設定する。一般にコンプライアンスが低下した疾患ではT$_I$を長めに設定した方が酸素化がよく、閉塞性呼吸器疾患では呼気時間を長めに設定した方が気胸等の合併症が少なく安全である。

⑥ 加温加湿器

口元温度は37℃前後に設定する。加温器本体の温度を口元の温度よりも2℃高くなるように設定し、十分な加湿が保証されるようにする。

2）PTV

新生児・乳幼児では、カフなし気管チューブでのリークによるautocycleや、多呼吸時でのauto-PEEP発生の危険性や、細い気管チューブによる流速のオーバーシュートの問題等が残されており、コンプライアンスが低下した肺病変の急性期での使用は慎重にする。ファイテイングを起こしやすい患者や、人工呼吸器からのウィーニング時には有用である。

3）HFO

V$_T$が解剖学的死腔量以下と小さいため、気胸や慢性肺障害等の肺損傷発生の危険性が少ない換気法である。新生児では通常は換気回数は15 HZ（900回/min）に固定して使用する。平均気道内圧（MAP）と1回換気量（stroke volume：SV）を個別に設定出来るので、Pa$_{O_2}$とPa$_{CO_2}$を独立して調節出来る。すなわち、Pa$_{O_2}$を上げたい時は、F$_{IO_2}$かMAPを高くし、Pa$_{CO_2}$を下げるためにはSVを大きくすればよい。コンプライアンスの低下した疾患（RDSや肺炎やうっ血性肺浮腫等）では通常の人工呼吸器よりもMAPを2〜4 cmH$_2$O高めに設定した方がかえって肺損傷を起こしにくい（high MAP strategy）。MAPを10 cmH$_2$O以上に保つ場合はhead up位とする。閉塞性の肺疾患（MAS等）ではoscillationの効果が肺胞まで到達しにくい。同様の理由により、HFO施行中は気道内分泌物をこまめに吸引する事が大切である。Pa$_{O_2}$の改善が不十分な場合は20〜30 cmH$_2$OのSI（sustained inflation）を15秒間位施行してもよいが、SI施行中は血圧低下や脳循環障害等が生じる可能性があるので、head up位を保ち、乱用は慎むべきである。著者はstatic SI（HFOを中断したままMAPよりも15 cmH$_2$O高い圧で15秒間ふくらませる）の施行は脳循環動態に大きな変動を与えるので、酸素化が不十分な症例ではMAPを高くするかpulsatile SI（HFOを施行したまま15秒間MAPを10 cmH$_2$O高くする）を施行する方が安全と考える。乳幼児にも使用出来るHFO装置としてハミ

ングV®、カリオペα®が市販されている。

（6）特殊な呼吸管理法

a．サーファクタント補充療法

　RDSの根本的治療法としての有効性が広く証明されている。急性期の呼吸不全を改善するだけでなく、気胸や慢性肺障害等の合併症の減少にも有用である。120 mg/kgのサーファクテン（三菱ウェルファーマ社製）を気管内に体位を変えながら4～5回に分けて注入する（図1、表3）。

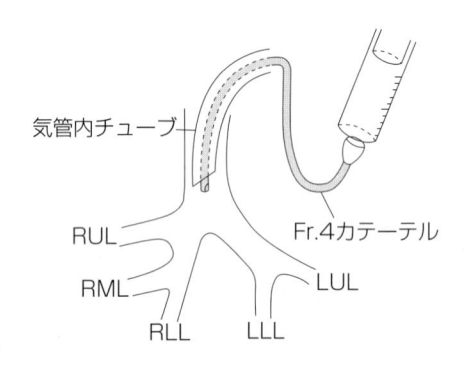

図1　サーファクタント補充療法

（羽鳥文麿，田村正徳，小川雄之亮：新生児・乳児の呼吸管理．第8回3学会合同呼吸療法認定士　認定講習会テキスト　Respiratory Therapy．3学会合同呼吸療法認定士認定委員会，p338，2003）

表3　サーファクタント補充療法の手順

体重1 kg当たり1バイアル（＝120 mg）のサーファクテン（三菱ウェルファーマ製）を4～5回に分けて気管内に注入する。経皮酸素モニターかパルスオキシメータを指標に、十分用手換気して操作中の低酸素血症を防止する事と、清潔操作が大切なポイントである。

①経皮酸素モニターかパルスオキシメータを装着した上で気管内吸引を施行しておく。
②サーファクテンのバイアルを瓶の外から軽く叩いてほぐしておいてから、1バイアルにつき温系食4 mlを注射器で注入し、溶解する。この時泡立たせないように気をつける。
③術者は滅菌手袋をした上で、溶解したサーファクテンを、27G針で10 mlシリンジに吸う。
④術者は、シリンジから27G針をはずし、代わりに4Frの胃カテーテルをシリンジに装着する。時間があれば、清潔鑷子を用いて、この胃カテーテルを患者の挿管チューブより1～2 cm長めの所で切る。
⑤溶解したサーファクテンを4～5分割して、患者の挿管チューブ内に注入する。
⑥100％酸素で吸気時間を長めにして用手換気する。
⑦酸素化が回復したら、体位を変更して患者の挿管チューブ内に注入する。

⑤～⑦を体位変換（頭部挙上で右左、臀部挙上で右左、正面）しながら反復する。
サーファクタント補充療法後は、一時的に気道抵抗が増大し時定数が延びるので、吸気時間を長めに設定する。Pa_{O_2}が改善してきたらまず吸入酸素濃度（$F_{I_{O_2}}$）を下げ、圧を下げるのは2～6時間様子を見てからとする。サーファクタント補充療法後は1～2時間位は気管内吸引を控える。

b．NO（一酸化窒素）吸入療法（図2）

1）適　応

日本では現時点（2004年1月30日現在）では一酸化窒素は医薬品とは認可されていないので、以下のような疾患が存在し、その上人工呼吸器療法や血管拡張薬では肺高血圧のために、oxygenation index〔OI；OI＝平均気道内圧（cmH$_2$O）×吸入酸素濃度（％）/Pa$_{O_2}$（mmHg）〕が20未満に下げられない場合に限って施行が検討されるべきである。

適応疾患；
- 原発性および続発性の新生児遷延性肺高血圧症（器質的ではなく機能的肺血管収縮が生じている場合に効果が期待出来る）
- 先天性心疾患術後の肺高血圧
- ARDS

2）問題点と対策

一酸化窒素は酸素と反応して有毒ガス二酸化窒素（NO$_2$）となり、これが気道に吸入されると水と反応して硝酸塩と亜硝酸塩となり、気道損傷や肺障害や肺水腫を来す危険性がある。室内に排気すると環境汚染による危険がスタッフにも及ぶ。出来るだけ低濃度の一酸化窒素を使用し、F$_{IO_2}$を低くし、一酸化窒素と酸素の接触時間を短くする工夫が必要である。長時間使用すると患者の血中メトヘモグロビンが上昇する事がある。血小板の機能も低下する可能性がある。その上一酸化窒素吸入療法を急に中止すると、リ

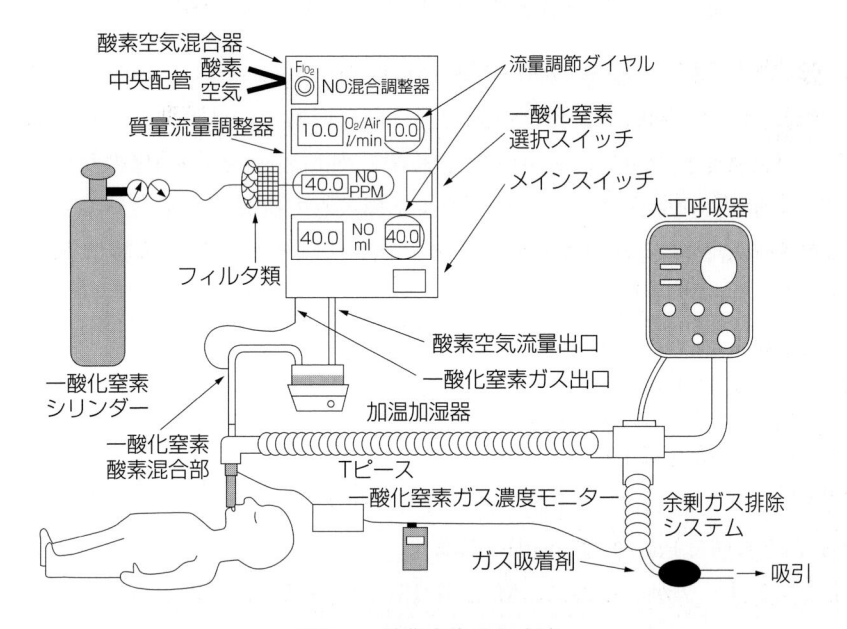

図2　一酸化窒素吸入療法

（Miyasaka K, et al：Pediatr Pulmonol 22：174～181, 1996）

バウンド現象を発生する事がある。

一酸化窒素吸入療法は以下の事項がすべて可能な施設でのみ施行されるべきである。
① 倫理委員会での承認と家族からの文書による同意が得られる。
② 既知濃度の一酸化窒素ボンベを使用する。
③ 正確な一酸化窒素を吸入出来る回路を使用する。
④ 排気ガスを回収するシステムを用いる。
⑤ 化学発光法または電気化学分析法で回路内ガスの一酸化窒素と二酸化窒素を連続モニターする。二酸化窒素は少なくとも0.1 ppmまで測定出来る。
⑥ 患児のメトヘモグロビンを定期的に測定する。

3）方　法

超音波検査で肺高血圧の存在と程度を確認した後、血液ガス、血算、血液中メトヘモグロビンを測定し、パルスオキシメータを装着し、20 ppmで効果を判定する。20 ppmでの吸入を1時間以上施行しても効果が認められない場合は無効と判定する。酸素化の改善がみられる場合は5 ppmを目標に吸入濃度を徐々に下げていき維持濃度とする。

5 ppmでも24時間以上酸素化の改善が安定している場合は、F_{IO_2}と一酸化窒素を交互に下げていき、一酸化窒素が1 ppm未満、F_{IO_2}が0.4未満でも酸素化が安定している場合は、一酸化窒素からの離脱を考える。

一酸化窒素吸入中は患者血中メトヘモグロビン濃度を定期的にチェックする必要がある。呼気中の二酸化窒素濃度が0.2 ppm以上、血液中メトヘモグロビン濃度が2％以上ある場合は一酸化窒素の吸入濃度を下げる。

c．体外式膜型人工肺（extracorporeal membrane oxgenator：ECMO）（図3）

他の人工換気法で有効な酸素化や換気が得られない場合には膜型人工肺を用いて体外で血液のガス交換をする場合がある。肺を休めて（lung rest）肺損傷の回復をはかる目的で使用されるが、血管内に太いカテーテルを挿入して抗凝固薬を使用する等侵襲性が高く、24時間の監視体制を必要とするので、他の方法では救命が困難であると判断された場合に限って行うべきである。

適応、禁忌および合併症を以下に示した。

適　応

・OI 40以上が4時間以上続く。
　　OI = MAP（cmH₂O）× F_{IO_2}（％）/Pa_{O_2}（mmHg）
・pHが7.15未満でPa_{O_2}が40 mmHg未満。
・頑固なエアリークがあるのに、MAPを15 cmH₂O以下に下げられない。

禁　忌

- 頭蓋内出血
- 在胎週数35週未満
- 出生体重2,000g未満
- 人工換気10日以上
- 不可逆的肺損傷
- 予後不良の合併症や重篤な先天奇形

合併症

- 空気塞栓
- 血栓
- 出血傾向（特にカテーテル刺入部や頭蓋内出血）
- 感染

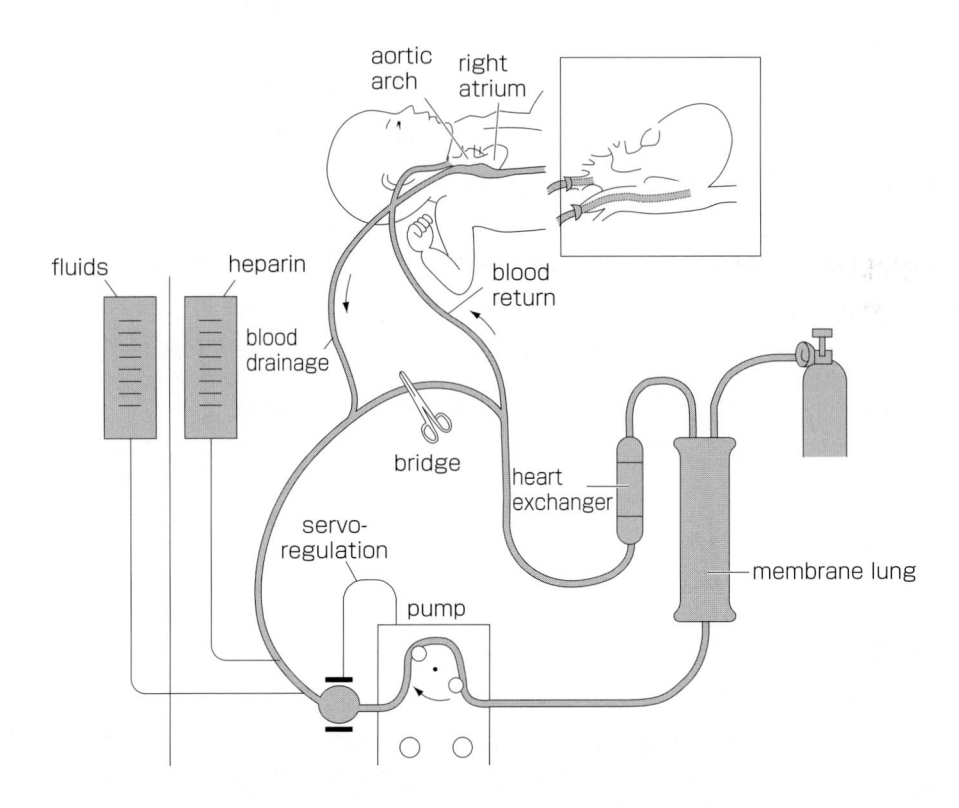

図3　体外式膜型人工肺　ECMO（VA方式）

（羽鳥文麿，田村正徳，小川雄之亮：新生児・乳児の呼吸管理．第8回3学会合同呼吸療法認定士　認定講習会テキスト　Respiratory Therapy．3学会合同呼吸療法認定士認定委員会，p334, 2003）

1）方 法
① VA方式
総頸静脈より脱血し、酸素化した血液を頸動脈より送血する。
② VV方式
二重管を総頸静脈から挿入し、下大静脈から脱血し、右心房に送血する。

いずれも頸静脈の頭側からのcephalic drainageを併用すると脱血が容易となる。まずVV方式を試み、効果が不十分ならばVA方式に移行する。ECMO中はlung restの目的で人工換気のF_{IO_2}は0.4以下とし、PIPは20 cmH$_2$O以下に下げ、PEEP 5～10 cmH$_2$Oとする。

2）抗凝固
送血路でACT（activation coagulation time）が180～200秒になるようにフサン®かヘパリンを持続注入する。

参考文献
1) 熊谷忠志，田村正徳：サーボ式加温加湿器の問題点と安全な使用法について．日新生児会誌 27：77～78，1991
2) 岩田正道，馬場 淳，金 樹英ほか：器械的モデル肺を用いた新生児用PTVの検討（第2報）．VIP BIRDのtermination sensitivityの有用性．日未熟児新生児会誌 7：434，1995
3) 岩田正道，馬場 淳，金 樹英ほか：器械的モデル肺を用いた新生児用PTVの検討（第3報）．病的肺モデルでの呼吸仕事量 auto-PEEP．日未熟児新生児会誌 7：434，1995
4) So BH, Tamura M, Mishina J, et al：Application of nasal CPAP to early extubation in very low birthweight infants. Archives of Disease in Childhood 72：F191～193, 1995
5) 馬場 淳，金 樹英，牛久保美穂子ほか：各種N-CPAPが患者呼吸仕事量及び一回換気量に及ぼす影響の比較検討．日未熟児新生児会誌 7：586，1995
6) 馬場 淳，金 樹英，牛久保美穂子ほか：病的肺におけるnasal-CPAPの効果と問題点．日未熟児新生児会誌 7：586，1995
7) 田村正徳：高頻度人工換気．新小児医学大系．小児医学の進歩 90 C：45～60，1990
8) Mcculloch PR, Forkert PG, Froese AB：Lung volume maintenance prevents lung injury during high frequency oscillatory ventilation in surfactant deficient rabbits. Am Rev Respir Dis 137：1185～1192, 1988
9) Byford LJ, Finkler JH, Froese AB：Lung volume recruitment during high frequency oscillation in atelectasis-prone rabbits. J Appl Physiol 64：1607～1614, 1988
10) 中村友彦，田村正徳：HFOの臨床的利点と問題点．NICU 9：774～777，1993
11) 田村正徳：先天性横隔膜ヘルニアの周産期管理．小児外科 26：1055～1061，1994
12) 羽鳥文麿，田村正徳，小川雄之亮：新生児・乳児の呼吸管理．第8回3学会合同呼吸療法認定士認定講習会テキスト Respiratory Therapy．3学会合同呼吸療法認定士認定委員会，p334～340, 2003
13) Miyasaka K, et al：Pediatr Pulmonol 22：174～181, 1996

和文索引

■あ
アシドーシス　28
圧規定換気　99
圧トリガー　112
アミノフィリン　56
アラーム　112
アラキドン酸代謝産物　52
アルカリ血症　44
アルカローシス　28

■い
閾値負荷法　132
Ⅰ型呼吸不全　33, 39
1回換気量　154
一酸化窒素吸入療法　205
インデックススピン　71
院内肺炎　62

■う
ウィーニング　105, 113, 196
運動処方　128
運動負荷試験　128
運動療法　127

■え
エアロゾルマスク　73
エラスタンス　109
塩基過剰　28, 46
塩酸アンブロキソール　60
塩酸クレンブテロール　58
塩酸ツロブテロール　58
塩酸プロカテロール　58
塩酸ブロムヘキシン　58

■お
横隔膜　5
　――呼吸　130
オートサイクリング　103

■か
加温・加湿　76
加温加湿器　81

拡散　19
核心温　162
加湿　76
　――器　78
ガス希釈法　6
活性酸素　52
カプノメータ　150
カプノメトリ　150
カフ圧　94
カルボシステイン　59
換気　4
　――回数　152
　――血流　20
　――血流比　21
　――血流比の不均等分布　36
　――仕事量　13
　――方式　99
環境温　162
間欠的強制換気　104
観血的測定法　160
緩衝能　44
感染経路　137
肝チトクローム P450　186
冠動脈灌流圧　159

■き
奇異呼吸　47
気管支拡張薬　55
気管支軟化症　200
気管切開　87
気管挿管　88
気管チューブ　90
キサンチン誘導体　55
気道　2
　――抵抗　11
機能的残気量　5
揮発性麻酔薬　188
逆隔離　139
吸気時間　203
吸気仕事量の軽減　107
吸気終末休止　100
吸気終了の基準　106

吸気弁　111
吸気流量波形パターン　155
吸呼気相比　155
急性呼吸窮迫症候群　164
胸郭　2
　――運動　153
胸腔　2
　――内圧　97
去痰薬　59
筋萎縮性側索硬化症　191
筋持久力訓練　127
筋力増強訓練　127

■く
空気感染　138
口すぼめ呼吸　130
クリティカル器材　145
クロージングキャパシティ　29

■け
軽打法　133
経鼻挿管　89
経皮的気管切開　92
外科的気管切開　92
血液ガス　28, 43
結露　82

■こ
抗菌薬　61
口腔内洗浄　145
抗コリン薬　58
喉頭鏡　90
高二酸化炭素症容認方針　168
高頻度振動換気法　201
高流量系　71
誤嚥性肺炎　64
呼気認識　107
呼吸回数　152
呼吸窮迫症候群　198
呼吸筋ストレッチ体操　133, 177
呼吸筋トレーニング　132
呼吸筋力　157

呼吸訓練　131
呼吸商　18
呼吸中枢　13
呼吸不全　33
呼吸リハビリテーション　126
呼吸療法　1
混合静脈血　27
コンプライアンス　7
コンプレッションボリューム　100

■さ
サーファクタント　60, 168
　　　──補充療法　204
最高気道内圧　153
最大吸気圧　132
在宅医療　179
在宅人工呼吸療法　196
サイドストリーム型　150
サルメテロール　58
酸塩基平衡　43
酸血症　44
酸素解離曲線　24
酸素カスケード　15
酸素含量　24
酸素消費量　18
酸素中毒　75
酸素濃度計　151
酸素ブレンダ　111
酸素ヘッドボックス　74
酸素飽和度　25
酸素療法　67

■し
シーソー様呼吸　199
ジェットネブライザ　79
時間療法　56
始業点検　118
死腔　11
持続陽圧換気　101
市中肺炎　62
自動周期呼吸手技　134
自発呼吸　97
臭化イプラトロピウム　59
臭化オキシトロピウム　59
臭化フルトロピウム　59

終業の点検　121
重症筋無力症　191
集団隔離　139
重炭酸イオン　26
術後低酸素血症　69
術後肺合併症　51
使用後の点検　121
静脈還流　98
神経筋疾患　190
神経–筋接合部　190
人工気道　87
人工呼吸関連肺炎　94
人工呼吸器　116
人工呼吸器からの離脱　113
人工呼吸器関連肺損傷　195
人工呼吸の適応　113
人工鼻　84
新生児　198
新生児遷延性肺高血圧症　200
心電図　158
振動法　134
心肺蘇生法ガイドライン2000　86

■す
水素イオン濃度　43
スクイージング　134
スタイレット　90
スタンダードプリコーション　137
ステロイドパルス療法　65
ずり応力　166
スワンガンツカテーテル　161

■せ
静的コンプライアンス　8
声門下狭窄　91
脊髄損傷　191
接触感染　139
絶対湿度　77
前傾姿勢呼吸　177
喘息重積発作　184
喘息発作　183

■そ
相対湿度　77

■た
体外式膜型人工肺　206
胎便吸引症候群　199
炭酸脱水素酵素　45
蛋白分解酵素　60
蛋白融解酵素　52

■ち
チアノーゼ　47
中心静脈カテーテル　161
中枢性チアノーゼ　199
超音波ネブライザ　81
調節換気　99
直腸温　163
鎮咳薬　60

■て
抵抗　7
定期点検　121
低酸素血症　67
低酸素症　67
低酸素性肺血管収縮　23, 167
低流量系　71
定量噴霧式吸入器　58
テオフィリン　55

■と
頭蓋内出血　207
同期式間欠的強制換気　105
動的コンプライアンス　8
動脈血酸素含量　68
動脈血酸素分圧　19
動脈血酸素飽和度　148
徒手胸郭圧迫法　132
徒手胸郭伸張法　133
トラブルシューティング　116
トリガー　103
トリプルマニューバ　86

■に
II型呼吸不全　33, 41
二酸化炭素解離曲線　22
二酸化炭素の運搬　26
ニューモタコグラフ　6
ニューモタコグラム　154

■ね
熱線　82
ネブライザ　79

■の
ノンクリティカル器材　145

■は
肺炎　62
肺胸郭コンプライアンス　8
肺気量分画　5
肺循環　22
肺性心　48
排痰法　133
肺動脈楔入圧　53
肺の圧損傷　102
肺胞　3
　──過伸展　167
　──換気量　12, 17
　──気　16
　──気動脈血酸素分圧較差　16
　──上皮細胞　164
　──内圧　97
　──膜　4
　──マクロファージ　165
肺保護戦略　164
廃用性症候群　126
肺容量減少術　178
播種性血管内凝固　50
鼻カニューレ　73
鼻呼吸　198
パニック呼吸　177
速く浅い呼吸指数　152
バルーンつき肺動脈カテーテル　161
パルスオキシメータ　148
半影効果　149
バンコマイシン耐性腸球菌　139

■ひ
非観血的測定法　159
非侵襲的陽圧換気　109
非侵襲的陽圧換気法　74
皮膚温　162
飛沫感染　138
標準予防策　137
表面活性物質　11
表面張力　9
比例補助換気　109

■ふ
フィールド・ウォーキング・テスト　129
副腎皮質ステロイド　64
部分的補助換気　99
プレッシャーサポート換気　106
フロートリガー　112

■へ
平均気道内圧　153
ベンチュリマスク　73

■ほ
飽和水蒸気圧　15
飽和水蒸気量　77
ホースヒータ　82
ボールメータ　157
保守点検　117
ホメオスタシス　1

■ま
マギール鉗子　90
末梢性化学受容体　13
慢性気管支炎　53
慢性気道感染症　64
慢性閉塞性肺疾患　42

■み
右左シャント　36, 39
未熟児網膜症　201

■む
無気肺損傷　195
無呼吸発作　202

■め
メインストリーム型　150
メチシリン耐性黄色ぶどう球菌　64
メトヘモグロビン　205

■も
モード　99

■よ
陽圧換気　98
容量損傷　195
予防的抗菌薬投与　144

■ら
ラリンジアルマスクエアウエー　86

■り
理学療法　126
リザーババッグつきマスク　74
硫酸サルブタモール　58
流量計　71
量規定換気　99
リラクセーション訓練　131
リン酸コデイン　60
輪状甲状膜切開　91

■ろ
ロタメータ　157
6分間歩行テスト　129

欧文索引

A
$_A-aD_{O_2}$　16, 49
acute respiratory distress syndrome　164
airway pressure release ventilation　108
APRV　108
ARDS　33, 52, 164
atelectrauma　195
ATPS　155
automatic tube compensation　171
auto-PEEP　93

B
β刺激薬　57
base excess　46
BIPAP　108
biphasic positive airway pressure　108
BMI　177
body mass index　177
BTPS　155

C
CC　30
chronic obstructive pulmonary disease　174
closing capacity　30
COオキシメータ　156
CO_2ナルコーシス　48, 70
continuous positive pressure ventilation　101
COPD　174
core temperature　162
CPAP　103
CPPV　101, 102

D
DIC　50

E
ECMO　206
EIP　100
end inspiratory pause　100
extracorporeal membrane oxgenator　206

F
fibrosing alveolitis　165
Flutter®バルブ　134
FRC　5

G
Global Initiative for Chronic Obstructive Lung Disease　174
GOLD　174
Guillain-Barré症候群　191

H
H_2ブロッカー　144
Haldane効果　26
Henderson-Hasselbalchの式　45
HFCWO　135
HFO　201, 203
high frequency chest wall oscillation　135
HPV　23
hypoxic pulmonary vasoconstriction　23

I
IMV　104
incentive spirometry　135
intermittent mandatory ventilation　104
intrapulmonary percussive ventilation　135
inverse ratio ventilation　109
IPV　135
IRV　109

L
Laplaceの法則　11
lung volume reduction surgery　178

M
MAS　199
MDI　58
metered dose inhaler　58
MRSA　64

N
N-アセチル-L-システイン　59
nasal prong　202
NMJ　190
NO吸入療法　205
noninvasive positive pressure ventilation　109
NPPV　74, 109

O
on-off方式　115

P
$Pa_{O_2}/F_{I_{O_2}}$　49
PAV　109
PCV　99, 100
peak $\dot{V}_{O_2}$　128
PEEP　101
PEP　135
permissive hypercapnia　168
pH　28
positive end expiratory pressure　101
positive expiratory pressure　135
pressure control ventilation　99
proportional assist ventilation　109
PSV　106

■ Q
$\dot{Q}s/\dot{Q}t$　49

■ R
RDS　198
respiratory distress syndrome　198
RTC療法　56

■ S
shear stress　166
SIMV　105

Sp_{O_2}　148
squeezing　134
STPD　155

■ T
TCPL　201
time-cycled pressure-limited ventilation　201

■ V
VALI　195
VAP　94, 140

$\dot{V}_A/\dot{Q}$ の不均等分布　41
$\dot{V}_A/\dot{Q}$ 不均等　49
VCV　99
ventilator associated lung injury　195
ventilator-associated pneumonia　94, 140
ventilator-induced lung injury　166
volume control ventilation　99
volutrauma　165, 195
VRE　139

入門・呼吸療法　改訂第 2 版　〈検印省略〉

1993年10月25日　第1版第1刷発行
2004年 3 月 3 日　改訂第2版第1刷発行
2006年 9 月10日　改訂第2版第2刷発行

定価（本体3,800円＋税）

監　修　　沼田克雄
発行者　　今井　良

発行所　　克誠堂出版株式会社
　　　　　〒113-0033　東京都文京区本郷3-23-5-202
　　　　　電話（03）3811-0995　振替00180-0-196804

印刷・製本　ソフト・エス・アイ株式会社

ISBN4-7719-0271-2 C 3047 ￥3800 E
Printed in Japan　© Katsuo Numata 2004

・本書の複製権・翻訳権・上映権・譲渡権・公衆送信権（送信可能化権を含む）
　は克誠堂出版株式会社が保有します。
・[JCLS]〈㈱日本著作出版権管理システム委託出版物〉
　本書の無断複写は著作権法上での例外を除き禁じられています。複写される場
　合は，そのつど事前に㈱日本著作出版権管理システム（電話 03-3817-5670，
　FAX 03-3815-8199）の許諾を得てください。